자연치료혁명
암치료 프로젝트

자연치료혁명
암치료 프로젝트

초판 1쇄 | 2025년 10월 31일

지은이 | 김동석

발행인 | 유철상
편집 | 성도연
디자인 | 주인지, 노세희, Mia Design
마케팅 | 조종삼

펴낸곳 | 상상출판
출판등록 | 2009년 9월 22일(제305-2010-02호)
주소 | 서울특별시 동대문구 왕산로28길 37, 2층(용두동)
전화 | 02-963-9891(편집), 070-8854-9915(마케팅)
팩스 | 02-963-9892
전자우편 | sangsang9892@gmail.com
홈페이지 | www.esangsang.co.kr
블로그 | blog.naver.com/sangsang_pub
인쇄 | 다라니
종이 | ㈜월드페이퍼

ISBN 979-11-6782-602-2(13510)

©2025 김동석

※ 가격은 뒤표지에 있습니다.
※ 이 책은 상상출판이 저작권자와의 계약에 따라 발행한 것이므로
　본사의 서면 허락 없이는 어떠한 형태나 수단으로도 이용하지 못합니다.
※ 잘못된 책은 구입하신 곳에서 바꿔 드립니다.

100세 건강 프로젝트

자연치료혁명

암치료 프로젝트

김동석 지음

상상출판

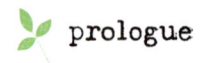 prologue

「왜 사는가」라는 질문 앞에서, 암을 다시 생각하다

삶의 한복판에서 우리는 문득 이런 질문을 던지곤 합니다. "나는 왜 사는가?", "왜 이렇게 오래 살고 싶어 하는가?" 이 질문은 단순한 철학적 사유를 넘어 병상에서 암과 싸우는 환자들에게는 가장 본질적인 치료의 시작점이 됩니다. 그리고 이 질문에 진심으로 답할 수 있다면 암을 대하는 태도와 치유의 방향은 분명히 달라질 것입니다.

이 책을 펼친 여러분 중에는 직접 암 진단을 받은 환자도 있을 것이고 사랑하는 가족이나 친구의 손을 잡고 함께 걷는 보호자도 계실 겁니다. 아마도 여러분은 단순히 의학적 정보를 얻기 위해 이 책을 집어 든 것이 아니겠지요. 암을 극복하고자 하는 간절함 그리고 행복한 삶을 되찾고 싶은 소망이 있었기에 이 글을 읽고 계신 것이라 생각합니다.

우리는 모두 알고 있습니다. 암을 치료하려는 목적도 긴 인생을 살아내려는 이유도 결국은 '행복하게 살기 위함'이라는 것을. 그렇다면 저는 여러분께 다시 묻고 싶습니다. "언제가 가장 행복했나요?" 자녀와 함께한 소중한 시간, 연인과의 설렘, 부모님의 품속에서 느낀 평온함… 그러나 그보다 더 깊은 행복은 어쩌면 사랑을 '줄 때' 경험하지 않았을까요? 받는 것보다 주는 사랑에서 느껴지는 따뜻한 만족감 그 순간이야말로 진정한 인생의 의미였을지도 모릅니다.

저는 말하고 싶습니다. '사랑을 주는 삶'이야말로 인생의 목표이며 가장 강력한 항암제라고. 실제로 말기암 판정을 받고도 환하게 웃으며 살아가는 분들이 있습니다. 뇌까지 전이된 암을 극복한 사람들, 면역력을 회복하며 삶의 질을 높인 환자들을 보며 저는 확신하게 되었습니다. 암을 이겨낸 사람들의 공통점은 바로 '행복한 얼굴'입니다. 반면, 아무리 뛰어난 약과 첨단 의료기술을 동원하더라도 삶을 부정적으로 바라보는 마음을 가진 이들에게서는 기대만큼의 치료 효과를 보기 어렵습니다.

오늘날 의학은 유전자 분석, 면역세포 치료, 정밀의료, 최신 영상진단기기 등 눈부시게 발전하고 있습니다. 그런데도 암으로 인한 사망률은 여전히 줄어들지 않고 있습니다. 왜일까요? 그 이유는 대부분의 암 치료가 여전히 '연명 중심의 치료'에 머물러 있기 때문입니다. 암의 원인은 단순히 신체의 문제가 아니라 '삶의 방식'에 있습니다. 이 점을 외면한 채 겉으로 드러난 종양만을 제거하려는 접근은 결국 본질을 놓치는 것입니다.

많은 이들이 말합니다. "면역력이 중요하다", "자연치유가 답이다." 그러나 정작 중요한 것은 그 사실을 '실천하느냐'입니다. 우리는 수많은 정보를 접하고 있습니다. 책도, 방송도, 유튜브도 넘쳐나지만 문제는 실행하는 사람이 거의 없다는 것입니다. 아는 것이 아니라 행동하는 것이 치유의 출발점입니다. 재발하는 암,

반복되는 수술과 항암 치료는 결국 그 '원인'을 해결하지 않았기 때문입니다. 그리고 그 원인은 의사도, 병원도 대신 해결해 줄 수 없습니다. 환자 본인의 마음과 삶이 바뀌어야만 가능한 일입니다.

그래서 저는 이 책에서 감히 말하고 싶습니다. 긍정적이고 행복한 마음 그것이야말로 면역의 시작이자 치유의 열쇠입니다. 자연치유와 통합의학, 면역요법은 이 철학을 바탕으로 작동합니다. 이 여정을 함께한다면 암 치료의 시간은 단지 고통을 견디는 시간이 아니라 삶의 진정한 의미를 되찾는 기회가 될 수 있습니다.

히포크라테스는 "인간은 태어날 때 몸속에 100명의 명의를 가지고 태어난다"고 말했습니다. 우리 안에 내재된 치유력 그것이 바로 자연치유력이며 곧 면역력입니다. 우리는 감기, 두통, 장염 심지어 골절까지도 스스로 회복되는 경험을 해봤습니다. 이 강력한 시스템이 제대로 작동한다면 암조차도 통제 가능한 질병이 될 수 있습니다.

실제로 말기암 판정을 받은 어느 환우는 암 선고 이후 오히려 더 행복해졌다고 말했습니다. 평생 무관심하던 가족들이 매일 안부를 묻고 사랑을 표현했습니다. 그녀는 "이제 죽어도 여한이 없다"고 말했고 기적처럼 전이된 암세포는 사라졌습니다. 반면, 수술을 앞두고 극심한 스트레스를 받은 어떤 환자는 암이 125배 이상

커졌습니다. 이것은 단순한 우연이 아닙니다. 마음이 몸에 얼마나 큰 영향을 주는지를 보여주는 강력한 사례입니다.

이 책은 현대의학과 자연치유의 통합적 시각을 바탕으로 환자 한 사람 한 사람이 자신의 치유력에 눈을 뜨고 실천을 통해 면역을 회복하며 다시 행복한 삶으로 나아가도록 이끄는 여정입니다. 암은 단지 질병이 아니라 삶의 결과물입니다. 그러므로 우리는 삶을 바꾸어야 합니다. 그 바뀐 삶 속에서 자연치유력이 회복되고 NK세포는 활발히 움직이며 암세포는 잠들게 됩니다. 그때 암은 더 이상 두려움의 존재가 아니라 삶의 동반자로 공존할 수 있게 됩니다.

이 책을 읽는 여러분 모두가 자신의 삶을 새롭게 바라보며 내 안의 명의를 깨우고 행복한 인생으로 다시 나아가시기를 바랍니다. 암을 이기는 길은 멀리 있지 않습니다. 바로 지금 이 순간 마음을 바꾸는 것에서 시작됩니다.

감사합니다.

김동석 드림

추천사

 이 책을 쓰신 한의사 김동석 원장님과는 2년 전 대한민국통합의학박람회 조직위원으로서 처음 조우하였습니다. 함께 활동하면서 현대의학이 풀어가고자 하는 난제들을 미래에는 풀어야 할 터인데 그에 바람직한 길은 무엇인가에 대해 서로 개인 관심사들을 나누면서 알게 된 분입니다.
 저로서는 현대의학(서양의학)은 고전의학(한의학)을 뿌리로 하여 과학적 근거를 바탕으로 예방, 진단과 치료 분야에서 누구에게나 적용할 수 있다는 보편타당성을 갖추어 나가 현대사회에서 '의학'이란 모습으로 '학문'의 반열에 높이 올랐다고 생각합니다. 의학 자체가 생명을 구하고 건강을 지키며 삶의 질을 높이는 역할을 충실하게 수행하는 본질인 만큼 의학이라면 하나이지 둘일 수 없다고 생각하는지라, 사실 양한방 혹은 동서의학과 같은 용어의 사용은 나름대로 부적절하다고 생각합니다. 또한, 아직 누구는 효과를 보았다는데 모두가 그러하지는 않더라는 식의 효과 편차에 대해서도 다양한 개인과 사회환경적 변인에 따른 속칭 '복불복'이라는 일반적이고 상식적인 생각을 합니다.
 사실, 사람들은 지구 속 생태환경 내 구성원이며 그 생태계 속의 고차원적 생물체의 일원일 뿐 누구도 자연의 법칙에서 예외일 수 없지만, 자연의 이치에 순응하는 삶을 거스르고 건강하거나 장수하기를 요원할 것입니다. 가정과 직장 의 수많은 삶의 실타래 속에서 미처 자연 속의 생물체임을 망각하여 생활습관병이란 이름의 만성질환에 쉽게 걸리고 그로 인한 2차적 합병증과 속발증들로 남은 삶을 힘들게 이어가는 안타까운 사례들을 줄이기 위해서, 그리고 남은 삶을 좀 더 희망적이고 행복한 여명으로 바꾸어 나가기 위해서 우리는 모두 진정한 자연 속 생물체의 삶으로 회귀해야 할 것입니다. 이러한 견지에서 암 환자분들도 자연스러움에 걸맞은 유익한 생활습관에 대해 정부의 건강정책 당국, 병원, 의사, 또 주위 지인들로부터 수많은 방법과 내용을 권고받아오셨겠지만, 이제 우리 김동석 원장님이 짧지 않은 기간 동안 암 환자분들과 함께 생활하며 생각을 정리하신 이 책으로 진정 자연으로 돌아가는 방법에 대해 깊은 사색을 함께하길 권유하고자 합니다. 우리 김동석 원장님이 온 심혈을 기울여 집필하신 수필식 사색 정리이기에 진심과 정성이 넘치도록 담겨 있으나, 일부 내용은 과학적 근거가 빈약할 수도, 부족할 수도, 비약되어 있을 수도 있으리라 생각합니다.

일반적으로 암에 대한 치료적 관리는 암치료에 관여하는 모든 의료전문가의 협업협진에 따른 개인맞춤식 최선의 진료방향을 따라가는 것이 가장 바람직할 것입니다. 물론 암의 병인론이 다양하고 복잡하여 일대일 인과관계 규명도 어려운 경우가 많고 개개인의 유전자적 차이, 내적 반응성의 차이, 사회환경적 차이, 삶의 방식의 차이 등으로 하나만이 각 개인에게 정답일 수는 없다고 생각합니다. 여기에 덧붙여 암과 함께하는 삶에서도 삶의 질을 높일 방향에 대해 서로 고찰하고 사색해 보는 것은 앞으로 다가올 미래의학에서의 '행복한 건강장수'를 지향한다고 생각합니다. 이 책은 함께 지향한다는 점에 의의를 더하여 김동석 원장님의 진심과 정성을 고려할 때 부족함이 없으리라 생각하여 감히 추천해 드리고자 하며, 이를 통해 좀 더 나은 삶을 누리는 데 조금이라도 도움이 되는 모티브를 얻으시길 바랍니다.

이삼규(전남의대 재활의학과 교수)

contents

prologue ······ 006
추천사 ······ 010

1부 | 암에 대해 똑똑해지자

1장 | 암의 발병원인

병의 원인을 알면 치료법도 알 수 있다 ······ 020
암도 결국 면역력 저하가 원인 ······ 023
면역이란? ······ 025
산속의 멧돼지는 구제역에 걸리지 않는다 ······ 028
발암물질은 누적된다 ······ 030
면역력을 떨어뜨리는 가장 큰 적 스트레스 ······ 032
스트레스 지수 ······ 037
화병(火病)도 스트레스 ······ 039
긍정적인 사고가 만병통치약 ······ 041
채식만 하는 사람도 고지혈증이 있다 ······ 051
설탕은 암의 주식이다 ······ 053
유전자 변형을 일으키는 방사선 ······ 059
암은 유전되는가? ······ 068
유전자 변형이 질병의 원인이다 ······ 069
암의 원인은 크게 4가지 ······ 070

2장 | 암의 성격과 특징

모든 종양이 암은 아니다 ······ 076
암은 신생혈관으로 성장 ······ 077

암세포는 늙지 않는다 ······ 079
암세포는 돌연변이 세포다 ······ 080

3장 | 암치료의 문제점

통계의 오류 ······ 084
암 수술과 방사선치료의 문제점 ······ 088
가장 강력한 발암제는 다름 아닌 항암제 ······ 090
적극적인 치료가 필요하지 않을 때도 있다 ······ 095
항암치료보다 삶의 질이 중요하다 ······ 097
암을 기혈의 문제로 본 한의학 ······ 102
통합의학의 중요성 ······ 105

2부 우리 몸이 스스로 치료하는 암

1장 | 암치료는 마음에서 시작한다

신념과 의지가 암을 이긴다 ······ 110
마음이 병을 만들고 마음이 병을 고친다 ······ 114
암에 대한 두려움을 없애라 ······ 119
무력감은 암의 동지 ······ 122
플라시보 효과 ······ 125
긍정의 힘이 면역력의 스위치 ······ 127
파동의학과 한의학 ······ 129
행복감과 사랑하는 마음이 강력한 항암제! ······ 132
암을 치료한 명약 웃음 ······ 134
암이 잠을 잔다?(암의 휴면상태 또는 동면상태) ······ 136
나이가 들어도 면역력을 지키는 방법 ······ 140

2장 | 우리 몸이 가진 자연치유력

한의학에서는 염증을 일으켜 치료한다 …… 144
슈퍼 쥐와 S180세포 …… 146
암의 진행방향을 의사도 예측할 수 없다 …… 148
태양은 자율신경의 스위치 …… 150
자율신경계 의지대로 조절할 수 있다 …… 152
호흡을 통해 암도 치료한다 …… 153
삶을 풍요롭게 하는 명상 …… 156

3부 자연치료와 디톡스

1장 | 암을 이기는 숲치료

흙에서 출발한 인류 …… 160
암치료의 시작은 황토집에서 …… 162
편백나무 삼림욕의 효능 …… 164
가장 흔하지만 가장 중요한 음식, 공기와 물 …… 166

2장 | 몸을 비우고 정화하는 디톡스

현대인은 해독이 필요하다 …… 176
해독의 으뜸은 단식 …… 179

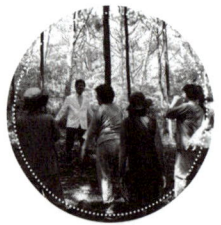 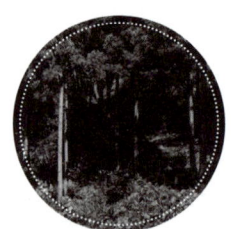 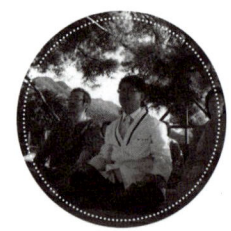

저체온이 암을 만든다 ····· 181
저체온증이 늘고 있다 ····· 183
암세포는 고열에 약하다 ····· 185
온열요법의 으뜸은 왕뜸과 비파뜸 ····· 186
열과 추위, 질병의 상관관계 ····· 188
감기치료법은? ····· 191
면역력을 높이는 반신욕의 과학 ····· 195
풍욕이 암에 좋은 이유는? ····· 197
풍욕을 할 때 모관운동과 붕어운동을 함께 ····· 199
운동과 면역 ····· 201
운동·즐거운 생활하면 암도 치유 ····· 203
가장 빠른 해독법 커피관장 ····· 209

4부 식이요법

1장 | 식습관이 중요하다

암치료는 음식에서부터 ····· 214
편식하지 말고 균형 잡힌 영양을 섭취한다 ····· 215
물은 충분히 마시되 밥 따로 물 따로 식사를 한다 ····· 218
즐겁게 오래 씹어 먹는다 ····· 220
과식과 과음을 피한다 ····· 221
탄 음식을 먹지 않는다 ····· 223

2장 | 체질과 음식

음식 꼭 가려먹어야 하나 ····· 226
장이 길면 채식, 장이 짧으면 육식? ····· 228

사상체질과 골프의 상관관계 ······ 230
똑같은 음식을 먹어도 저마다 다르게 반응한다 ······ 233
한약 처방의 궁합과 효소 ······ 237
음식으로 알아보는 체질 감별법 ······ 243

3장 | 항암에 좋은 음식

좋은 말은 귀에 거슬리고 좋은 약은 입에 쓰다 ······ 250
미네랄이 많이 들어 있는 음식을 섭취한다 ······ 252
천일염은 오래된 것일수록 좋다 ······ 254
녹황색 채소에는 암 억제인자가 많이 들어 있다 ······ 258
오메가3가 몸에 필요한 이유는? ······ 260
발효식품을 먹는다 ······ 263
녹차를 하루 한두 잔 ······ 265
해조류는 암세포를 자연사시킨다 ······ 268

4장 | 암에 좋은 식재료

음식과 약의 근원이 같다 ······ 272
스태미나의 제왕 마늘 ······ 275
장수마을에는 콩이 있다 ······ 277
면역체계를 자극하는 버섯 ······ 279
살아있는 쌀 현미 ······ 282
정열과 사랑의 붉은색, 붉은 고추 ······ 285
탈모와 흰머리의 마술사 검은깨 ······ 287
붉은 과일, 암을 막는다! ······ 288
글리벡 효과를 내는 천연 향신료 ······ 291

Special page

제1편 사랑은 나를 치유하고, 우리를 행복하게 한다 …… 294

제2편 암을 치료하려면, 기본으로 돌아가라 …… 297

제3편 암세포는 산소를 싫어한다 …… 302

제4편 활성산소를 없애라 …… 305

제5편 암세포는 열에 약하다 …… 309

제6편 암과 유전자, 질병과 유전자 …… 312

제7편 유전자를 변형시키는 원흉은 무엇인가? …… 316

제8편 냉온욕, 자율신경의 균형과 면역력 회복의 열쇠 …… 320

제9편 복식호흡, 몸과 마음을 치유하는 가장 자연스러운 힘 …… 324

제10편 맨발걷기, 자연치유의 첫걸음 …… 328

암에 걸렸을 때 7대 수칙 …… 332

좋은 의사 찾는 법 …… 334

좋은 의사 선택법 …… 336

암의 온열치료(Hyrerthermia) …… 338

암성 통증치료기 페인스크램블러 …… 358

epilogue …… 360

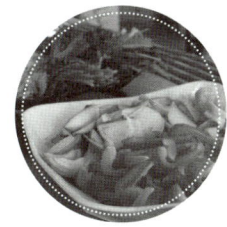 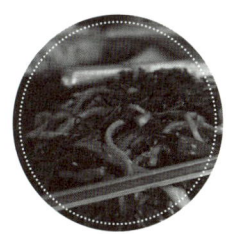 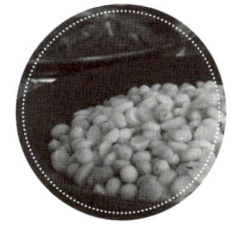

017

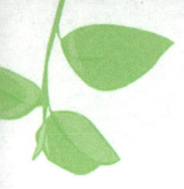

01
암에 대해 똑똑해지자

암의 발병원인

1장

병의 원인을 알면 치료법도 알 수 있다

질병의 원인을 알면 아무리 암이나 난치병 질환이라 하더라도 치료법을 찾아낼 수 있다. 그 때문에 수많은 과학자나 의학자들이 질병의 원인을 찾기 위해 노력하고 있다.

한의학에서는 질병의 원인을 크게 3가지로 나눈다. 질병 중에 그 원인이 외부에서 오는 경우를 외인(外因), 인체 내부에서 오는 문제를 내인(內因), 외인도 내인도 아닌 것을 불내외인(不內外因)이라 한다. 외인이라 하면 한의학에서는 육음(六淫 : 風寒暑濕燥火)이 대표적이다. 바이러스나 세균에 의한 질환 또는 폭염, 혹한 등과 같은 기후변화나 직업병 그리고 환경과 관련된 질환이 이에 해당한다.

하지만 이와 같은 외적 요인들에 노출되더라도 모두가 질병에 걸리는 것은 아니다. 감기나 바이러스 질환이 유행할 때 어떤 사람은 병에 걸리고 어떤 사람은 병에 걸리지 않는다. 또 감기나 바이러스 질환에 걸리더라도 어떤 경우엔 별 이상 없이 낫지만 노약자나 체력이 약해진 경우엔 잘 낫지 않을 뿐만 아니라 생명에 지장을 줄 수도 있다. 이러한 차이가 생기는 것이 바로 내적인 요소 즉 내인이다. 개인적인 체력이나 체질에 따라 질병이 발생하는 정도와 빈도에서 차이가 나는 것이다.

결국 외적인 요소는 질병 발생의 조건이 되며 내적인 요소는 질병 발생의 근거가 된다. 외부요인과 내부요인의 부조화에 의해 음양균형이 무너지면 결국 오장육부에 질환이 생기는 것이다.

양의학에서는 감기나 바이러스 질환은 외부에서 세균이나 바이러스가 우리 몸속에 들어와 발생한다 생각하고 외부요인인 바이러스나 세균을 공격하고 없애는 데 치중한다. 하지만 한의학에서는 침입한 세균이나 바이러스를 제거하는 것에 중점을 두기보다 숙주인 개개인의 체질과 면역력 향상에 중점을 둔다.

한의학의 대표적 치료법에 부정거사법(扶正祛邪法)이 있다. 질병에 대항하는 저항력의 근원인 정기(正氣)를 북돋아줌으로써 병을 치료하는 요법이다. 몸속에 든 나쁜 기운을 대소변이나 땀을 통하여 배출할 필요가 있으나 그렇게 하면 기운도 약해지므로, 몸이 약해진 경우에는 먼저 병에 저항하는 힘을 키워 스스로 병이 치료되도록 한다. 물론 몸이 건강하다면 외인에 의해 질병이 생긴 경우 병리적 대사산물 등을 제거하기 위해 강제로 대소변이나 땀 등을 배출시켜 치료한다. 임상에서는 우리 몸의 허실에 따라 2가지 방법을 적절히 병용한다. 즉, 세균이나 바이러스를 항생제로 직접 제거하기도 하지만 외부로부터 우리 몸을 보호하는 시스템인 면역체계를 활성화시켜 스스로 염증을 제거하도록 돕는 것이다.

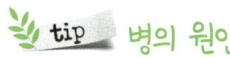
병의 원인

한방에서는 병의 원인을 크게 3가지로 나눈다.
1. 외인(조건) 환경요인(공해, 새집증후군, 기후변화-폭염·혹한, 이사 후유증, 직업병-주위 동료가 비슷한 증상이면 의심), 바이러스나 세균, 과식, 과로, 스트레스 등
2. 내인(근거) 유전요인(정기허약, 체질허약), 면역기능 저하, 개인적 체질
3. 불내외인 교통사고, 외상, 동상, 화상 등

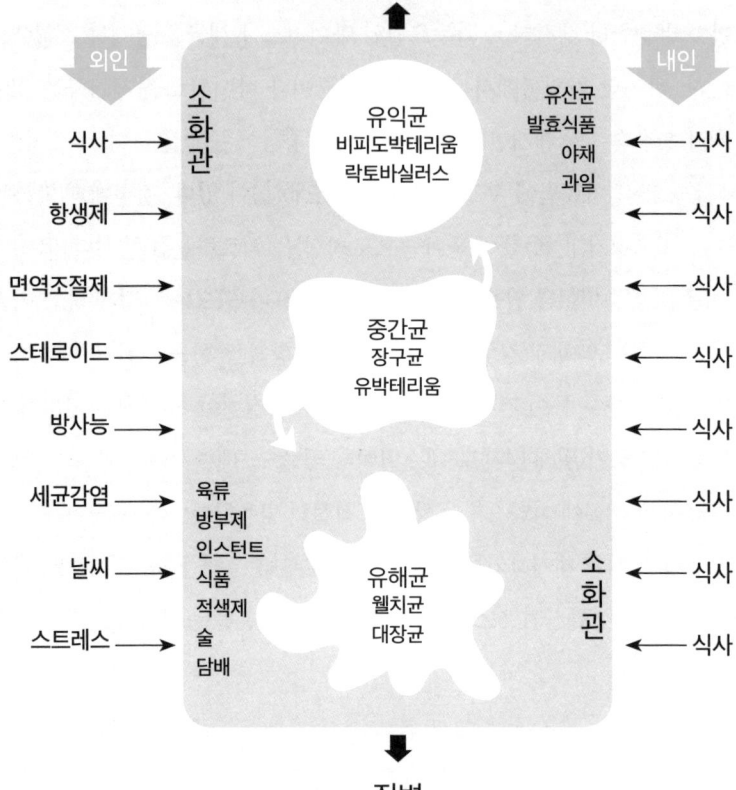

질병이 발생하는 데는 외적 요인과 내적 요인이 골고루 작용한다. 우리 몸은 여러 가지 요인들로 인해 변화하고, 그 변화는 각 장기와 세포에까지 영향을 미친다. 일례로 소화관을 살펴보자. 소화관 내에 유익균의 세력이 크면 건강을 유지하지만 반대로 유해균의 세력이 크면 각종 암과 염증, 알레르기 등의 질병이 생긴다.

암도 결국 면역력 저하가 원인

우리가 날마다 숨 쉬는 공기 속에는 질병을 일으키는 수많은 균과 바이러스가 있으며 하루에도 수천에서 수만 개의 암세포들이 생성되고 있다. 하지만 모두가 암에 걸리지 않는 이유는 우리 몸에 있는 면역 시스템 때문이다. 면역세포들이 온 힘을 다해 외부의 적들과 암세포들을 제거하여 건강을 유지하는 것이다. 그게 바로 자연치유능력! 암을 치료하는 가장 강력한 항암제다.

예를 들면 서울시의 하루 쓰레기 처리량은 10톤인데 하루 쓰레기 발생량이 10톤이 넘는다면 어떻게 될까? 시간이 지날수록 서울시가 온통 쓰레기로 넘쳐나고 썩는 냄새가 진동을 할 것이다. 대책을 세워야 하는데 어떻게 해야 될까? 쓰레기 처리장을 확장하거나 새로 지어야 할 것이다. 하지만 쓰레기 처리장을 새로 짓는 방법은 시간이 많이 걸리는데다 해당 지역 주민들이 대개 혐오시설이 들어오는 것을 반대해서 쉬운 대책이 아닐 것이다.

우리 몸도 똑같다. 민원이 발생한다고 임시변통으로 대응하다가 탈이 나는 것처럼, 우리 몸도 항암제나 항생제를 무리하게 투여하는 대책만을 세운다면 암세포뿐만 아니라 정상세포도 이에 자유롭지 못하므로 머리카락이 빠지고 잘 먹지도 못하는 등 약물 부작용에 몸부림을 칠 것이다. 미리 쓰레기 처리 능력을 키우는 것도 좋지만 가장 이상적인 방법은 따로 있다. 바로, 의식과 생활방식 개선을 통해 쓰레기 발생량을 줄이는 것이다. 체질을 개선하는 것이야말로 가장 빠르고 부작용이 없는 대책이다.

　암치료 역시 마찬가지다. 항암제나 방사선치료, 수술요법은 근본적인 치료법이 아니다. 암이 발생하는 근본적인 원인을 그대로 둔 채 표면적으로 드러나는 증상만을 치료한다면 마치 눈에 보이는 쓰레기만 일단 제거하고 앞으로 발생할 쓰레기에 대해선 대책이 없는 근시안적인 방안을 내놓는 것과 같다. 그렇기 때문에 질병치료에 있어 외적 요인도 중요하지만 개인마다의 체질과 면역력을 먼저 살펴 치료해야 한다.

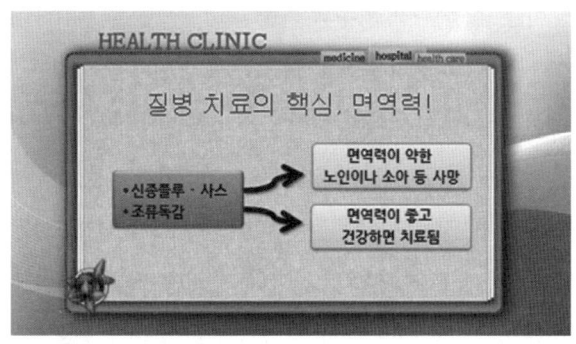

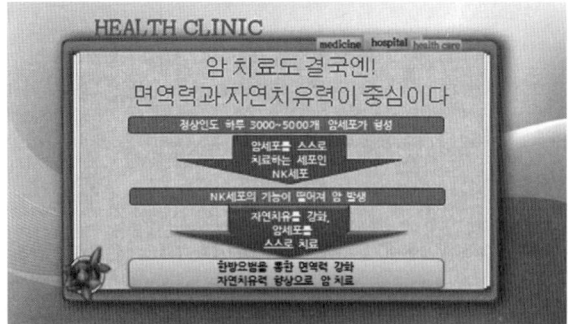

면역이란?

면역(免疫)이란 글자 그대로 해석해보면 '역병을 피한다'는 뜻이다. 옛날에는 천연두(마마), 홍역과 같은 역병으로부터 자유롭지 못했다. 특히, 흔히 곰보자국이라는 흉터가 남는 천연두는 가장 두려운 전염병이었다. 하지만 그 무시무시한 천연두도 18세기에 제너라는 의사에 의해 사라지게 되었다. 제너가 종두법의 원리를 개발하였지만 사상 최초로 발견한 인물은 아니었다.

다음은 천연두를 예방하게 된 종두법에 대한 일화이다.

"우리들에겐 아주 흔하고 치명적인 천연두가 이곳에서는 전혀 발생하지 않아. 여기 사람들이 '접목'이라고 부르는 예방법이 있기 때문이야. …… 천연두에 걸린 사람의 고름을 '접목' 하겠냐고 물어보지. 그리고는 곧바로 큰 바늘로 사람의 혈관을 째고, 바늘 끝에 얹을 수 있는 만큼의 고름을 집어넣어." 한때는 사교계의 명사였지만 천연두로 얼굴이 망가져 인기가 떨어졌던 쓰라린 경험 때문인지, 몬터규는 인두 접종을 하면 '얼굴에 흉터가 나는 경우도 거의 없다'는 사실에 열광했다. "이 유용한 방법을 영국에 확산시키기 위해서라면 어떤 어려움도 감수할 생각이야. 내가 아는 모든 의사들에게 이 내용을 자세히 써 보낼 생각이야."

― 존 캐리 『지식의 원전』에서

몬터규는 먼저 자기 자식들에게 인두 접종을 실시했고, 귀국 직후인 1721년에 영국에서도 천연두가 유행하자 얼른 왕실에 접근해 인두 접종을 적극 권유했다. 처음에는 이 제안을 수용하지 않았던 왕실에서는 안전을 위해 우선 범죄자와 빈민을 대상으로 실시했고, 그를 통해 효과가 입증되자 결국 왕실에서도 인두 접종을 실시했다.

하지만 예방을 위해 실시한 접종이 도리어 천연두에 걸려 사람을 죽게 하는 경우가 종종 있었다. 이런 상황에서 면역물질을 천연두보다 훨씬 경미한 우두로 바꿈으로써 안전성을 높인 사람이 제너였다. 그 면역물질을 소의 천연두에서 얻었다 하여 우두법이라 하는데, 요즘 말하면 면역반응으로 만든 최초의 항체인 것이다.

이러한 면역기능을 수행하는 시스템에는 백혈구와 림프구가 있다. 몸속에 들어오는 이물질이나 병원체를 잡아먹는다 해서 백혈구를 대식세포라 한다. 백혈구의 종류에는 중성백혈구, 염기성백혈구, 산성백혈구, 단핵구, 대식세포, 림프구 등이 있다. 중성백혈구, 염기성백혈구, 산성백혈구(실험할 때 염색되는 시약에 따라 분류함)들을 모두 과립구라고 하는데, 세포질 안에 과립이 있기 때문에 생긴 이름이다. 성인의 백혈구 중 과립구는 60%를 차지한다.

림프절에 항체형성에 관여하는 림프구라는 백혈구가 있는데, 성인의 경우 전체 백혈구 수의 25~38%를 차지하며, 신생아에게는 비교적 수가 많아 50%에 달한다. 림프구 중에서 표면에 입자 성분이 붙어 있는 대림프구는 NK세포(natural killer cell)이며 소림프구는 T세포와 B세포로 나뉜다.

여기에서 중요한 것은 NK세포의 역할이다. 암세포는 외부의 적이 아니라 우리 몸의 정상세포가 돌연변이를 일으켜 발생한 강력한 내부의 적이다. 이 암세포를 공격하는 최신, 최고의 무기는 NK세포다. 항체는 인체 외부의 적을 담당하기 때문에, 항체를 보병으로 비유하자면 NK세포는 숨어 있는 내부의 적을 찾아 사살

하는 헌병과 같은 역할을 한다.

　이 NK세포의 기능이 떨어지면 우리 몸이 스스로를 치유하지 못해 암 등 각종 질병이 발생하는데, 면역력을 강화하여 자연치유력을 향상한다면 NK세포가 활성화되어 얼마든지 암을 스스로 치유할 수 있다.

암치료도 결국 면역력과 자연치유력이 중심이다

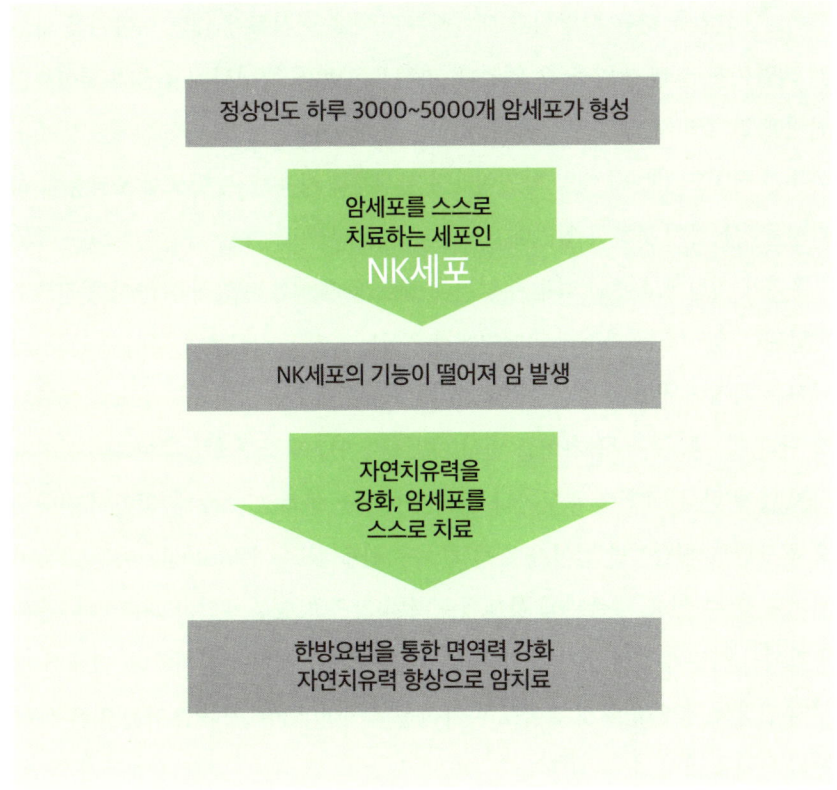

산속의 멧돼지는 **구제역에 걸리지 않는다**

얼마 전 우리나라는 구제역으로 한 번의 홍역을 치렀다. 우연히 돼지 축산업을 하는 사장님과 대화하다가 가축용 사료에 대한 이야기를 나누게 되었는데, 놀라지 않을 수 없었다. 가축용 사료에 항생제를 조금씩 넣어주면 잔병에 잘 걸리지 않고 폐사율이 낮아질 뿐만 아니라 성장이 빠르다는 것이다. 아무런 질병도 없는데 예방 차원이라며 항생제를 사용하고, 항생제 오남용의 심각성을 인식하지 못하고 있었다.

우리가 횟집에서 흔히 먹는 우럭이나 광어 등의 어류는 양식을 하여 횟집으로 배달된다. 양식하는 과정에서 돼지에게 먹이는 항생제 사료를 똑같이 먹인다. 배달하는 과정에서 많은 양을 이송해야 하기 때문에 지느러미끼리 부딪혀 상처가 잘 난다. 그 상처는 상품가치를 떨어뜨리므로 다량의 항생제를 투여하여 상처가 나지 않게 한다. 예전엔 부둣가나 산지가 아니면 산채로 맛볼 수 없었던 전어도 요즘 웬만한 횟집이면 전어가 가득 찬 수족관을 볼 수가 있고 심지어는 고등어까지도 볼 수 있다. 수족관에 항생제를 죽지 않을 정도로 넣었기 때문이다. 좁은 공간에서 서로 부딪혀 생긴 상처나 질병에 항생제는 위력을 발휘한다. 그래서 그런지 뒤집혀 금세 죽을 것 같아도 아가미를 움직이며 버티거나 초점을 잃은 하얀 눈의 우럭을 많이 볼 수 있다.

이 뿐만이 아니라 닭과 소 등을 비롯한 가축들은 항생제에 무방비 상태로 노출돼 있다. 질병에 걸린 가축에 투여하는 항생제는 질병을 치료하며 내성을 가진 박테리아나 균을 만들지 않지만, 조금씩 투여하는 항생제는 가축 내에 이유 없는 돌연변이와 내성을 가진 박테리아를 양산하게 된다. 구제역과 AI(조류독감), 요즘은 이에 가세해서 사스나 신종플루와 같은 신종 바이러스의 출현이 연래 행사가 돼버린 지 오래다.

구제역이나 조류독감은 야생에서 생활하는 멧돼지나 철새들에게는 문제되지 않는다. 야생에서 생활하는 동물들은 면역력이 높고 항생제에 중독되지 않았기 때문이다. 하지만 축사에서 키우는 닭이나 오리에겐 치명적이다.

아직은 이러한 바이러스들이 인간에겐 전염이 안 되는 경우가 대부분이지만 신종플루나 홍콩 조류독감처럼 언제든지 인간에게도 점염되는 변종 바이러스들이 나타날 것으로 전문가들은 내다보고 있다. 이 때문에 유럽의 축산업에서는 항생제를 철저히 규제하고 있으며 우리나라 정부도 동물사료에 넣는 항생제를 규제하기로 했다.

발암물질은 누적된다

암 발병률이 증가하는 이유 중 하나는 인공 화학물질을 만드는 공장이 늘어나면서 이에 종사하는 인구와 이를 사용하는 인구가 늘어나는 데에도 큰 원인이 있다. 주유소나 정유 공장, 여천화학단지 등의 장소에서 근무하거나 농약상, 페인트공 등 화학물질을 많이 다루는 사람들이 다른 직종보다 암이나 희귀 난치성 질환이 많다는 사실이 이를 증명하지만 사회적으로 그리 중요하게 다뤄지지 못하고 있는 실정이다. 태안반도에서 일어난 기름유출 사고는 잊혀져가는 사건이 되어버렸지만 몇 년이 지난 지금 그곳에 살고 있는 주민들은 후유증으로 암이나 각종 희귀병에 시달리고 있음이 TV에서 방영된 적이 있다.

암이나 질병은 어느 순간에 발생하는 것이 아니라 수 년, 수 십 년 동안 쌓이거나, 지금은 건강하더라도 2세에게 어떤 형태로든 영향이 나타난다. 그렇기 때문에 직접적으로 그 심각성을 느끼지 못한다는 것이 문제다.

발암물질은 다 찾아낼 수도 없을 만큼 무수히 많다. 세계적으로 사용되는 화학물질의 종류는 2만 종이 넘는다. 동물실험을 통해서 발암물질로 밝혀진 것은 빙산의 일각이며, 발암물질을 안다 하더라도 이미 그 물질이 공기와 물 등에 섞여 있기 때문에 피하고 살기도 어렵다.

발암물질의 종류는 많지만 공통적인 결론은 하나다. 자연상태의 것보다 인공적으로 만든 음식이나 물질이 암을 유발한다는 사실이다.

대표적인 발암물질을 살펴보면 다음과 같다.

각종 공해물질과 화학물질(자동차, 공장 등에서 나오는 환경오염물질)

(1) 방향족 탄화수소(벤조피렌이 대표적): 배기가스, 매연, 담배연기
(2) 방향족 아민류(아미노바이페닐, 나프틸아민, 벤지딘: 방광암 원인물질): 색소와 염료
(3) 방향족 아조화합물(간암 유발물질): 착색료에 존재
(4) 그 외 화합물(헤테로고리 화합물): 합성 방부제(식품첨가물)
(5) N-니트로소 화합물: 생활환경에 다양하게 존재하는 물질로 동물실험에서
    발암효과가 크게 나타나 암 관찰의 이정표가 되고 있음.
(6) N-나이트로소 화합물을 제외한 지방족화합물: 둘신(인공감미료)은
    혈액독이 있으며, 실험용 쥐에 투여한 결과 간암이 발생. 우레탄은
    이 계열에서 가장 강력한 발암물질로 폐암, 림프종, 간암, 악성흑색종, 혈관종,
    피부암 등을 일으킴.
(7) 무기화합물: 비소, 카드뮴, 크롬, 니켈, 납, 베릴륨, 석면 등
(8) 유기 할로젠 화합물: 살충제, 공업용 화합물(간암 유발 물질)
(9) 천연물질: 아플라톡신류(식품의 곰팡이 오염),
    악티노마이신, 도노마이신 등(항생제 물질, 시카린, 타닌산)
(10) 방사성 동위원소와 방사선: X선, 라듐, 코발트, 아스타틴, 요오드, 세슘 등
(11) 물리적 발암물질: 자외선, 플라스틱, 우주선 등(주로 피부암을 유발)

면역력을 떨어뜨리는 **가장 큰 적 스트레스**

 암의 가장 큰 원인은 스트레스라고 한다. 스트레스를 받으면 우리 몸에 어떤 변화가 일어날까?

우리 몸은 팔과 다리처럼 우리 마음대로 움직일 수 있는 기관(수의근)이 있고, 위나 장, 심장의 움직임이나 호흡, 땀, 발열처럼 우리 마음대로 움직일 수 없는 것(불수의근)이 있다. 우리의 의지와는 상관없이 자율적인 시스템에 의해 조절되기 때문에 이들을 조절하는 신경계를 따로 자율신경계라 부른다. 자율신경계는 교감신경과 부교감신경으로 나뉘는데 한의학에서 말하는 음과 양의 성격과 유사하다. 교감신경은 양(陽)적인 것인 낮, 활동, 흥분 등을 관장하고, 부교감신경은 음(陰)적인 것인 안정, 휴식, 밤, 소화 등을 관장한다. 교감신경과 부교감신경은 어느 한쪽으로 치우치게 되면 문제가 발생한다. 너무 항진되어도, 너무 억제되어도 건강에 이상이 생긴다. 음양이 서로 균형을 이룰 때 건강한 상태를 유지할 수 있는 것처럼 교감신경과 부교감신경이 균형을 이룰 때 건강하다.

이러한 자율신경계의 흥분과 억제는 정서적인 부분, 즉 스트레스와 관련이 깊다. 감정이 격해지거나 화나고 스트레스를 받게 되면 우리 몸에서는 아드레날린과 스트레스 호르몬인 코르티솔이 다량 분비된다. 이 호르몬은 우리 몸이 상처받을 것을 미리 대비해 염증요인을 자극한다. 이는 암세포에게 단비와 비료 같은 역할을 한다.

　스트레스가 우리 몸에 어떻게 작용하는지 살펴보자. 스트레스라고 제일 먼저 인식하는 곳은 뇌다. 정보를 얻은 뇌는 신경전달물질을 통해 전신의 장기와 호르몬에 명령을 내리고 자율신경계가 이에 반응한다. 교감신경은 아드레날린 등의 스트레스 호르몬에 의해, 부교감신경은 아세틸콜린에 의해 반응한다.

　화나거나 스트레스를 받으면 교감신경이 흥분한다. 교감신경이 흥분하면 아드레날린이 분비되고 과립구가 증가하는데 과립구는 활성산소를 방출한다. 과립구는 대략 이틀 정도 살고 소멸하는데 소멸할 때 적혈구에 붙으려는 성향이 있으며, 이 과정에서 활성산소를 다량 방출한다. 활성산소는 조직을 파괴시키고 암이나 염증을 유발하는 등 만병을 부르는 원흉이다. 대부분의 성인병이나 만성병의 원인은 70%가 활성산소 때문이라고 하니 스트레스가 결국 질병 원인의 70%인 셈이다.

> **tip 활성산소와 항산화제?**
>
> 활성산소란 세포가 당과 결합하여 에너지를 생산하는 과정에서 불완전연소되어 발생하는 것으로, 기름이 탈 때 불완전연소되면 생기는 그을음과 같은 개념의 물질이다. 얼핏 활성이라는 말을 좋은 뜻으로 착각할 수 있지만 사실은 다른 물질을 변화시키거나 다치게 하는 위험한 산소다. 활성산소는 체내에 침입한 여러 세균을 백혈구가 잡아먹을 때 플러스로 작용하지만 발생량이 과잉되면 유독물질로 돌변하여 정상세포를 공격해 동맥경화나 암 등의 각종 질병을 초래하고 노화를 촉진한다.
> 이렇게 몸의 질병을 유발하고 노화를 촉진시키는 활성산소를 막아주는 것이 바로 항산화제다. 항산화제는 인체에서 생성되기도 하지만 채소와 과일, 해산물과 곡류를 통해서 보충할 수 있다. 지나친 과로나 스트레스는 활성산소를 발생시키며 반대로 심호흡이나 음악 감상, 잠깐 동안의 낮잠이나 휴식은 항산화제 역할을 한다.

반대로 웃거나 편안하면 부교감신경이 흥분한다. 부교감신경이 흥분하면 아세틸콜린이 분비되고 림프구를 증가시킨다. 이때 증가된 림프구는 T림프구와 B림프구, NK세포 등인데 이들은 우리 몸을 해독시키거나 염증이나 외부의 적을 소탕하는 일을 한다. 과립구에는 아드레날린 수용체가 있고, 림프구에는 아세틸콜린 수용체가 있다는 사실을 면역학의 석학 아보 도오루 박사가 발견했다. 즉, 아세틸콜린은 림프구를, 아드레날린은 과립구를 증가시킨다.

림프구와 과립구의 비율이 어느 한쪽으로 치우치면 질병이 발생하는데, 아보 도오루 박사에 의하면 과립구와 림프구의 이상적인 비율은 6:4이다. 결국 암 환자의 호전상태나 악화상태를 림프구의 비율로 추정할 수 있다.

초기 암이나 진행성 암에서 과립구의 증가가 두드러지며 반대로 림프구의 비율은 감소하는 경향을 띤다. 암 환자에는 교감신경이 우세하며 부교감신경이 억제되어 있는 상태이기 때문에 부교감신경을 자극할 수 있는 생활습관이나 음식, 행복을 찾는다면 암의 치료도 그리 멀지 않다.

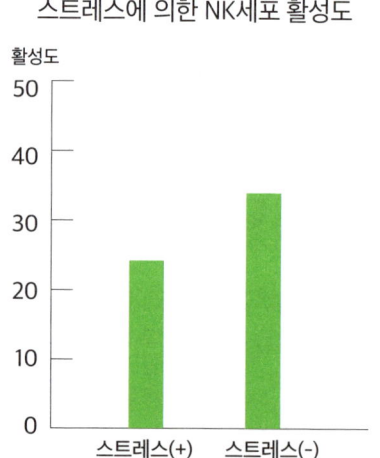

스트레스에 의한 NK세포 활성도

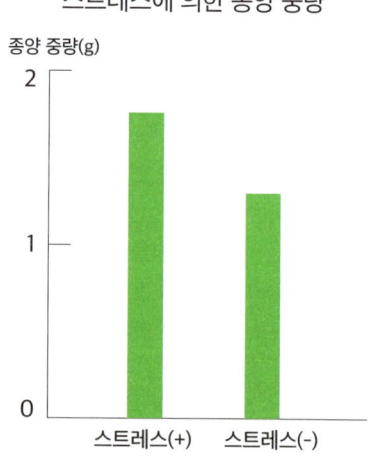

스트레스에 의한 종양 중량

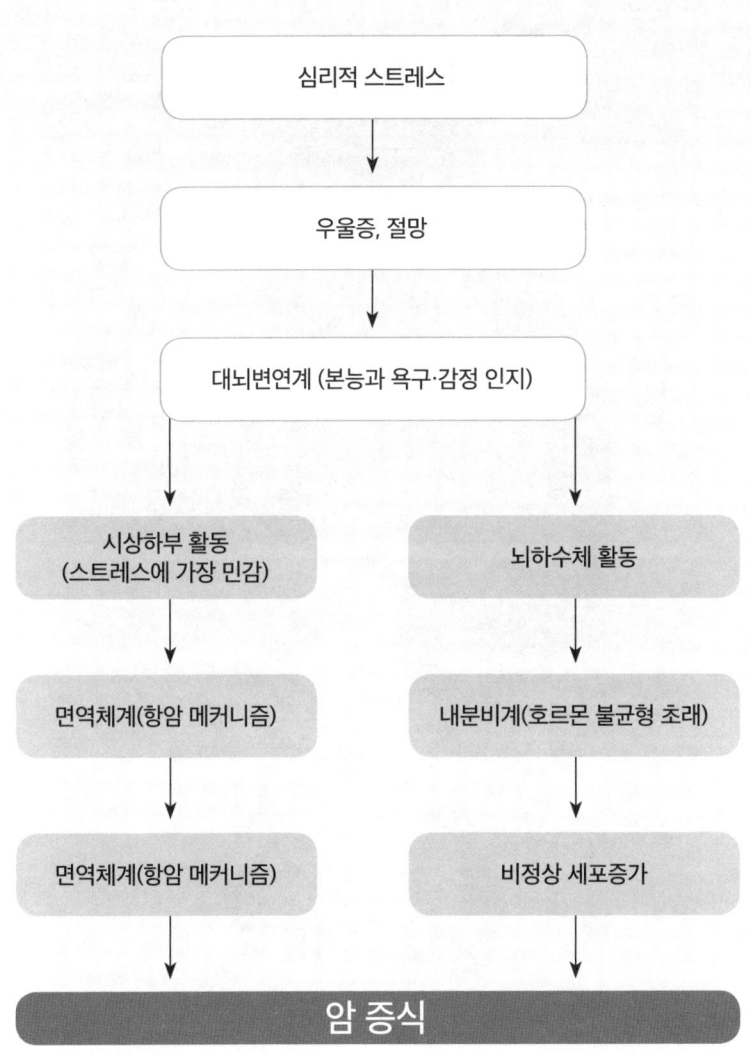

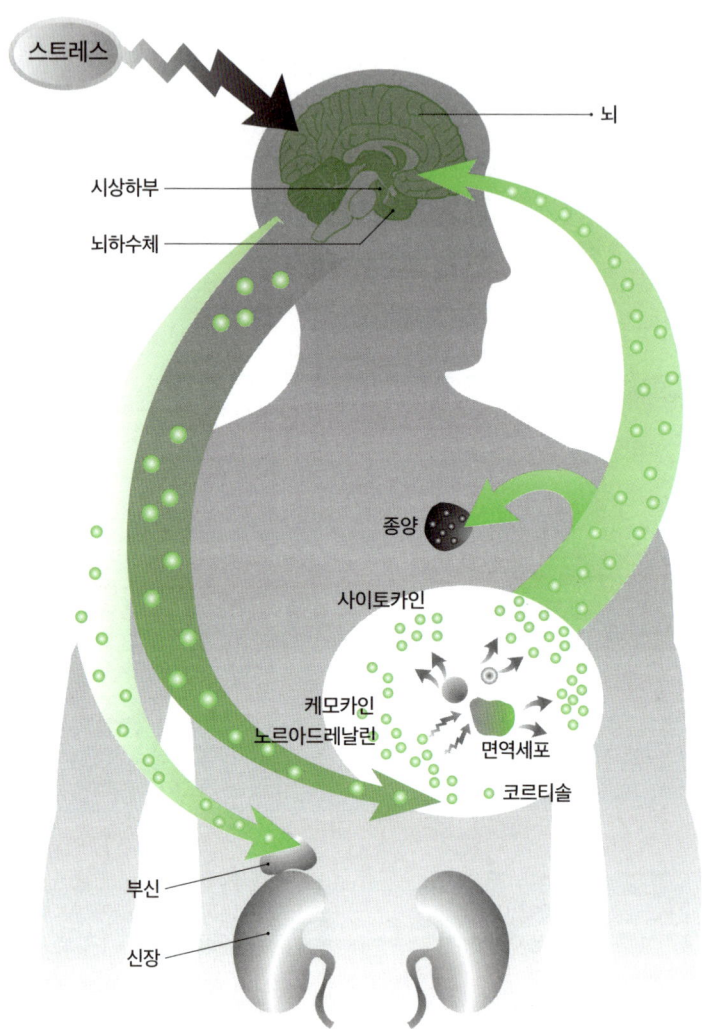

정신적인 스트레스는 노르아드레날린과 코르티솔의 분비를 유발한다. 이 두 물질은 염증 유발 물질을 과잉 생산하고 종양세포 공격을 억제하여 면역세포의 활동을 방해한다. 방해를 받은 면역세포가 생산한 물질도 뇌에 영향을 미친다.

스트레스 지수

워싱턴 의과대학 토머스 홈스 박사는 삶에서 받는 스트레스나 감정적 충격의 정도를 객관적으로 측정할 수 있는 방법을 개발했다. 스트레스가 되는 모든 사건의 수치를 합하면 개인이 받은 스트레스 양을 알 수 있다.

흥미로운 사실은 수치의 척도를 살펴보면 이혼이나 실직 등의 고통에서 오는 부분이 크지만 직장에서의 승진이나 여행 등 행복할 것으로 보이는 사건도 스트레스를 가져오는 요인에 포함돼 있다는 것이다. 고통스러운 사건이든 행복한 사건이든 자신의 습관과 생활방식을 바꾸는 변화에는 스트레스가 따른다는 것이다.

다음 스트레스 지수의 12개월 합이 300점을 넘는 사람의 49%, 200 이상의 점수인 사람은 9%가 질병에 걸렸다. 12개월에 걸친 실험기간 동안 전체 득점에서 상위 세 명에 속하는 사람은 하위 세 명에 비해 90%나 높은 질병 발생률을 보였다.

— 『칼 사이먼튼의 마음 의술』 중에서

홈스의 실험은 12개월 누적 발병률이었지만 몇 년, 몇 십 년 누적되는 스트레스라면 발병에 훨씬 큰 영향을 미칠 것이다. 하지만 아무리 스트레스 점수가 높다 하더라도 받은 스트레스를 운동이나 취미활동 등으로 풀어낸다면 질병이 발생하지 않을 수도 있다.

자신의 스트레스 지수가 몇 점이나 되는지 테스트해보자.

사회적 적응 수치의 척도

사건	가치	사건	가치
배우자의 죽음	100	자녀의 출가	29
이혼	73	법적인 가족관계에서 오는 어려움	29
부부별거	65	개인적으로 거둔 현저한 성공	28
투옥	63	배우자의 취업 또는 실직	26
가까운 가족 구성원의 죽음	63	학업의 시작 또는 마감	26
개인적인 부상이나 질병	53	생활 조건의 변화	25
결혼	50	개인적인 습관의 교정	24
해고	47	상사와의 갈등	23
부부간의 화해	45	근무시간, 근무조건의 변화	20
은퇴	45	거주지의 변화	20
가족 구성원 건강의 변화	44	학교의 변화	20
임신	40	여가 습관의 변화	19
성적 곤란	39	교회 활동의 변화	19
가족의 증가	39	사회적 활동의 변화	18
사업의 재정비	39	천만 원 이하의 저당이나 빚	17
재정적 상황의 변화	38	수면 습관의 변화	16
가까운 친구의 죽음	37	가족 모임 횟수의 변화	15
직업의 변경	36	식습관의 변화	15
부부싸움 횟수의 변화	36	휴가	13
천만 원 이상의 저당이나 빚	31	크리스마스 시즌	12
저당권이나 채권의 상실	30	사소한 법규 위반	11
업무 책임의 변화	29		

화병(火病)도 스트레스

한의원에 오는 환자의 30~40%가 화병을 끼고 있다. 화병은 우리나라 사람들에게만 나타나는 병으로 WHO(세계보건기구)에도 보고가 돼 있다. 이는 참는 것이 미덕이며 가부장적인 가정에서 일방적으로 지시하고 따르는 문화가 몸에 배어있기 때문에 생긴 질환이다. 화병은 단순한 질환 같지만 방치하면 우울증이나 심한 경우 암으로까지 진행될 수 있는 심각한 질환이다. 화병의 기전을 좀 더 자세히 살펴보자.

화가 날 때를 떠올려보자. 흥분이 되면서 얼굴이 붉어지고 심장 박동이 빨라진다. 심지어는 뒷골이 당기고 혈압이 오른다. 이러한 증상은 스트레스를 받으면 교감신경이 긴장하고 아드레날린이 과잉 분비돼 혈관이 수축하여 일어나는 현상이다. 반대로 기분이 좋을 때나 안정될 때는 부교감신경이 흥분하고 엔돌핀이 분비된다.

요즘 경제가 어렵기 때문인지 스트레스로 인한 불면증과 우울증으로 내원하는 환자가 부쩍 늘었다. 환자 중에 40대 중반으로 조그만 건설사를 운영하는 사장님 한 분이 있었는데 바로 이런 경우였다. 밤이 되면 잠이 안 오고 불안하며 잠을 자도 꿈에 시달리고, 뒷목이 뻐근하고 눈이 항상 피곤하며 열이 위로 올라오고 요즘엔 양기도 떨어져 밤이 무서울 정도이며 매사에 자신감이 없고 의욕이 없는 증상을 호소하였다. 지나친 업무와 스트레스, 연말 과음으로 발생한 증상이다.

한의학에서는 스트레스를 화병으로 본다. 불이란 본시 위로 올라가는 성질이고 물이란 아래로 내려가려는 성질이 있다. 하지만 인체에서는 이와 반대로 불은 내려오고 물은 올라가야 정상적인 순환이 이루어진다. 이를 수승화강(水升火降)이라 한다.

화병이 있을 때 술과 인삼(홍삼)은 극약이다. 불난 집에 기름을 끼얹는 격이다. 인삼과 술은 열이다. 피곤하고 무기력하다고 무조건 홍삼을 먹는 것은 독약을 먹는 것일 수도 있는 것이다.

화병이 있을 때 상체는 열이 많고 하체는 차기 때문에(上熱下寒) 가정에서 쉽게 할 수 있는 반신욕을 권하고 싶다. 반신욕을 할 때는 배꼽 5cm 아래(단전)까지 40~41도 정도의 물을 채우고 머리엔 찬 수건을 두르고 하는 것이 효과적이다. 시간이 된다면 등산과 같은 하체 운동을 하는 것이 좋다. 어깨 근육이나 목 근육을 마사지나 안마로 풀어 뇌의 혈액순환을 도와주는 것도 좋은 방법이다.

한의학에서는 간과 심장의 화를 끄는 약제로 소간해울탕이나 가미귀비탕의 처방을 한다. 화병 치료는 처방도 필요하지만 무엇보다 본인의 마음가짐과 주위의 관심이 중요하다.

긍정적인 사고가 만병통치약

유난히도 야위어 보이는 60대 할머니가 병원을 찾았다. 당뇨를 동반한 대장암 말기 환자였다. 보통 육식위주의 식성을 가진 비대한 사람이 걸린다는 이 암에 할머니가 고통받고 있다는 데 의아했다. 이 할머니의 발병 원인은 스트레스였다. 남편에게 억눌려 40여 년을 살았다. 오죽하면 할머니의 평생소원이 '할아버지에게 한 번이라도 대들어 보는 일'이었을까. 결국 당뇨가 찾아왔고 식습관과는 무관하게 억눌린 스트레스로 인해 암 환자로 전락한 것이다.

우리 몸속에는 100조 이상의 세포가 있다고 한다. 이들 세포는 끊임없이 활동하며 새로 생겨나기도 하고 파괴되기도 한다. 세포의 수명은 15~120일이다. 다시 말하면 120일이면 한 번씩 우리 몸이 완전히 새로운 몸으로 바뀌는 셈이다. 산술적으로 하루에 적어도 1조 단위의 세포가 새로 생기며 사멸한다. 이러한 세포를 자세히 관찰해 보면 인간처럼 성질을 가지고 있으며 뇌를 가지고 생각하는 것처럼 보인다. 어떤 사람이 화를 잘 내거나 짜증을 잘 낸다면 세포도 그 성질을 따라 신경질적으로 변한다. 문제는 세포가 싫어하는 것을 내가 좋아하는 경우다. 세포는 스트레스를 받아 유전자 변형을 일으키고 결국 암과 같은 병으로 이어진다. 우리가 세포를 잘 알아야 병으로부터 자유로워지고 건강한 생활을 할 수 있는 이유가 바로 여기에 있다. 즉, 세포가 좋아하는 환경을 만들어줘야 한다.

요즘 암이 감기만큼 흔한 병이 돼 버렸다. 암 투병 환자들이 곳곳에 눈에 띄어서다. 초기엔 완치할 수 있지만 3기 이상 진행되면 환자 본인뿐 아니라 가족 모두 충격에 휩싸인다. 암 환자들은 대부분 재수 없어서 암이 발생했다고 생각한다. 하지만 암을 만들고 키운 주범은 환자 자신이다. 가장 많이 거론되는 요인은 스트레스다. 스트레스는 우리 몸에 부정적인 메시지를 전달할 것이고 우리 몸속에 좋지 않은 파동을 전해준다. 부정적 파동들이 반복돼 암을 비롯한 많은 질병을 유발한다. 반대로 긍정적 파동은 치료하기 힘든 암이라 해도 치유를 가능하게 만든다.

현대의학으로 치료하지 못하는 소위 불치병인 경우 교회나 절에 가서 믿음의 힘을 의지해 치료하기도 한다. 실제로 믿음에 의한 치유의 기적들이 종종 들려온다. 종교적인 힘도 가세했겠지만 인간의 마음이 치유 가능한 면역력을 길러줬음이 틀림없다. 우리 인체는 우리가 의식하지 못하는 상황에서도 긍정적인 메시지를 받는다면 건강상태가 좋아진다. 투병 환자에게 가족들의 긍정적인 메시지가 전달된다면 훨씬 빠르게 안정을 찾을 수 있을 것이다. 이것이야말로 긍정적 사고의 힘이며 무한한 자연치유의 능력이 아닐까. 그리고 참, 대장암 말기 환자로 찾아온 그 할머니는 요즘 편백 숲에서 명상과 긍정의 힘으로 자연치유에 노력하고 있다.

얼마 전 사업을 하는 40대 중반의 남성 환자를 상담했다. 병원에서는 별다른 이상이 없다는 진단을 받았지만 몸이 이상하다고 했다. 쉽게 피로해지고, 뒷목이 묵직하고 눈이 피곤하며 얼굴이 갑자기 달아오르고 심리적으로 불안해 깊은 숙면을 취하지 못했다. 또 아무 일도 아닌 일에 화를 내고 성기능이 떨어지는 증상이었다. 이러한 증상의 원인은 사업상 스트레스와 과로에 의한 자율신경 실조다. 보통 50대 여성에게 오는 오십견과 함께 나타나는 갱년기 증상도 이와 같다.

갱년기 하면 여성들의 폐경기에만 일어나는 것으로 생각하지만 남성에게도 갱년기는 찾아온다. 그 시기가 여성보다 남성이 늦은 편이며 느끼지 못하는 경우가 많다. 한의학의 고서인『황제내경』에 보면 여자는 7수로 시작해 7×7이 되면 그 수가 다하고 남자는 8수로 시작해 8×8이 되면 그 수가 다한다고 했다. 현대적으로 해석하자면 가임기가 끝나는 시기 즉, 갱년기가 오는 시기를 표현한 것이다. 여성은 7수가 다하는 49세를 넘으면 늦둥이를 갖기 힘들지만 남자는 8수가 다하는 64세나 70이 넘어도 2세를 보는 경우가 있다. 공자도 그의 아버지가 70이 넘어 얻은 자식이라 한다. 이처럼 7과 8의 숫자에 많은 의미가 있다. 남녀칠세부동석이라는 말에서 하필 7세에 남녀가 같이 있으면 안 될까. 그 유래는 하도낙서라는 음양의 개념에서 출발한다. 즉 여자는 7의 숫자로 변화가 일어나고 남자는 8의 숫자로 변화가 이뤄진다.

실제로 아동기와 학동기를 나누는 기준은 만 7세다. 여자는 7세, 남자는 8세를 기준으로 변하기 때문에 남녀팔세부동석도 되지 않느냐고 되물을 수 있지만 유교적인 관점에서는 어느 한쪽이라도 남녀구분이 시작되는 시점이라는 의미가 담겨 있다. 우리 몸에서는 의지대로 조절되지 않는 것이 있다. 예를 들면 심장박동, 호흡, 체온, 땀, 내장운동과 기타 호르몬을 비롯한 내분비계들이다. 하지만 단전호흡이나 수련을 통해서 호흡뿐만 아니라 심장박동이나 혈류량을 증가 또는 감소시킬 수도 있으며 여태껏 불가능하다고 알려진 수많은 불수의적인 생리적 기능의 조절이 가능하다. 이러한 사실은 자율신경계의 부조화로 면역력의 약해져 발생한 암이나 각종 난치성 질환의 치료에 충분한 가능성을 제시한다. 아무리 뛰어난 의료 시스템에서 암치료를 받을지라도 또 그 치료가 완치될 수 있는 치료법이라도 환자의 마음이 나을 수 있다는 신념 없이 죽을병이라고 포기하고 만다면 그 치료는 효과를 기대하기 힘들 것이다. 의사가 아무런 의식 없이 선고하는 "당신은 3개월 남은 말기암 환자입니다. 당신에겐 의학적 치료가 의미가 없습니다." 라는 말이 과연 환자에겐 얼마나 큰 공포와 스트레스가 될 것이며 암에 악영향을 줄 것인가 생각해 보아야 한다. 마음이나 스트레스가 병을 만들 수도 있지만 반대로 긍정적 마음이 병을 경감시키고 낫게 할 수도 있다. 명상이나 단전호흡은 의식과 건강을 이어주는 연결고리 역할을 해낼 수 있다. 호흡을 관장하는 부위는 뇌의 기저부에 위치하며, 이 부위는 인간의 감정을 조절하는 부분과 면역을 관장하는 부위와 일치한다. 호흡법을 통해 충분히 우리의 감정도 조절할 수 있다. 아주 작은 정신적인 활동도 바이오리듬에 즉각적인 영향을 미친다.

3달 전 난소암 말기 선고를 받은 지 한 달 정도 된 겉보기엔 너무 멀쩡한 50대 초반 여환우와 입원 상담을 하였다. 암 선고를 받은 지 한 달밖에 되지 않았기 때문에 그 충격에서 빨리 벗어나고 정신적으로 안정하는 것이 치료에 가장 중요한 문제임을 강조하였다. 하지만 놀랍게도 암 선고를 받고 오히려 삶이 행복해졌다는 말을 들었다. 50대가 되면 여자들은 호르몬의 변화로 인해 갱년기 우울증이 찾아오기 쉽다. 그 상황에 우리나라 굴지의 S그룹에서 수십 년간 일하면서 하나의 부속품처럼 살아왔고, 슬하의 두 아들은 서울의 대학을 다니기 위해 품을 떠났고, 남편은 집을 짓기 위해 몇 년 동안 집보단 밖에서 생활하는 시간이 많아 지독한 외로움에 지내야 했었단다. 하지만 암 선고를 받자마자 가족들로부터 그동안 받지 못했던 엄마와 아내로서의 관심을 받았고, 평생 먹고 싶은 것, 갖고 싶은 것, 하고 싶은 것을 한 달 동안 다 누려 이제 죽어도 여한이 없을 만큼 행복하다는 것이다.

암 선고를 받고 나면 보통 처음엔 죽음에 대한 두려움과 공포가 밀려오다가 지금까지 살아온 삶이 억울하고 분하다는 분노와 원망으로 바뀌고 만다. 대개 부정-분노-협상-우울-수용의 심리변화를 거친다. 암을 인정하고 싶지 않은 것은 당연하다. 그러나 암을 아예 부정하고 가족에게 알리지도 않은 채 혼자 해결하려는 태도는 진단·치료에 전혀 도움이 안 된다.

반대의 경우도 있다. 지금까지 보지 못했던 것들이 새롭게 다가온다. 주위의 모든 것이 아름답고 새로운 의미로 다가온다. 암 선고를 받고 분노와 원망, 그리고 항암치료의 고통 속에서 삶의 질이 송두리째 없어지는 것과 오히려 암 선고를 기회로 가족과 갖지 못했던 행복과 사랑의 시간을 찾는 것, 어느 쪽이 암치료에 도움이 될까? 사람은 시간이 되면 영원히 이별한다. 이러한 슬픔을 두려워만 하다가 삶의 진정한 맛을 느껴보지 못하고 이별을 맞이하는 것이 더 불행한 일은 아닐까? 말기암 환우들이 항암치료를 받는 이유는 조금 더 생명을 연장해 보자는 것에 의미가 있다. 그렇다면 조금 더 살기 위한 목적이 무엇인가? 조금 더 살기 위해 현재를 포기한다면 아름다운 미래가 올 수 없다. 과거를 후회하고 미래에 대해 두려워하는 것은 의미가 없다. 현재를 사랑하고 현재에 충실함을 다한다면 아름다운 미래가 기다리고 있을 것이다.

상담했던 50대 여환우는 입원하여 잘 생활했다. 산속에 병원이 있기 때문에 자연 속의 별장에 놀러온 기분이라며 3개월 정도 유쾌한 생활을 했다. 그 후, 항암치료를 하고 수술을 한 후에도 긍정적인 생활을 한 덕택에 간으로 전이된 암이 없어지고 암세포도 줄어 이제는 또 다른 인생을 살고 있다.

샌프란시스코 의대교수인 딘 오시니 박사는 전립선암에 걸린 93명을 대상으로 외과적 수술을 하지 않고 두 그룹으로 나눈 후 한 그룹은 생활방식을 바꾸고 다른 한 그룹은 평상시처럼 생활하게 하면서 전립선특이항원(PSA)을 정기적으로 측정했다. 결과는 놀라웠다. 첫 번째 그룹은 암 수치가 4% 감소하였고 두 번째 그룹은 6% 증가했다. 더욱 놀라운 사실은 생활방식을 바꾼 그룹은 바꾸지 않은 그룹보다 전립선 암세포 증식을 억제할 수 있는 능력이 7배나 높았다. 누군들 눈앞의 시련을 피하고 싶지 않을까? 그런데 어려움을 피하는 행위는 구차하다고 말한다. 너무도 우직한 말이라서 현실과 맞지 않는 공허한 이상주의자의 말처럼 들리기도 한다. 짧은 시각으로 보면 어려움을 회피하는 것이 현명하게 보일지도 모르지만 인생은 시험과 고난의 연속이다. 산행하다 보면 오르막이 있어야만 내리막이 나온다. 다시 내리막이 있어야만 오르막이 생긴다. 인생 또한 그렇다. 고비가 끝나는가 하면 더 큰 고비가 찾아온다. 도피는 도피를 낳고 변명은 또 다른 변명을 낳는다. 아프다고 진통제나 항생제를 남용하다간 결국엔 내성이 생겨 더 큰 병을 만드는 이치와 같다.

면역학자들은 아이들이 적당히 오염된 흙에서 놀아야 면역력이 높아진다고 한다. 요즘 아이들은 학교와 학원만을, 그것도 시간이 아깝다고 자가용으로 오가면서 지낸다. 콘크리트 속에 가두어 놓고 온실의 화초처럼 과잉보호 속에서 키우기 때문에 소아당뇨와 아토피, 알레르기 비염 등 예전엔 드물었던 각종 면역질환이 증가하고 있다.

미꾸라지에게는 좀 가혹하게 들리겠지만 메기 효과라는 것이 있다. 농부가 미꾸라지를 양식할 때 미꾸라지만 키우면 질병에 잘 걸리고 생존율도 낮고 생기도 없다고 한다. 하지만 미꾸라지 양식장에 메기를 한두 마리 풀어 놓으면 생존율도 높아지고 싱싱한 미꾸라지가 된다고 한다. 물론 메기는 미꾸라지의 천적으로 미꾸라지들 중 일부는 메기의 먹이가 될 것이다. 메기의 먹이가 되지 않기 위해 죽기 살기로 도망 다니느라 움직임도 빨라지고 활기가 넘쳐 건강한 미꾸라지가 된다. 미꾸라지에게 닥친 환난은 오히려 이들을 자극하여 더 강인한 존재로 만드는 것이다. 맹자는 말했다. "하늘이 장차 그 사람에게 큰일을 시키려고 할 때는 반드시 먼저 그의 마음과 뜻을 흔들어 고통스럽게 하고, 그 힘줄과 뼈를 굶주리게 하여 궁핍하게 만들어 그가 하고자 하는 일을 흔들고 어지럽게 하나니. 그것은 타고난 작고 못난 성품을 인내로써 담금질하여, 지금까지 해내지 못하던 일을 더 많이 할 수 있게 해 주기 위해서이다."

다음은 마음가짐이 암치료에 어떤 영향을 주는지 잘 보여주는 사례들이다.

50대 남성 환우. 갑상선암 진단을 받고 갑상선 절제술과 경부림프절 곽청술, 방사선옥소치료를 받았으나, 그해 경부림프절에 암이 재발하여 본원에 입원하였다. 고위직 공무원인 그는 '갑상선암쯤이야'라고 생각하고 처음 수술 후 한 달이 채 되지 않아 업무에 복귀했지만 근본적인 원인이었던 극심한 격무와 스트레스를 제거하지 않은 채 예전과 똑같은 생활을 했기에 그해 다시 암이 재발하여 림프로 전이된 것이다. 그 후 원인을 치료하기 위해 자연치유를 하기로 마음먹고 본원에 입원하였다. 여러 가지 시설이나 환경이 부족하고 어려웠던 병원 설립 초기에 누구보다 솔선수범하여 다른 암 환우분들의 모범이 되셨던 분이다. 병원 주변에 편백 숲이 있는데 당시에는 풀이 무성하고 제대로 된 산책길 하나 없었다. 직접 낫과 톱을 구하여 명문요양병원의 등산로를 개척하셨다. 한 발짝 한 발짝 앞으로 나가면서 입원할 암 환우들을 위해 봉사의 마음으로 길을 만들었고, 오히려 톱질하는 것이 운동이 된다며 즐거운 마음을 가졌던 아주 고마운 분이다. 그 훌륭한 뜻을 기리기 위해 등산로 이름을 그분의 이름을 따 박창ㅇ으로 이름 짓고, 교관인 필자와 명문사관생도들이 매일 그 길을 걷고 있다. 물론, 그분은 치료가 잘되어 퇴원 후 복귀하여 잘 지내고 계신다. 봉사의 마음이 때론 긍정의 마음보다 강력할 때가 있다.

50대 후반의 여성 환우. 국소 진행형 흉선암 3기를 진단받았다. 수술로 절제가 어려운 상태여서 항암치료를 받았지만 반응이 없었다. 계속해서 암이 진행되어 자연치유를 시작하고자 본원에 입원하였다. 입원 당시 주먹 두 개를 합한 크기의 암 덩어리가 가슴에 튀어나온 상태로 심한 가슴의 통증으로 잠을 이루기 어려울 정도였고 루게릭 증상과 비슷한 근무력증 증상이 심하여 혼자서는 앉기도 힘들었다. 가족들은 회의를 해 영정 사진을 준비할 정도였다. 상담 중 흉선암의 원인이 아마도 너무도 가부장적인 남편과의 부부생활로 생긴 것 같다고 판단했다.

환우분은 시집와서 한 번도 큰소리를 못 내고 살아 남편한테 한 번이라도 소리쳐 보고 싶은 것이 소원이란다. 그래서 아들에게 치료도 중요하지만 아버님의 따뜻한 말과 눈물이 필요하다는 말을 전했다. 그 뒤 환우분은 남편의 따뜻한 말을 듣고 너무 고마워 한참을 울고 나니 가슴에 뭉쳐 있던 무언가가 풀리는 것을 느꼈단다. 혼자서는 앉기도 힘들었던 몸 상태가 서서히 좋아지더니 산행을 할 정도가 되었고 본원의 치료와 자연과 함께하면서 통증도 줄어 들었다. 잠을 잘 주무시면서 기운이 돌아오고 막내아들이 장가가는 모습만 죽고 싶다던 소원까지 이루셨다. 정해진 시한부 기간을 훌쩍 지나 운명하셨다. 완치는 안 됐지만 말 한마디가 강력한 항암제 역할을 하는 경우도 있다는 것을 깨닫게 해주었다.

30대 중반의 여성 환우. 크리스마스를 하루 앞두고 어린 딸, 목사님과 함께 모자를 눌러쓰고 입원 상담을 하러 왔다. 간호사인 그녀는 유방암 진단을 받고 유방절제술과 항암치료를 받던 중 간으로 암이 전이되어 항암치료를 포기하고 자연치유와 면역치료를 하고 싶다며 찾아왔다. 어린 딸만 셋을 둔 어머니의 입장에서, 본인도 의료계 종사자인 간호사였다는 것을 감안하면 참으로 어려운 결정을 하였지만 놀라운 자연치유의 힘을 보여준 분이다. 그동안의 항암치료로 머리카락도 없고 힘든 상태의 몸이었지만 믿음이 강한 분이었다. 남들은 기도를 하면 "제 암만 낫는다면 뭐라도 하겠으니 암만 낫게 해주십시오."라는 식의 기도가 대부분이지만 그녀는 "오늘도 행복하게 해주셔서 항상 감사합니다."라는 기도가 먼저였고 항암치료를 하고 온 환자들의 식사를 도와주며 봉사의 마음으로 병원생활을 하였다. 항상 긍정적인 마음과 웃는 얼굴로 늘 다른 환자들에게 모범이 되었고, 편백 숲에서 산행할 때도 가장 열심히 웃고, 가장 열심히 걸으면서 주위 분들에게 기쁨을 주었다. 검사결과 간 전이암의 소실을 진단받고 기쁜 마음으로 퇴원하여 여수에서 딸 셋과 잘 지내고 있다며 가끔 연락이 온다.

40대 초반 여성 환우. 처음 유방암 진단을 받은 후 뼈로 다발성 전이가 되었다가 결국은 폐까지 전이되었다. 대학병원에서 여러 가지 항암제를 교체해가면서 치료했으며 본원에 입원하여 치료 중인 환우분이다. 처음 입원 당시에는 본인의 암보다는 "내가 잘못되면 애들은 어쩌나?"라는 근심과 걱정으로 생활하였지만, 명문사관학교 강의에 깨달은 바가 있어 이제는 오래 사는 것도 중요하지만 인생을 아름답게 가꾸어 나가는 방법, 그리고 오늘 하루가 즐거워야 내일도 즐겁다는 것을 알았다며 어린 자녀들을 바라보면서 삶의 의지를 다지고 있는 마음이 곱고 의지가 굳은 환우다. 통계적으로는 어려운 상황임에도 식사도 잘하고 통합의학 암치료도 꾸준히 받고 있다. 자연치유의 힘이 암을 이겨내고 안정기 상태에 접어든 상황으로 판단된다. 아직도 검사해 보면 암이 남아 있지만, 암 안정기 상태에서 지금처럼 꾸준히 치료받는다면 완치될 것이라 기대해본다.

30대 중반 남성 환우. 스트레스와 유해물질에 노출되어 암이 발병한 것으로 판단된다. 비인두암 진단을 받았고, 뼈와 폐로 전이된 것이 발견되었다. 본원에 입원하였고 대학병원에서 지금까지 25차례가 넘는 항암치료를 받고 있는 환우분이다. 입원하여 거의 2년 동안 본원의 통합의학 암치료를 받고 있다. 젊은이답지 않은 침착함과 항상 긍정적인 마음으로 의료진과 주변 암 환우들을 대한다. 또한, 항암치료 후 아무리 몸이 힘들어도 식사를 거르지 않고 치료 결과에 일희일비하지 않으며 차분히 결과를 수용하면서 꾸준히 변함없는 모습으로 치료에 임한 환자분이다. 편백 숲 산행, 비파뜸치료, 고주파온열치료, 항암단, 면역단, 산삼약침 등의 치료 스케줄을 희망과 긍정의 힘으로 꾸준히 소화하고 있어 나을 것이라 믿는다.

50대 중반 여성 환우. 대장암 4기를 진단받았고 이후 간으로 암이 전이 되었다.

대장암 수술을 받고 본원에 입원하였다. 간으로 전이된 암은 혈관 쪽에 있어 수술이 불가하였으므로 대학병원에서 항암치료하면서 본원의 통합의학 암치료를 받았다. 8개월 후 대학병원에 항암치료를 받으러 갔다가 간의 다발성 전이가 소실된 것을 확인하고 치료받지 않고 귀원했다. 이후 주기적인 추적검사 결과 대장과 간의 암이 재발하거나 전이되지 않고 안정 상태이다. 입원 초기에 걱정이 너무 많고 조급한 마음이었으나 갈수록 긍정의 마음을 갖고 지나가다 길가에 있는 잡초도 이제는 아름답게 보인다며 제2의 인생을 즐기고 생활하고 있다. 암치료는 결국 장기간에 걸친 나 자신과의 싸움이라는 사실을 받아들이고 지금은 차분히 경과를 지켜보면서 지내고 있다.

채식만 하는 사람도 고지혈증이 있다

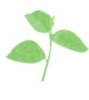 간혹 건강을 위해 육식을 삼가고 채식만 하는데 건강검진 상 고지혈증 진단을 받는 이해하기 힘든 결과를 받아보는 경우가 있다. 왜 이런 현상이 생기는 것일까?

흔히 스트레스를 받으면 비만이 된다고 하는데, 고지혈증도 비만뿐 아니라 스트레스와 밀접한 관계가 있다. 우리 몸에는 코르티솔이라는 호르몬이 있는데 이는 스트레스를 받으면 증가하기 때문에 스트레스 호르몬이라 부르기도 한다. 코르티솔은 부신피질호르몬으로 일종의 콜레스테롤 성분이다.

스트레스를 받으면 코르티솔 분비가 증가하여 결국, 콜레스테롤이 증가하고 체지방이 늘어나게 된다. 비만과 성인병의 원인에 꼭 스트레스가 빠지지 않는 이유다.

비만으로 고민하는 사람 중에 "나는 많이 먹지도 않고 운동도 충분히 하고 살찔만한 음식도 먹지 않는데 뚱뚱한 이유가 무엇입니까?"라고 질문하는 이들이 있다. 이러한 경우 그 원인이 스트레스가 아닌지 한 번쯤 생각해보아야 한다. 스트레스를 많이 받는 경우 식탐이 생겨 먹는 것으로 스트레스를 푸는 경우가 있다. 코르티솔이 증가하면 탄수화물이나 카페인에 대한 집착이 생기기 때문인데 바로 이는 부신스트레스증후군일 때 발생하는 현상이다.

탄수화물을 먹지 않고선 견딜 수 없거나 모닝커피 없이는 하루를 시작할 수 없다면 부신스트레스증후군을 의심해보아야 한다.

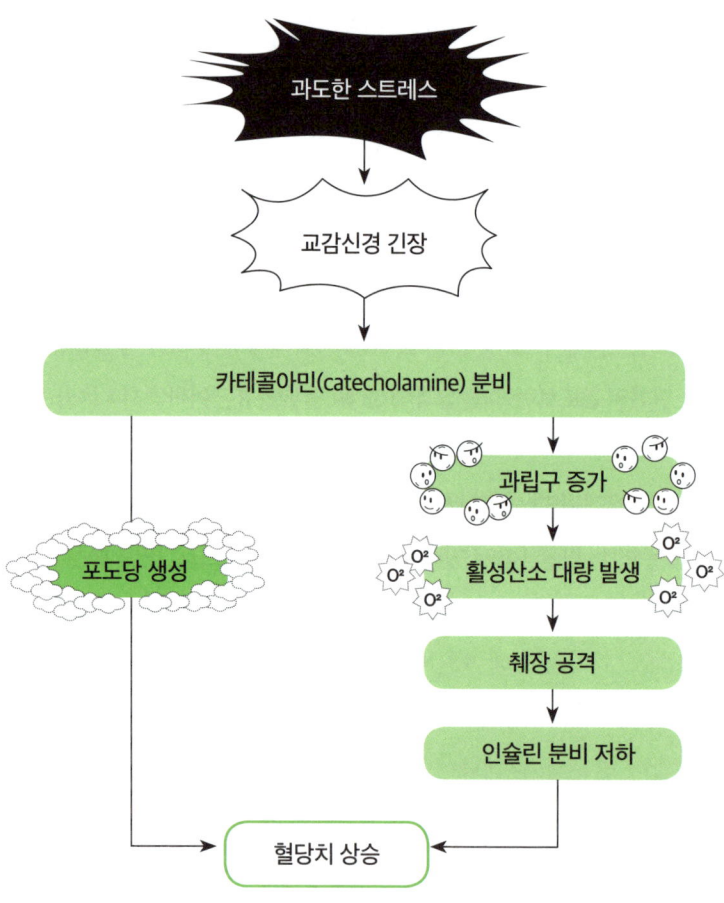

설탕은 암의 주식이다

우리가 가장 많이 먹는 음식중 그 부작용이나 위험을 간과하기 쉬운 음식이 있다. 그중 대표적인 것이 바로 설탕이다. 설탕의 소비율과 암 발생률의 증가 곡선이 겹쳐질 정도로 설탕과 암은 연관성이 깊다. 설탕을 많이 먹는 사람은 당뇨병이나 암에 걸릴 확률이 그만큼 높다.

우리 조상들이 먹던 유일한 당은 꿀이었고, 정제된 설탕이나 흰 밀가루는 섭취하지 않았다. 하지만 현대인은 정제당과 흰 밀가루, 동물성기름 등을 통해 에너지의 절반 이상을 섭취한다. 고립된 지역의 인디언인 아체족과 파푸아뉴기니의 키타반제도에서 고립돼 살고 있는 두 집단은 설탕을 섭취하지 않기 때문에 청소년들에게서 여드름이 발생하지 않는다. 실제로 커피에 넣는 설탕 한 조각과 과자, 흰 빵 등이 암을 유발하는 염증과 관련이 있다.

인체는 스트레스나 공포, 추위에 노출되면 교감신경이 흥분하고 아드레날린이 분비되고 모든 것이 외부 경계태세에 들어가는 전투모드로 돌입한다. 이때 인슐린이라는 호르몬이 분비되어 혈중에 당이 많이 분비되게 조절한다. 하지만 인체에 너무 많은 당이 공급되면 편안하고 안정된 상태를 불안정한 상태로 만들고 만다.

실제로 설탕에 편중된 식사는 공격적 성향과 무관심, 전신피로, 신경쇠약, 정신분열, 우울증, 불면증, 편두통, 기억력 상실, 무기력감 등의 증세를 동반한다. 스

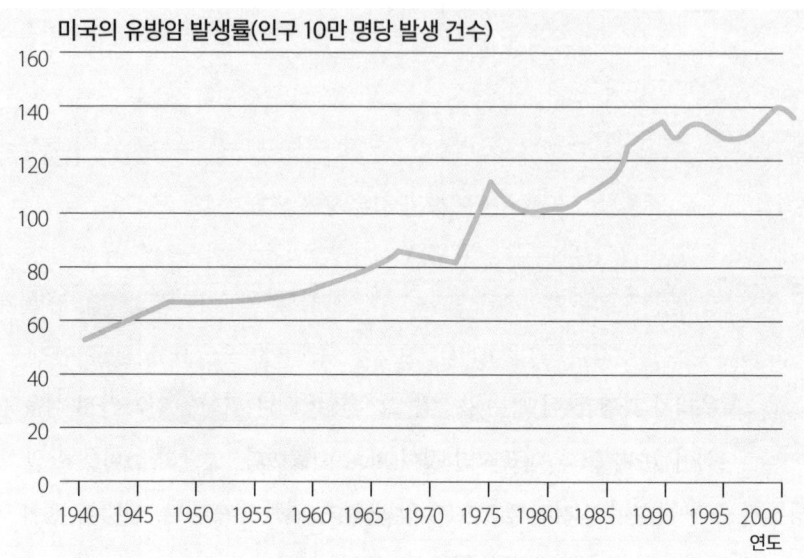

1940~2000년 미국의 유방암 발생률 증가 곡선

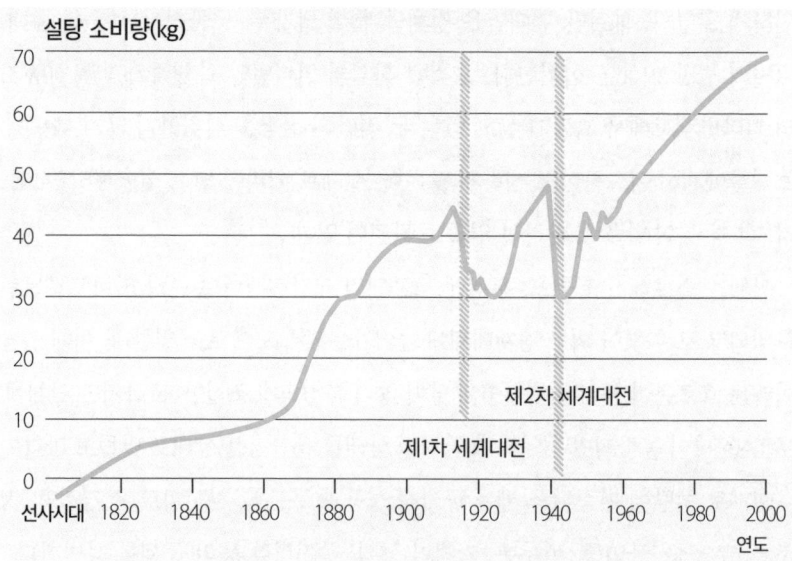

설탕 소비량 변화 추이

선사시대(인간의 생리가 형성된 시기)에 1인당 연간 2kg, 1830년에 5kg, 2004년에 70kg 소비트레스와 같은 정신적인 문제가 암의 80%의 원인이 된다는 사실과, 설탕 섭취가 정신적인 질환을 야기한다는 사실의 상관성은 시사하는 바가 크다.

설탕은 피부 노화도 촉진시킨다. 할리우드 스타들의 피부과 전문의인 블란트 박사에 의하면 "설탕은 피부조직을 이루는 주요 단백질인 콜라겐과 엘라스틴의 퇴화를 촉진한다. 다시 말하면 설탕은 당신을 아주 적극적으로 늙게 만든다. 설탕 섭취를 줄이는 것만으로도 피부 나이를 10년 전으로 돌릴 수 있다. 내가 운동과 무설탕 요법만으로 군살 하나 없는 탄탄한 몸을 유지한다고 하면 아무도 믿지 않는데, 이건 진짜다. 설탕을 먹지 않는 효과가 미용시술보다 훨씬 싸고 오래 간다. 콜라겐이 피부판이라면 엘라스틴은 그것을 똘똘 감고 있는 고리와 같은데, 설탕 분자는 이 조직을 공격해서 탄력을 떨어뜨려 파괴시킨다"고 한다.

그렇다면 암과 당과의 관계는 어떨까?

혈당이 암에 미치는 영향에 대한 실험으로, 유방암세포를 이식한 쥐에게 서로 다른 음식을 주었다. 한쪽 무리는 고혈당 유발 음식을 주고 다른 무리는 혈당지수가 낮은 음식을 준 뒤 결과를 관찰하는 실험이었다. 혈당이 높은 음식을 먹은 무리는 두 달 반이 지나 2/3가 죽었고 혈당 증가를 막는 음식을 먹은 쥐는 20마리 중 단 한 마리만 죽었다.

설탕 소비의 증가 그래프와 암 증가율 그래프가 유사함을 앞에서 살펴본 것처럼, 설탕을 많이 먹는 사람과 당뇨병 환자들은 암에 걸릴 확률이 높다. 혈당 수치가 높은 여성은 유방암 발병률이 정상인에 비해 7배가 높고, 전립선암에 걸릴 확률은 9배가 높다.

독일의 생화학자 오토 하인리히 바르부르크(Otto Heinrich Warburg)는 암세포의 신진대사가 포도당 소비와 큰 연관이 있다는 것을 증명하여 1931년 노벨의학상을 수상했다. 요즘은 암 진단에 MRI보다 PET(양전자 단층촬영)가 더 활용되고 있는데, 조금은 비약적인 논리로 보일수도 있지만 PET의 원리를 보면 암의 발생

	혈당지수가 높은 음식 (섭취를 줄이거나 피해야 함)	혈당지수가 낮은 음식 (섭취 권장)
당	당: 백설탕, 갈색설탕, 꿀, 메이플 시럽, 옥수수시럽, 덱스트로스	천연당: 아가베, 스테비아, 자일리톨, 등나무 시럽, 다크초콜릿(카카오 70퍼센트 이상)
곡류	흰 밀가루: 흰 빵, 파스타(많이 익히지 말 것) 흰 쌀, 머핀, 베이글, 버터가 들어간 빵, 쌀로 만든 파이	도정되지 않은 잡곡: 잡곡 빵, 재래식으로 발효시킨 빵, 현미, 바스마티 쌀, 푹 삶지 않은 파스타나 국수 (오분도미나 잡곡으로 만든 국수 권장), 퀴노아, 귀리, 조, 메밀
시리얼	대부분의 시리얼 중 도정되고 단 것	오트밀, 뮤즐리, 올브란, 스페셜K 등 도정하지 않고 달지 않은 시리얼
채소	감자 (특히 으깬 감자. 단, 니콜라 품종은 제외)	고구마, 마, 렌즈콩, 대두, 강낭콩
과일	잼, 설탕에 졸인 과일, 과일 통조림	자연상태의 과일 특히 혈당을 조절하는 데 도움이 되는 블루베리, 체리, 라즈베리
음료	공장에서 대량 생산되는 과일주스, 청량음료 등 단 음료	레몬이 첨가된 물이나 타임, 샐비어, 유기농 오렌지나 귤껍질로 향을 낸 물, 항암효과가 있는 녹차
술	식사 이외의 시간에 마시는 술	식사 시 와인 하루에 1잔
기타		음식에 첨가된 마늘, 양파, 샬롯은 인슐린 수치를 낮추는 효과가 있다.

과 치료에 대한 힌트를 찾을 수 있다. PET의 원리는 방사선 동위원소에 포도당의 일종인 의약품 F-18 FDG를 인체에 주입하면 몸 안에서 포도당 대사가 항진된 부위에 포도당이 많이 모이게 되는데 포도당 내에 실린 양전자가 보내는 신호를 3차원 영상으로 구현하여 인체의 생리·화학적·기능적 부분을 나타내는 원리다. 특히 암세포는 다른 조직보다 많은 포도당을 먹이로 하기 때문에 동위원소가 암세포나 암조직에 민감하여 많이 모이게 되므로 암 진단에 유용하게 활용되고 있다.

PET의 원리도 포도당을 표적으로 영상화한 것이다. 다른 곳보다 포도당의 소비가 과도하게 나타내는 부분이 있다면 그 부분이 암일 가능성이 높다. 당뇨병 연구가들에 의하면 인슐린 증가와 IGF(Insulin-like Growth Factor, 인슐린유사성장인자)는 염증과 암세포의 증식을 직간접으로 자극한다고 한다.

스웨덴의 캐롤린스카 연구소의 발표에 의하면 약 8만 명의 성인남녀를 상대로 평소 섭취하는 음식과 췌장암 발병률의 연관성을 분석한 결과, 평소 탄산음료나 설탕이 많이 들어있는 음식을 자주 먹는 그룹이 그렇지 않은 그룹에 비해 암 발병률이 두 배 가까이 높은 것으로 조사됐다. 췌장암은 췌장이 분비하는 인슐린 수치가 높아져 발생하는 암으로, 인슐린은 평소 식사하는 설탕의 양과 비례한다. 그래서 암 연구자들은 혈액 내 인슐린과 IGF의 수치를 낮추는 새로운 암치료법을 개발해야 한다고 주장한다.

물론 신약개발이나 새로운 암치료법도 중요하다. 하지만 신약이 개발되지 않더라도 누구나 조금만 신경 쓴다면 간단한 식이요법으로 이를 극복할 수 있다. 근본적으로는 평소의 식습관이 가장 중요한 문제이기 때문이다.

설탕이 부르는 재앙들!

히틀러
히틀러는 달디 단 캔디나 초콜릿을 늘 옆에 두고 먹는 습관이 있었으며, 술도 설탕을 넣지 않은 것은 절대 먹지 않았다. 제2차 세계대전으로 유럽을 휩쓴 히틀러는 개전 말기에 이르러 설탕 중독으로 차차 판단력이 흐려지고 엉뚱한 명령을 내리는 등 이상해졌다. 결국, 유대인을 600만이나 학살하고 완전히 정신이상 징후를 보이다 연합군의 노르망디 상륙작전 성공으로 포위망이 좁혀오자 자살하였다. 그는 죽을 때도 애인과 함께 지하 벙커에서 초콜릿에 독약을 발라 먹고 권총으로 자살하였다.

오스왈드
케네디 대통령을 암살한 오스왈드는 어려서부터 어머니에게 용돈을 받으면 단 캔디를 많이 사 먹었는데, 그것이 산혈증을 일으켜 그런 끔찍한 일을 저질렀다.

뉴욕 청소년 교도소의 재소자들
뉴욕 청소년 교도소 재소자들 중 3000명을 대상으로 식생활을 조사한 결과, 평균 2주 동안 자기 집에서 어머니가 해주는 음식을 세 끼만 먹고 나머지 39끼는 밖에서 캔디나 다량의 설탕이 함유된 가공식품에 의존하고 있었음이 판명되었다.

아메리칸 정신병 학회지
설탕은 비타민 B의 도둑이다. 설탕이나 아이스크림을 먹을 때, 소화기관은 이를 소화시키기 위해 간, 콩팥, 신장에서 비타민을, 특히 비타민 B를 훔쳐와야 한다. 그렇게 되면 자상하고 남을 돕기 좋아하던 사람도 이기적이고 소심한 사람이 된다.

비 야스퍼스 간호원
이 간호사는 신생아실에서 자기의 일을 성가시게 한다고 3명의 아이를 죽이고, 네 명째는 다리를 부러뜨리고, 다섯째 아이는 머리를 다치게 했다. 조사 결과 그녀는 설탕 중독자였다.

유전자 변형을 일으키는 방사선

과학의 발달로 석유화학 제품이 엄청나게 쏟아져 나오고 있으며, 우리의 식탁은 유전자를 재조합한 GMO 농산물과 축산물이 장악한 지 오래다. 현재 우리나라에서도 안전성 심사를 거쳐 유전자변형 콩, 옥수수, 면화, 카놀라, 알팔파, 사탕무, 감자 등이 유통되고 있다. 과학자들은 방사선을 곡물의 씨앗에 쬐어 식품의 유전자를 인간에게 도움이 되는 방향으로 조작·변형시킨 GMO 식품을 만들고 안정성 심사를 거쳤다 한다. 하지만 아직 GMO 식품은 개발 초기 단계이며 몇십 년이 지나도 안전한 것인지 확실히 입증되지 않았다. 실제로, 브라질너트로 만든 제품이 알레르기를 일으킨다는 사실이 밝혀져 개발이 중단된 사례도 있다.

암이란 스트레스나 방사선을 비롯한 각종 발암물질에 의해 정상세포가 유전자 변형을 일으켜 정상세포와 달리 무한 복제되는 질환이다. 체르노빌 원전 사고로 인한 방사선 피폭이 원전 주위의 주민들에게 기형아 출산과 각종 암을 유발시킨 것처럼, 얼마 전 일어난 후쿠시마 원전 사고도 인체의 정상세포에 유전자변형을 일으켜 각종 난치성 유전질환이나 암, 기형아 출산을 유발할 것으로 예측하고 있다.

직접적으로 방사선을 쬐어야만 암에 걸리는 것은 아니다. 일본 후쿠시마 인근에서 생산된 어류와 채소를 먹지 말라는 것은 방사선에 노출된 식품을 섭취 시 간접적으로 문제가 되기 때문일 것이다. 그렇다면 방사선을 쬐어 만든 GMO 식품을 먹는 것은 과연 괜찮은 걸까?

방사선은 발암물질이다. 방사선뿐만 아니라 무수히 많고 다양한 발암물질에는 공통적인 특징이 있다. 대부분 자연상태의 물질이 아니라 인위적으로 만들어진 화합물이라는 것이다. 물론 천연물질 가운데서도 발암물질이 존재한다. 모든 암이 유전자가 변형되어 발생하는 것은 아니지만, 동물 실험에서 발암물질로 알려진 물질을 투여했을 때 동물들의 세포 대부분이 돌연변이를 일으킨다.

우리가 먹는 식품은 90% 이상이 자연적인 성분이지만 그 밖에 맛을 내는 데 쓰이는 조미료나 식품첨가물은 합성화합물이다. 식품첨가물을 사용하지 말자는 운동이 일어나는 것도, 아무리 미량일지라도 그것이 인체에 좋지 않은 영향을 주기 때문이다. 또한 식품에 포함된 거의 측정이 되지 않을 정도의 농약잔류물은 인체에 축적돼 영향을 준다. 우리는 흔히 기준치 이하라는 이유로 그 수치에 둔감해지고 만다. 하지만 가랑비에 옷이 젖듯이 조그만 일이라고 너무 쉽게 넘어가는 것이 항상 문제가 된다.

다음은 일본 후쿠시마 원전의 방사능 오염물질이 비와 함께 한참 이슈가 될 때인 매일경제신문의 기사이다.

올해 38세인 박은선 씨는 건강검진에서 갑상선 우엽에 0.5cm 크기 유두암이 발견돼 최근 내시경 절제술을 받았다. 갑상선 유두암이 주변 림프절로 전이되지 않아 수술 후 부작용 없이 퇴원해 현재 외래 진료를 받고 있다.

박 씨는 자신에게 왜 암이 발생했는지 곰곰 생각해봐도 이유가 떠오르지 않았다. 그녀는 적정 체중을 유지하고 있고 가족력도 없다. 의심이 가는 대목은 어려서 앓았던 급성임파성 백혈병을 치료할 때 조사(照射)했던 "방사선"이 마음에 걸렸다. 갑상선암은 요오드 부족과 함께 어린 시절 다량의 방사선에 노출됐을 때 발암 위험이 높아진다. 물론 박 씨가 암에 걸린 원인이 방사선이었는지는 확인할 길이 없다. 또 방사선이 두려워 무조건 진료를 회피하는 것은 매우 위험한 발상이다. 다만 진료 과정에서 이뤄지는 방사능 노출에 대해 정확한 정보를 알아둘 필요는 있다고 전문가들은 충고한다.

일본 후쿠시마 원전 사고로 방사선의 "해악"이 널리 알려지면서 최근 몇 년 사이 갑상선암을 비롯한 암 환자가 많이 늘어난 이유가 CT 촬영 오남용이 한몫하고 있는 것이 아닌가 하는 의문이 제기되고 있다.…… 중략 ……실제로 미국에서 갑상선암 환자가 급증했던 시기가 어린이 건강검진 때 CT를 도입했던 시기와 맞물린다는 연구 결과가 발표된 바 있다. 금기창 강남세브란스병원 방사선종양학과 교수는 "최근 들어 갑상선암 환자가 많이 발생한 것에 대해 검진 장비의 발달과 함께 검진을 자주 하면서 암 발견율이 높아졌다고 보는 게 옳다."라고 말했다. 그러나 금 교수는 CT 촬영에 따른 방사선 노출과 암 발병 간에 상관관계가 전혀 없다고 말할 수 없다며 건강검진을 실시할 때 각 병원들이 질병을 찾는다고 경쟁적으로 CT 촬영을 오남용하는 것은 잘못이라고 설명했다.…… 중략 ……미국 영상의학학회는 복부와 골반에 대한 1회 CT 촬영은 자연에서 발생하는 방사선에 5년 동안 노출된 것과 맞먹는다고 밝히고 있다. 방사성 물질이 인체에 노출되면 백내장, 골수세포 감소, 피부홍반, 탈모 등의 증상이 나타나며 만성적으로는 각종 암이나 백혈병을 초래할 수 있다.

평소 간과하는 것 중에 병원에서 무심코 검사하는 CT나 X-ray 검사도 발암의 원인이 됨을 상기하고 전문의와 상의 없이 남용하는 것을 자제해야 한다.

몇 년 전까지만 해도 유병률이나 암 발병률을 보면 단연 1위는 위암으로 '한국인의 암'이라는 별명까지 붙었지만 보건복지부 '암 발생 통계'를 보면 발병률 1위로 올라선 암이 갑상선암이다. 갑상선은 우리 몸의 신진대사를 관장하는 호르몬을 만들며 체온을 조절하는 중요한 기관으로 암이 잘 전이되지 않고 치료가 비교적 잘된다. 또한 진행이 느리기 때문에 '거북이 암'이라 불리기도 한다. 유방암과 더불어 여성암의 70%를 차지하며 발병률이 일본의 20배에 달한다. 그렇다면 유독 갑상선암이 증가하는 이유는 무엇일까? 요즘 여성의 사회 진출이 늘어나면서 직장 스트레스와 더불어 육아와 가사를 겸해야 하는 스트레스, 결혼 연령이 늦어지면서 초산 연령이 늦어지고 모유를 먹이지 않는 데에 원인이 있다는 연구 결과가 있다.

갑상선암 환자가 급증하면서 갑상선을 둘러싼 오해와 억측이 쏟아지고 있다. 대표적인 것이 우리나라 사람들이 많이 먹는 미역, 다시마 등 해조류 속에 든 요오드가 갑상선암의 원인이 아닐까 하는 우려다. 갑상선암 실태 조사에서 일부 해안 지역에서 발생률이 높게 나오자 해조류를 많이 먹기 때문이라고 해석하는 경우가 있기 때문이다. 하지만 결론부터 말하면 해조류의 요오드와 갑상선암은 상관이 없다.

1년 전 갑상선암으로 입원한 43세 김 씨는 수술을 하고 2번의 요오드 동위원소 치료를 받고 병원에서 요오드가 든 음식은 먹지 말라 해서 그 뒤로 요오드가 들어 있는 다시마나 김 등의 해조류를 전혀 먹지 않고 있었다. 하지만 요오드가 든 음식 먹지 말라는 건 수술 후 동위원소치료 시 식이요법을 얼마간 하는데, 이때 체내에 있는 요오드를 최대한 배출한 뒤 요오드 치료제를 투여해야 갑상선의 암세포에 달라붙어 효과적으로 세포를 파괴하기 때문이다. 그 기간에만 먹지 말라는 것이지 그 이후로는 특별한 음식 제한이 특별히 없으며 오히려 요오드 섭취가 부족하면 갑상선 기능저하증이나 갑상선암을 일으키는 원인이 된다. 그렇다면 반대로 요오드 섭취량이 많으면 건강에 문제가 될까? 서울아산병원 내분비내과 송영기 교수는 "요오드를 과잉 섭취하면 갑상선 질환을 일으킨다는 내용의 신뢰

할 만한 연구 결과를 본 적이 없다."고 밝혔다. 산모들이 산후조리를 위해 미역국만을 먹어도 아무런 문제가 없으며 오히려 산후 회복하는 데 도움이 된다.

  유방암 수술을 한 지 3개월 되는 왕 씨는 입원 후 콩 종류의 음식을 전혀 먹지 않아 이유를 물어보니 유방암의 위험인자는 에스트로겐이며 콩 속엔 에스트로겐이 들어 있으니 섭취를 조심하라는 의사 선생님의 말을 들었다는 것이다. 얼핏 맞는 말 같지만 콩을 많이 먹는 여성들의 여성암 발병률이 일반 여성보다 40% 낮으며 난소암은 50% 낮다는 보고가 있다. 한국의 된장과 청국장, 일본의 미소와 낫토, 중국의 두시와 루프, 인도의 스자체, 태국의 토아나오, 부탄의 리비와 잇빠, 네팔의 키네마로 등 이름만 다를 뿐 콩으로 만든 전통 발효음식을 즐겨 먹는 사람은 암 발병률이 낮으며, 실제로 청국장만 먹고 말기암을 극복했다는 경우도 있다. 콩 속의 에스트로겐이 암을 유발할 거라는 연구도 있었지만 콩 속의 에스트로겐은 식물성 에스트로겐인 이소플라본이다. 이 물질은 체내의 에스트로겐의 수용체와 먼저 결합해 세포 속으로 암 위험인자가 들어가지 못하게 하는 작용을 하여 암의 발생과 성장을 억제한다.

  식품으로써의 콩 섭취는 좋지만 콩 속의 이소플라본을 농축한 약제를 먹는 것은 피하라고 권고한다. 이소플라본의 하루 권장량은 25mg인데 콩으로 환산하면 콩 90g 정도의 양에 해당한다. 입원한 환우분들을 보면 잘못된 정보에 귀가 얇아져, 몸에 좋다는 각종 식품으로 냉장고 안을 가득 채우고 있다. 무분별한 건강식품의 섭취는 간에 무리를 준다. 간에 무리를 주지 않는다 하더라도, 어떤 것이든 한 가지 식단만을 고집하지 않는 균형 잡힌 식단이 우리 몸의 자연치유력을 깨우는 지름길임을 잊지 말자.

  지난주 일요일에 모처럼 애들과 함께 봄나들이를 다녀왔다. 올겨울은 봄이 오지 않을 것처럼 유난히 춥고 눈도 많이 내렸다. 하지만 그 추운 날씨에도 살얼음

땅속에서는 생명의 씨앗을 품고 새싹을 잉태하며 벚나무의 앙상한 가지는 선분홍빛 웃음으로 봄 인사를 준비하고 있었던 모양이다. 봄은 기다림과 삶의 고통으로 지친 이들에게 포근한 친구가 되고, 사람에 시달리고 시간에 쫓긴 힘겨운 인생의 겨울 여정을 거친 이들에겐 따뜻한 희망을 주기에 훌륭한 전령사다. 예전엔 나지막한 담장 너머 겨우내 처마 밑에 걸린 옥수수며 고추 등 봄에 씨앗으로 사용할 곡물을 볼 수 있었지만 지금은 그런 종자들을 종묘상에서 구입해 파종하기 때문에 처마 밑 옥수수는 시골 두메산골에서나 볼 수 있는 보기 드문 광경이 되었다.

그렇다면 왜 조상들은 종자를 안전한 곳간에 보관하지 않고 처마 밑에 보관하였을까? 그 답은 조상들의 속담에 있다. "그해 겨울이 춥고 눈이 많이 내리면 풍년이 든다."라는 속담은 경험에서 나온 말이겠지만 좀 더 과학적으로 보면 모든 동식물은 고난을 겪을 때 종족 번식의 본능이 더 강해진다고 한다. 추위가 강해질수록 종자는 종족을 보존하기 위해 더욱 강해진다. 이렇게 탄생한 종자는 풍년을 가져다준다. 그러므로 비교적 안전하고 따뜻한 곳간보다는 추운 처마 밑에 종자를 매달아 놓은 것은 조상들의 지혜라 할 수 있다. 전쟁 중에 성욕이 강해지는 것이나 도심처럼 공해가 많은 곳의 소나무에 열매가 많이 열린다는 사실은 이를 증명하는 예이다.

담양은 필자의 고장으로 대나무와 딸기가 유명한 고장이다. 도시 사람들은 딸기를 겨울에도 먹을 수 있다는 사실은 알아도 어떻게 겨울에 딸기를 생산할 수 있는지 물어보면 답을 못한다. 보통은 하우스로 온도를 높여 농사를 지으면 자연스레 딸기가 열릴 것이라 생각하지만 그리 간단한 문제는 아니다. 딸기 모종이 겨울에 꽃을 피우고 열매를 맺게 하려면 먼저 가을에 딸기 모종을 저온창고에서 10여 일 보관한 후 심는다. 이런 과정을 거치는 것은 딸기 모종이 겨울을 보낸 것처럼 착각하게 하기 위해서다. 여기서 끝이 아니다. 꽃을 피운다 해도 저절로 열매가 열리지 않는다. 그 이유는 꽃의 수정이 필요하기 때문이다. 자연상태처럼 벌을 딸기 하우스에 넣어주어야 벌들이 수분하여 수정되는 것이다. 식탁에 오르는 딸기가 농민들의 땀과 노력의 결정체라는 것에 감사드린다.

2012년 태풍 볼라벤의 위력은 대단했다. 그런데 그해 9월 어느 날, 때아닌 벚꽃과 개나리가 피었다. 그 원인을 알아보니, 태풍의 위세에 나뭇잎이 늦가을도 아닌데 다 떨어진 데다가 차가운 날씨가 며칠 계속되다 다시 따뜻해져 꽃나무들이 겨울이 지나고 봄이 온다고 착각한 것이다. 그리고 태풍이 쓸고 간 지역의 2013년 봄 매실나무의 꽃이 예년의 30%만 피었다고 한다. 가을에 봄꽃을 볼 수 있어 색다른 경험이었지만 매화나무와 같이 과실을 맺어야 하는 나무들에겐 혹독한 상황이었다.

얼마 전 친환경 농촌 만들기와 통합의학적인 치료에 관심이 많으신 박준영 지사님의 담양군 방문이 있었다. 입원한 암 환우들과의 대화에서 암치유에 있어 먹는 음식, 물, 공기가 가장 중요하다며 여환우분들에게 "친환경 유기농 쌀 20kg이 일반 쌀에 비해 비싸지만 계산해보면 한 끼니당 불과 50원 정도 차인데 어떤 쌀을 구입하겠습니까?"라는 구체적인 질문을 하였고 환우분들은 "당연히 친환경 유기농 쌀을 구입하겠습니다."라는 답변을 하였다. "요즘 환경호르몬과 먹거리의 문제로 남성불임이 많아졌는데 통계에 의하면 입대한 군인들의 정액의 1cc당 정자의 수가 5천만 마리 이하로 문제가 되고 있다. 그런데 유기농 농사를 짓고 그 음식을 먹는 농부 아들의 정액을 검사한 결과 평균보다 훨씬 많은 1cc당 1억 2천만 마리였다. 의사들은 불임이라고 진단은 내려도 직접적인 치료를 못한다. 치료법은 우리가 먹는 음식 바로 친환경 농작물과 토종 농작물에 답이 있다."라는 말씀도 하셨다.

한의학의 고서인 『천금방(千金方)』에서는 "병이 있으면 먼저 음식으로 치료하고 그래도 낫지 않으면 약을 써라."라고 하였으니 GMO 수입 농작물이 아닌 우리 토종의 종자로 키운 친환경 유기농작물이 각종 성인병과 암과 같은 난치병 치료의 대안이 될 것이다. 자연을 거스르면 가을에도 벚꽃과 개나리가 꽃을 피우는 것처럼 우리 몸도 자연스러움을 지키지 못하여 병이 오는 것이다. 자연스러움을 지키지 못하면 스스로 작동했던 모든 생체기능에 문제가 발생하는 것이다. 우리 몸에는 스스로 치유할 수 있는 시스템이 있다. 바로 자연치유능력! 면역력이다.

건강한 사람의 몸에도 암세포가 있다. 하루에도 수천수만 개의 암세포가 생기며 많게는 1억 개까지 만들어진다. 물론 CT나 MRI, PET검사 결과론 알 수 없고 현미경 단위에서 발견되는 것이다. 조기 검진이 중요하다면 암세포가 있는 모든 사람이 항암치료를 해야 하지만 그렇지 않다. 이미 우리 몸속의 면역계 내의 면역세포인 NK세포가 제거해주고 청소해주고 있으니 따로 항암치료를 안 해도 되는 것이다. 몸이 피곤하면 면역력이 떨어져 혓바늘이 돋는 등 염증이 잘 생긴다. 하지만 그때마다 항생제를 복용하지 않아도 휴식을 취하거나 면역력을 회복시키면 저절로 염증이 사라진다. 이것이 바로 면역력이며 자연치유력이다.

암의 발생 원인에 대해서는 아직도 명확한 답이 없다. 명확한 한 가지가 원인이라기보다 외부 환경, 발암물질 혹은 유전적 요인 등의 여러 요소에 의한 복합적인 것이라고 한다. 일란성쌍둥이는 생김새처럼 유전자도 거의 일치한다. 유전적 요인이 원인이라면 둘 중 한 사람이 암에 걸렸을 때 다른 쌍둥이도 암에 걸려야 하지만 반드시 그렇지만은 않다. 또 담배나 탄 고기 등의 발암물질이 원인이라면 같은 양의 발암물질에 모든 사람이 같은 반응을 보여야 한다. 하지만 실제론 하루에 담배를 2갑 이상씩 피우는 사람이 건강하게 잘 사는 경우와 담배를 피우지 않고 지리산 산속에서 사는 사람이 폐암이 걸리는 경우가 있는 것은 바로 면역력의 차이 때문이다. 사람에 따라 인체의 오장육부에도 면역력의 차이가 있다. 가장 약한 장기는 NK세포 기능도 약할 것이고 암세포 입장에서는 NK세포에 잘 잡혀 먹히지 않는 가장 약한 장기가 가장 안전한 곳이 될 것이다.

만성B형간염 환자의 간기능이나 면역력은 약하기 때문에 간암이 생길 확률이 높다. 그렇다면 암치료에 가장 좋은 방법은 면역력, 자연치유력을 극대화시키는 것이다. 면역력을 키우는 가장 현실적인 대안은 음식이다. 하지만 현실은 식사 때문에 입원을 못하겠다는 환우분들의 이야기에 귀를 기울인다면 암치료 병원의 식단에 변화가 있어야 할 것이다. 암치유에는 먹는 음식과 물과 공기가 가장 중요하다는 지사님의 말씀이 귓전에 맴돈다.

 tip 암세포를 제거하는 NK세포 강화시키는 방법

1. 버섯을 많이 먹는다.
2. 많이 웃는다.
3. 명상을 한다.
4. 현미를 먹는다.
5. 숙면을 취한다.
6. 숲을 가까이한다.

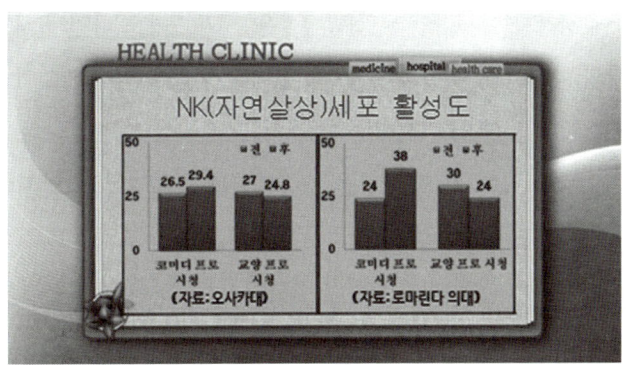

암은 유전되는가?

흔히 암은 유전요인에 영향을 많이 받는다고 알려져 있다. 하지만 일란성 쌍생아 연구에 의하면 꼭 그렇지는 않다.

《사이언스》지에서 일란성 쌍둥이인 엘리자베스와 엘레노어의 이야기를 다루었다. 부모로부터 고른 사랑을 받으며 20대 초반까지 같이 살다가 결혼한 뒤로 서로 다른 생활을 하였는데, 50대에 엘레노어는 유방암 진단을 받았고 엘리자베스는 건강했다. 살아가면서 식습관과 생활환경이 달라졌기 때문에 엘리자베스는 건강했지만 엘레노어에게는 유방암이 발생한 것이다.

한편, 아시아는 유럽에서 유행하는 유방암이나 대장암, 전립선암의 발병률이 7배 낮다고 한다. 아시아인의 고유의 삶의 방식이 종양을 억제하고 있는 것이다. 그러나 서양에 정착한 아시아인의 암 발병률은 1~2세대가 지나면서 서양인과 비슷해진다. 삶의 방식이 아니고 아시아인의 유전자가 암을 억제하고 있다면 아시아에서 생활할 때의 암 발병률과 비슷해야 하지만 결과는 그렇지 않다. 덴마크의 암 연구소가 입양된 아이 천 명 이상을 조사하였는데 유전이 암 발생에 중요한 역할을 한다면 입양된 아이들의 암 발병률은 친부모의 암 발병률과 같아야 하지만 실제로는 입양된 환경에 더 큰 영향을 받았다. 결국 모든 암 연구에 있어 유전적인 이유로 암에 걸릴 확률은 15%에 불과하다고 결론지었다.

유전자 변형이 질병의 원인이다

우리 몸은 복잡한 것 같지만 결국 세포들로 이루어져 있으며, 세포들 또한 복잡한 것 같지만 결국은 46개의 염색체로 구성되어 있다. 46개의 염색체도 자세히 살펴보면 인과 당, 염기(A, T, G, C)로 이루어져 있으며, 이들의 배열 순서에 따라 인체가 구성된다.

어떤 원인에 의해 염기들의 배열에 변화가 생겨, 유전자의 변이가 발생하여 각종 질환을 유발한다는 것이 21C 유전자 시대에 밝혀졌다. 이러한 유전자들의 서열을 분석한 것이 유전자 지도, 즉 게놈 지도다. 게놈 지도에 의하면 대장암은 2번 염색체의 이상으로 발생하며, 폐암은 3번 염색체, 당뇨는 7번 염색체, 동맥경화는 19번 염색체, 췌장암은 18번 염색체, 유방암은 19번 염색체의 변이와 관련이 있다. 이 외의 모든 질환도 유전자의 변형과 관련이 있다.

그렇다면 유전자의 변형이 왜 오는 것일까? 그 답을 찾는다면 치료법 또한 쉽게 찾을 수 있을 것이다. 놀라운 사실은 성인병과 모든 질환 심지어 암까지 모두 유전자 변질로 생기며, 변형된 유전자는 변질되었다가도 다시 회복·재생된다는 것이며, 이는 생활습관과 연관성이 있다는 사실이다.

즉, 가장 좋은 암치료법과 예방법은 좋은 생활습관을 갖는 것이며, 모든 것에 대해 고마움과 아름다움을 느끼는 마음가짐이다.

암의 원인은 크게 4가지

암의 원인은 크게는 발암물질에 노출되거나 잘못된 음식 때문에 일어나는 경우와 스트레스로 인한 면역력 저하가 대부분을 차지한다. 드물지만 방사선에 노출되거나 유전적으로 DNA가 손상된 세포가 내재돼 있다가 30~40대에 발현되는 경우도 있다. 이러한 원인들에 의해 면역력이 저하되어 암세포를 제어할 수 없어 암이 발생한다. 결국, 암도 면역력 저하가 원인인 셈이다.

다음은 『칼 사이먼튼의 마음 의술』에서 암의 발생 원인을 정리한 글이다.

첫 번째 암의 원인은 발암물질이다. 석면, 타르, 다이옥신, 아닐린, 기타 화학물질은 세포의 유전정보에 영향을 미쳐 암을 유발하는 것이 확실하다. 산업화가 가속되고 산업화의 부산물이 환경을 오염시키면서 암 발생률도 증가하였다. 하지만 이러한 환경오염물질에 노출되는 것이 암이 발생할 조건은 되지만 반드시 암이 되는 것은 아니다. 발암물질에 똑같이 노출되었지만 모두가 암에 걸리는 것은 아니며, 반대로 발암물질에 노출되지 않는 청정지역에 사는 사람도 암이 발생한다는 것은 발암물질이 필요조건이지 충분조건은 아닌 것이다.

두 번째 원인은 스트레스와 식습관이다. 스트레스에 노출되면 교감신경이 반응하고 이때 발생하는 아드레날린이나 스트레스 호르몬은 면역시스템을 붕괴시켜 약간의 발암물질에도 견디지 못하며 유전적 요인을 자극하여 암의 유전 스위치를 켜고 만다. 스트레스는 질병 발생 원인 중에 가장 큰 비중을 차지하고, 암의 70~80%의 원인을 차지한다.

세 번째는 유전적 원인이다. 암의 역학 연구에 의하면 암 발병률이 유난히 높은 가족이 있다. 그러나 암에 걸리기 쉬운 쥐를 이용한 연구는 "암은 전적으로 유전학에 기인한다"는 모든 이론에 의문을 제기한다. 워싱턴대학 버넌 라일리 박사의 연구에서는 이들 쥐에 고강도의 스트레스를 주고 제어 집단에는 스트레스가 없는 환경을 제공하였다. 연구 당시 80%의 쥐가 암에 걸릴 것으로 예상되었다. 그러나 결과는 스트

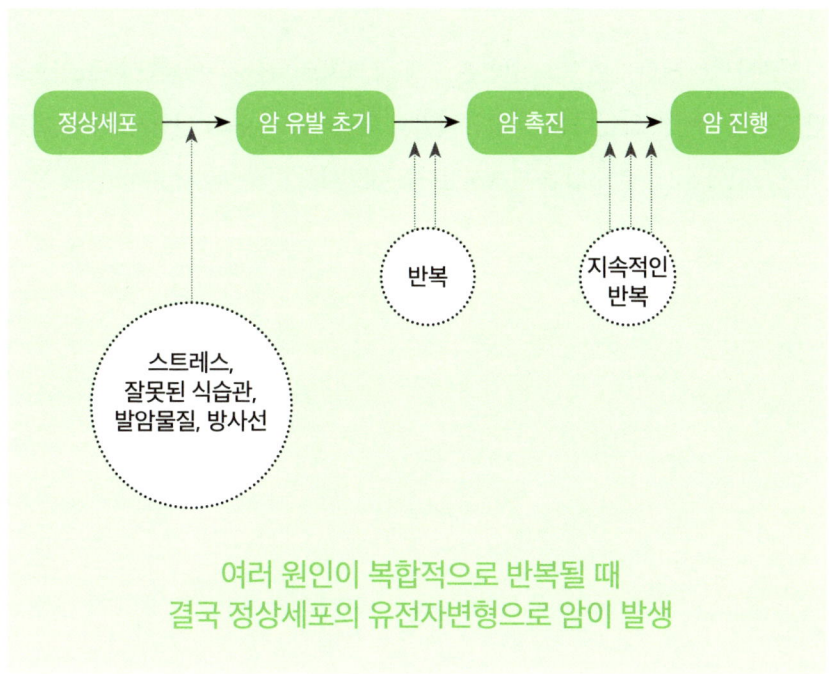

세포의 유전자변형

레스를 받던 쥐들의 92%가 암에 걸린데 반해 스트레스를 받지 않은 쥐가 암에 걸린 비율은 7%에 불과했다. 모든 쥐가 암에 대한 유전적 성향을 가졌는데도 환경적 스트레스의 양이 암 발병에 커다란 영향을 미쳤던 것이다.

암에 걸리기 쉬운 가족 유전자를 가졌더라도 그 요인을 자극하는 조건이 없다면 모두가 암에 걸리지 않는다는 것을 쥐의 실험에서 확인할 수 있었다. 유전적 요인이 어느 정도 영향을 미치지만 스트레스를 피하고 좋은 생활습관을 갖는다면 암은 발생하지 않을 것이다.

네 번째 원인은 방사선이다. 방사선에 노출되면 세포는 돌연변이를 일으켜 암을 발생시킨다. 오존층의 파괴로 우주 방사선의 노출은 피부암 발생을 높이며 진단용 X-ray 또한 원인이 될 수도 있다. X-ray 검사도 일 년에 받을 수 있는 정해진 횟수가 있다.

결론적으로 말하자면 암의 원인은 크게 네 가지로 나눌 수 있지만 한 요인으로만 암이 발생하지 않는다는 것이다. 각각의 원인이 우리 몸의 면역시스템을 깨트리는 요인이 되며, 결국 암을 발생시킨다는 것이다.

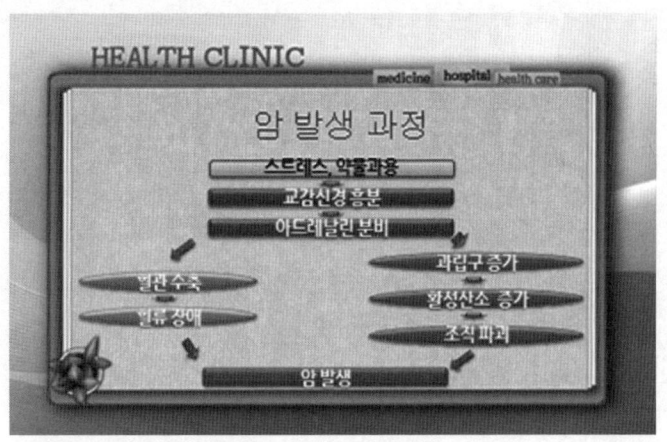
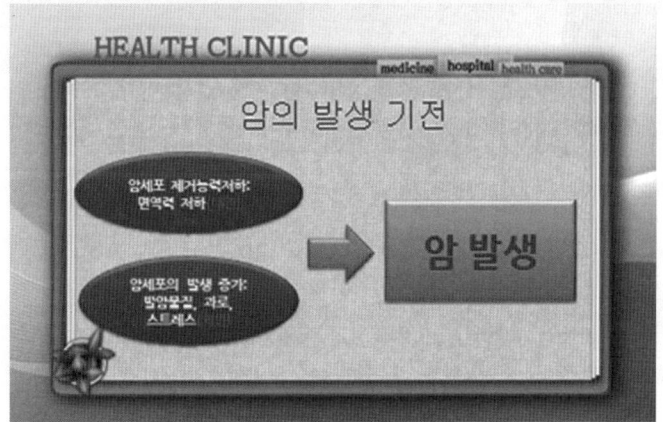

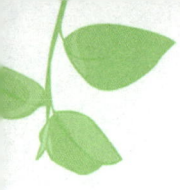

01
암에 대해
똑똑해지자

2장
암의 성격과 특징

모든 종양이 암은 아니다

암은 곧 죽음이라는 공포가 있기 때문에 건강검진 상 조그만 혹만 발견되어도 암이 아닐까 하는 두려움이 든다. 하지만 인체에 발생하는 혹이 모두 암은 아니다. 종양은 크게 악성종양과 양성종양 두 가지로 나뉜다. 양성종양은 인체에 손상을 주지 않지만 악성종양은 인체에 치명적인 손상을 주는데, 흔히 이 악성종양을 암이라고 부른다. 양성종양은 종양만 제거하면 재발하지 않고 거의 건강한 삶을 유지한다. 김일성이 혹을 지닌 채 평생을 아무 지장 없이 살아갈 수 있었던 것도 그 혹이 양성종양이었기 때문이다. 양성종양과 악성종양의 특징을 살펴보면, 양성종양은 악성종양에 비해 서서히 성장하고 신체의 다른 부위로 전이되지 않아 수술로 완치할 수 있다. 반대로 악성종양은 성장 속도가 빠르고 체내 각 부위로 전파되고 무한 증식하기 때문에, 인체에 치명적인 손상을 입히고 생명에까지 영향을 주는 종양이다. 악성과 양성의 가장 큰 차이점이 바로, 무한증식을 하면서 다른 조직을 파괴하며 전이된다는 점이다. 암은 영어로 cancer인데 그 어원을 보면 희랍어의 'karkinos'와 라틴어의 'cancrum'에서 유래되었다. 모두 '게(crab)'라는 뜻인데 의학용어로는 'neoplasm(신생물)'이라고 한다. 새롭게 비정상적으로 자라난다는 뜻과 파괴적으로 성장하며 인체의 각 부위로 전이된다는 뜻이 포함된, 암의 특징을 축약한 말이다.

암은 **신생혈관**으로 성장

우리 인체는 위급상황이 아닌 경우엔 모세혈관을 따로 형성하지 않는다. 하지만 암세포는 무수히 많은 모세혈관을 가지고 있다. 이러한 신생혈관은 암세포에 혈액과 포도당을 제공하기 위해 형성되는 것으로, 암 수술을 해보면 암 덩어리 표면에 거미줄처럼 무수히 많은 모세혈관이 생성돼 있고 중심부에는 혈관이 없어 고름처럼 괴사되어 있는 것을 볼 수 있다. 그래서 암을 연구하는 사람들은 암이 신생혈관을 생성하지 못하게 하는 신약 개발에 매진 중이다.

하버드대학 의대 교수이자 보스턴 아동병원 혈관생물학 연구실장인 포크먼 박사는 1998년, 소변에서 안지오스타틴과 엔도스타틴이라는 새로운 물질을 발견했다. 이 물질은 종양에 공급하는 신생혈관을 제거해 쥐의 종양을 제거하는 데 성공해 암치료의 새로운 분야를 개척했다. 안지오스타틴은 제약회사에서 아바스틴이라는 신약으로 개발되었지만 안타깝게도 임상에서는 동물실험과 달리 임상 효과를 얻을 수 없었고 오히려 부작용이 더 심각했다.

암의 권위자인 벨리보 박사는 신약의 부작용을 없애고 가격 부담이 없는 음식에서 암치료의 답을 찾아야 한다고 주장했다. 암 발병률의 차이는 먹는 음식의 차이에 있다. 식용버섯과 녹차 그리고 일부 향신료와 허브에서 신생혈관을 방해하는 의약품과 동일한 성분이 들어 있다는 것이 밝혀졌다. 이 뿐만 아니라 우리 주위에서 쉽게 볼 수 있는 서목태도 신생혈관을 억제하는 카테킨이라는 폴리페놀 성분을 함유하고 있다.

  차 농사를 주로 짓는 일본 시즈오카현의 나카가와네 마을 사람들은 하루 10잔 이상의 녹차를 마시며, 식사 때에도 녹차 음식이 빠지지 않는다. 이렇게 녹차를 먹기 때문에 노화현상도 일반적인 경우보다 더딘 편이며, 일본에서 암 발생률이 가장 낮은 지역이다. 하지만 발효시킨 홍차는 이런 성분이 발효 도중 사라지고 없는 것으로 밝혀졌다. 홍차를 마시는 것보다 녹차로 마시는 게 더 낫다.

암세포는 늙지 않는다

인간은 늙어가는 것을 거역할 수 없다. 세포에는 텔로미어(telomere)라는 물질이 있어 그 수명이 다하면 죽는다는 것은 이미 밝혀진 사실이다. 하지만 얼마 전 하버드 의대 로널드 박사 연구팀은 늙은 쥐를 대상으로 유전자 손상을 막는 '뚜껑' 격인 텔로머라아제(telomerase)를 강화하여 늙은 쥐를 젊은 쥐로 만들어 매스컴을 떠들썩하게 했다.

일반적으로 정상세포에는 '헤이플릭 한계'라는 것이 있다. 인간의 세포복제는 정해진 횟수만큼만 이루어진다는 이론이다. 이러한 한계가 생기는 것은 염색체 끝에 있는 텔로미어라는 유전적 완충장치 때문이다. 텔로미어는 사용할수록 기계의 부속처럼 마모되고 결국 작용이 줄어들면 노화가 진행되는 것이다. 또 정상세포는 감염되거나 손상되었을 때 문제를 감지해 스스로 자살하는데 이를 '세포사'라 한다. 하지만 암세포에는 헤이플릭 한계가 없다. 암세포에는 텔로머라아제라는, 노화 진행을 억제하는 효소가 숨어 있기 때문이다. 텔로머라아제가 바닥날 때 세포는 죽거나 복제 능력을 상실하지만 암세포는 텔로머라아제 때문에 영원히 복제하는 것이다. 과학자들이 늙은 쥐를 젊은 쥐로 만들었지만, 과연 젊어진 쥐의 세포가 세포사하지 못하고 영원히 복제한다면 쥐에게 어떤 문제가 발생할 것인지 궁금하다.

암세포는 돌연변이 세포다

 암세포는 각종 발암물질과 잘못된 생활방식, 반복된 스트레스에 의해 정상세포가 유전자의 변형을 일으킨 상태로, 세포의 크기가 정상세포에 비해 크며 형태는 원형과 계란형, 다각형 또는 방추형 등 매우 불규칙한 것이 특징이다. 암세포가 정상세포보다 크기 때문에 세포핵 또한 엄청나게 큰 한 개의 다형성핵을 가지고 있거나 두 개 또는 그 이상의 핵을 가지고 있다. 조직검사 상 핵을 많이 지닌 암세포일수록 악성도가 높다고 판단한다. 악성도가 높은 암세포일수록 즉, 핵이 많은 암세포일수록 침윤성 성장을 강하게 일으킨다. 암세포의 특징이 침윤성인데 '침윤'이란 '파괴한다' '침략한다'는 뜻으로 암세포는 양성종양과는 달리 주위 조직을 파괴하며 성장한다.

 암세포도 정상세포처럼 영양분을 공급받아야 하는데 이때 도움을 주는 것이 호르몬과 혈액이기 때문에 암세포 주위에는 거미줄 같은 모세혈관들이 수없이 많이 존재한다. 암 중에 갑상선암이나, 유방암, 자궁암, 전립선암, 난소암과 같은 성호르몬과 관계된 암의 성장은 호르몬에 의존하기 때문에 이들 암치료에 호르몬 요법이 이용되고 있다.

 그런데 호르몬 요법도 중요하겠지만 왜 정상적인 호르몬 분비 시스템에 변화가 생겼는지 밝혀내 그 원인을 제거하는 것이 근본 치료가 되지 않겠는가?

앞에서 언급하였지만 우리 몸은 음양의 조화가 이루어질 때 건강하며 그 균형이 깨질 때 질병이 발생한다. 현대의학적으로 보았을 때 음양은 교감신경과 부교감신경, 촉진호르몬과 억제호르몬에 해당되며 그 균형이 깨질 때 각종 질병과 암이 발생한다. 자율신경계와 호르몬 분비의 불균형은 외부의 발암물질에 의한 영향도 있을 수 있겠지만 대부분 스트레스와 연관이 있으며, 개인적인 임상경험으로도 위에 언급한 암은 한의학적으로 화병을 가지고 있는 경우가 90% 이상이다.

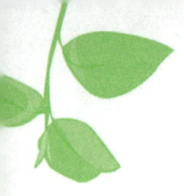

01
암에 대해 똑똑해지자

암치료의 문제점

통계의 오류

최근 발표된 국가암등록통계에 따르면 2018~2022년에 진단된 암 환자의 5년 상대생존율은 72.9%에 달한다. 이는 2001~2005년의 54.2%와 비교할 때 약 18.7%p 상승한 수치다. 보건당국은 이 같은 향상을 암 진단기술과 치료기술의 발전, 국가 암 관리사업의 강화에서 기인한다고 평가한다. 예컨대 갑상선암은 100.1%, 유방암은 94.3%, 전립선암은 96.4%의 생존율을 보인다. (갑상선암 생존율 100.1%'는 완치율이 100%를 넘는다는 뜻이 아니다. 일반 인구와 비교한 상대생존율이기 때문에 조기 진단과 꾸준한 검진으로 건강관리가 잘 된 사람들이 많아 통계상 일반인보다 생존율이 조금 더 높게 나온 결과다.)

하지만 이러한 생존율 지표를 무책임하게 확대 해석해서는 안 된다. 5년 이상 생존했다는 것은 중요한 지표이지만, 모든 암이 이 기준을 넘어 '완치'된다고 보기는 어렵다. 특히 전이암, 재발암, 폐암, 췌장암과 같은 암종은 여전히 예후가 불량한 경우가 많다. 더불어 생존율이 높은 갑상선암, 유방암 등 암종들이 전체 생존율을 끌어올리는 데 크게 기여한 점을 간과해서는 안 된다. 종합하면, "암 생존율 70% 시대"를 자축할지는 몰라도, 그 이면의 불균형과 한계를 잊어서는 안 된다.

초기에 유방암을 진단받고 아주 다행스러운 일이라 생각하고 의사도 조금만

늦었더라면 큰일 날 뻔했다고 말하면서 서둘러 수술과 화학요법, 방사선치료에 들어간다. 그리고 5년 뒤 그 환자는 완치되었다. 그러나 얼마 되지 않아 암이 재발하여 같은 치료를 반복하다 "병원치료는 더 이상 할 수 없습니다."라는 말과 함께 이미 말기인 암을 선고받고 만다. 3개월 시한부 진단을 받은 후 시름시름 앓다가 결국 세상을 등지지만 이미 통계에는 완치 환자로 올라가 있는 상태! 이것이 5년 생존율의 함정이다.

중피종암의 평균 생존율은 8개월이다. 그래서 대부분 통계에만 의지한 채 법칙처럼 중피종암에 걸리면 앞으로의 생존기간은 8개월이라고 단언하게 된다. 하지

<통계의 오류>

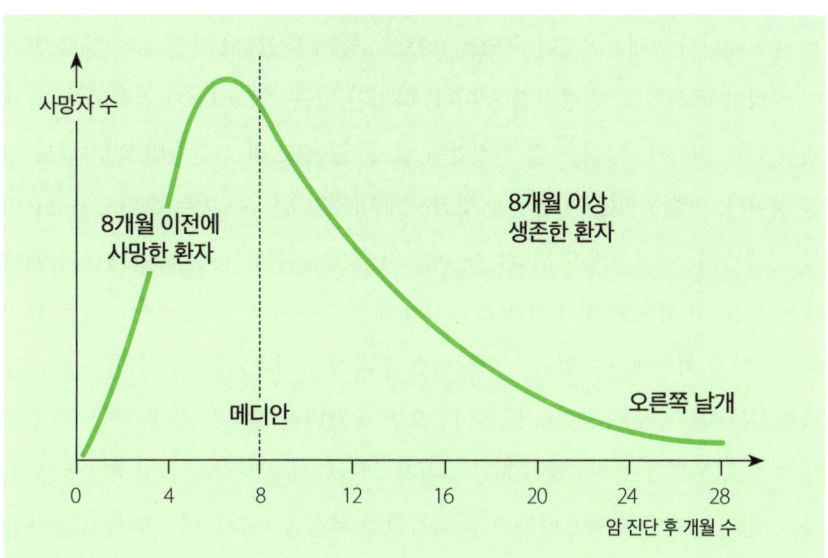

미국의 생물학자인 스티븐 제이 굴드는 자신이 중피종에 걸리자 『디스커버』에 「중앙값은 메세지가 아니다」라는 칼럼을 기고하였다. 그는 이 글에서 통계적 평균이 개개의 다양성(즉, 암 환자의 생존기간)을 파악하는 데에는 효용이 없음을 강조했다.

만 통계 그래프를 보면 8개월 이내의 사망률과 비슷하게 8개월 이후의 생존율도 50%가 넘는다는 사실! 그리고 8개월을 넘기고 1년을 넘겼을 때의 생존기간은 생각보다 훨씬 길다는 사실이 평균 8개월이라는 말에 묻히고 만다. 하지만 이 통계는 기존의 통상적인 치료법에 의존했을 때의 통계이다. 치료를 위해 환자의 접근 방식이나 치료법이 더욱 효율적으로 바뀐다면 생존기간은 훨씬 늘어날 것이다.

통계란 정보에 지나지 않으며 의사 선생님의 시한부 선고는 통계에 의한 시간이라는 것임을 명심하고 포기하지 말아야 한다. "앞으로 당신은 3개월 정도밖에 살지 못할 겁니다."라고 들으면 그 기간까지 항암치료 부작용 등의 문제로 인해 목숨을 잃어도 유족들은 "역시 선생님이 말씀하신 대로 되었군요."라며 별다른 의문을 품지 않고 단념한다. 운 좋게 1년 이상 살아남으면 "선생님은 정말 대단하신 분이십니다. 3개월이었던 수명을 1년으로 늘려주셨으니 말입니다."라고 말하며 고맙다고 허리 숙여 감사할 것이다. 하지만 암은 스트레스에 민감하다. 암에 권위 있는 의사가 "당신은 몇 개월밖에 살 수 없어요."라고 한다면 없던 암도 생길 것이다. 단순히 피곤해 병원을 찾았는데 말기암 선고를 받는 순간! 그리고 의사 선생님의 "이렇게까지 되었는데 아프지 않았습니까?"라는 말을 진료실에서 듣는 순간, 안 아프던 배가 아프고 순식간에 말기암 환자가 되고 만다. 암은 삶의 결과물이지 외부에서 침입하는 바이러스 질환이 아니다. 필자는 암 환우가 마음 편히 투병할 수 있는 환경이 만들어졌으면 좋겠다는 생각을 종종 한다. 환우에게는 공포 분위기보다는 평화로운 분위기, 힘들다는 말보다는 희망적인 말을 전하고, 환자는 닫힌 마음보다는 열린 마음으로 세상을 바라보며 기뻐하고 감사할 줄 아는 모습으로 투병했으면 좋겠다. 암을 자기 생활이 반영된 결과물로 받아들이고 암이 발생한 원인을 찾아내 해소하는 데 집중해야 할 것이다.

암의 근본적인 치료는 음식을 비롯한 생활습관을 바꾸는 것에서 시작해야 하지만 현대의학에서는 음식요법이나 효소요법을 비롯한 각종 자연요법을 거의 무시한 채 수술과 항암제, 방사선 치료에만 의존하려 한다. 암 자체를 줄이고 없애려는 데만 관심이 있으며, 인간의 생명을 보지 않으려 한다. 암에 대한 동물실험을 하기 위해, 암에 걸린 실험용 쥐를 만들려면 적어도 100만 개 이상의 암세포를 투입해야 한다. 왜냐면 그 이하를 투입한다면 쥐의 면역체계에 의해 암세포가 제거되어 건강이 회복되기 때문이다. 하지만 쥐에게 방사선을 쪼인다면 정상 쥐에 비해 1000분의 1도 안 되는 암세포만으로도 암에 걸리게 만들 수 있다. 의사는 조력자일 뿐이며 치료의 주체가 될 수 없으니 의사에게 너무 많은 기대를 해서도 안 된다. 암의 완전한 치유가 목표라면 본인의 의지와 노력, 생활패턴의 변화를 통해서 이룰 수 있다는 점을 잊지 말아야 한다.

현대의학의 장점이자 한계는 질병을 일으키는 원인을 인체 밖에서만 바라보고 지나치게 세분화하여 파악하고 가시적인 시각으로 인체를 바라보는 것에 있다. 이러한 시각은 질병치료에 있어 원인 분석에만 매달린 채, 숲은 보지 못하고 나무만 보는 오류를 낳기 쉽다. 항생제나 항암제 등을 통해 공격적인 치료를 하면 막상 증상은 없어지지만, 약의 기운이 사라진 뒤, 다시 증상이 나타나거나 오히려 약물에 의한 부작용이 남게 된다. 심지어는 증상이 더 악화되거나 세균, 바이러스의 약물에 대한 내성이 증가하여 변종 바이러스를 양산하기도 한다. 연구가들이나 의사는 암의 원인을 찾고 치료하는 것에 온 힘을 기울이면서도 한 가지 간과하곤 한다. 모든 사람이 똑같이 발암물질에 노출되는데도 대부분의 사람은 암에 걸리지 않는다는 것이다. 담배의 경우 포함하고 있는 타르나 니코틴이 발암물질이므로 담배를 많이 피우는 사람 모두가 암에 걸려야 하지만 오히려 암에 걸리지 않는 사람이 많다. 암에 걸리는 원인도 중요하지만 걸리지 않는 이유에도 관심을 기울여야 한다 암에 걸리지 않는 사람들이 가지고 있는 자연치유능력을 찾아내 환자 스스로 암세포를 제거할 수 있게 도와야 한다.

암 수술과 방사선치료의 문제점

암의 크기가 커지면 커질수록 암 자체의 문제도 있지만 다른 장기를 압박하거나 기능을 못하게 하는 문제가 심각하다. 아주 조기암일 때는 수술요법이 효과가 있다. 하지만 체력이 약하거나 항암치료로 인해 체력이 저하된 상태에서 수술을 한다면 몸 내부의 조직이 외기와 접촉하면서 산소가 종양의 증식을 도와 갑자기 죽음에 이르는 경우도 있다.

밭에서 잡초를 제거할 때 뿌리는 그냥 놓아둔 채 위에 드러난 부위만 제거한다면 잡초는 얼마 가지 않아 다시 자랄 것이다. 설령 뿌리까지 제거하더라도 풀뿌리 전체가 아닌 일부분만 제거한다면 어느새 풀은 다시 자라고 번식한다. 암 수술도 풀을 제거하는 것과 유사하다.

조기암은 잘라내면 낫는다고 알려졌다. 하지만 암의 환부를 도려내더라도 발병 원인이 제거되지 않는 한 암이 재발하리라는 것은 너무나 자명한 사실이다.

수술이나 치료가 끝난 뒤에도 암의 원인이 되었던 음식이나 스트레스 등의 요인들을 잘 관리한다면 재발을 막을 수 있다. 감기가 치료되었더라도 함부로 몸을 놀리거나 면역력이 약해지면 감기가 다시 찾아오듯이 암의 원인이 되는 부분을 고치지 아니하고 수술만 한다면 마치 풀이 다시 자라듯이 언젠가는 암이 재발할 것이다.

하지만 수술을 집도하는 외과의사들 중 상당수는 수술 후 "당신의 암은 깨끗이 제거됐습니다"라고 자기 책임완수를 표명하고 환자들은 마치 암이 다 치료된 것으로 착각한다. 암세포가 직경 1cm 정도라면 쉽게 눈에 띄므로 깨끗이 제거됐을지 모르나 보이지 않는 암세포까지 없앤 것이 아닐 수도 있으며, 눈에 띄지 않는 암세포들이 전신에 퍼질 수도 있다.

방사선치료 또한 항암제처럼 정상세포와 암세포를 구별하여 선택적으로 공격하지 못한다. 결국, 암세포와 함께 정상적인 세포까지도 죽이게 된다. 전자현미경의 발달로 방사선이 세포의 DNA를 파괴하는 모양도 관찰할 수 있다. 정상세포가 방사선에 노출되면 정상적으로 증식할 수 없어 암세포가 되어가기도 한다.

뉴욕의 브루클린 방사선치료연구소 소장인 브레너 박사는 미국의회 공청회에서 "나는 39년 동안 방사선치료 전문의로서 암 환자 치료를 맡아왔다. 의사라는 직업에서는 성공한 편이어서 하루에 100~150명의 환자를 보았다. 그러나 한편에서는 심각한 욕구불만으로 인해 고통을 받아왔다. 개업 이래 39년이 지난 오늘날까지 암치료는 근본적으로 하나도 진보되지 못했다. 환자들은 어떻게든 암으로부터 생명을 구해주기를 바라면서 나를 찾아왔지만 나는 그들에게 효과적인 어떤 일도 해주지 못했다. 오히려 그들이 부작용 때문에 고통 받는 것을 보면서 나 자신도 고통스러웠고 이런 사태가 지긋지긋해졌다"고 증언했다. 그는 이 증언 다음에 "현대의학에서의 암치료는 잘못된 방향으로 나아가고 있는 것이 아닌가?"라고 덧붙였다. 방사선치료도 장기적으로 보면 역시 항암제와 같은 위험성이 있다는 것이 명백하다.

가장 강력한 발암제는 다름 아닌 항암제

 현대의학의 3대 암치료법은 수술, 방사선치료, 화학요법(항암제)이다. 그런데 이 치료법들 모두 큰 문제점을 안고 있다.

아보 도오루 교수는 『암은 스스로 고칠 수 있다』에서 "암을 급속하게 악화시키는 가장 큰 원인은 항암제이다. 방사선치료도 면역 시스템을 무력하게 만들고 만다. 항암제와 방사선치료, 수술, 항생물질, 스테로이드, 진통제 등을 무턱대고 사용하지 않는다면 암은 그리 쉽게 진행하지 않는다."라며 항암제의 부작용에 대해 언급했다.

그리고 미국 국립암연구소(NCI)의 데이비드 소장은 '항암제는 무력하다'고 의회 증언을 하고 이 연구소 자체에서도 항암제는 오히려 증암제(암을 증가시키는 약)에 불과하다는 보고서를 제출한 것이다. 미국 국립암연구소에서 발행한 「암의 병인학」이라는 보고서에 'NCI 창립 50주년, 암 연구 여기까지 왔다'라는 글이 실렸다. 이 글에서 '암치료를 받은 환자 15만 명을 대상으로 조사를 실시한 결과, 항암제나 방사선치료는 그전에 있었던 암 외의 새로운 암을 유발시킨다'는 충격적인 사실을 밝혔다.

1988년 일본 암학회에서 열린 NCI 데이비드 소장의 강연에서도 "지금까지 암세포에 항암제를 사용함으로써 암을 퇴치할 수 있다고 생각해왔다. 그러나 자기 몸속의 유전자 작용으로 항암제를 무력화시키는 반항암제 유전자가 생겨나 그 약효를 무력화시키고 만다는 사실을 최근 발견하였다."라고 말했는데 결국 항암제 투여 후 환자의 몸에는 항암제의 부작용만 남게 되는 것이다. 이런 항암제의 부작용을 암을 치료하는 어느 의사는 자조적 말투로 "항암제 자체가 강력한 발암 물질인걸요."라고 말한다.

호시노 의사는 『암과 싸우는 의사의 거슨요법』에서 "항암제 치료를 받은 15만 명의 환자를 조사한 결과 폐암, 유방암, 난소암, 악성림프종 등으로 항암제 치료를 받으면 방광암이 증가하고 백혈병 환자 가운데에서는 폐암이, 난소암 환자에서는 대장암이 증가했다."라고 증언한다.

암 환자의 80%가 항암제로 인한 부작용으로 면역저하나 영양실조로 죽는다고 한다. 항생제를 오남용하면 내성이 생기듯이 항암제를 투여하면 초기엔 암세포가 줄어들지만 오히려 내성을 가진 더 강력한 암을 키운다고 미국암연구소에서 발표하였다.

미국 국립암연구소 테비타 소장의 의회 증언에서도 "암세포는 스스로 반항암제 유전자를 만들어 항암제의 독성을 소멸시킨다. 마치 곤충이 농약에 내성이 생기듯 암세포도 유전자를 변화시켜 항암제에 대한 내성을 획득해버린다. 이렇게 되면 항암제를 아무리 투여해도 효과가 없다. 즉 줄어들지 않는 것이다."라고 밝혔다.

일본의 유명한 암 전문의인 곤도 마코토는 『암과 싸우지 말라』라는 저서에서 "항암제는 생명을 단축시킨다. 항암제는 암의 90%에는 효과가 없다. 항암제 치료를 해서 좋은 점은 하나도 없으며, 수명 단축 효과만 발생하게 된다."라고 하였고 다른 저서 『암 바르게 알고 제대로 고친다』에서 "항암제는 암을 치료할 수도 있지만 거꾸로 생명을 단축시킬 수도 있는 위험한 도박과 같은 것이다. 항암제로 나을 수 있는 암일지라도 결과적으로 생명이 단축된 사람들과, 치료를 받지 않는 게 나은 경우인데도 계속 치료를 받아 생명이 단축된 사람들이 많다."라고 하였다.

또 그는 항암제로 쓰이는 블레오마이신에 대해 다음과 같이 말했다.

이 약은 부작용이 심하고 부작용의 발생과 확대를 억제하기 힘든 약이다. 그 부작용으로는 폐섬유증을 들 수 있는데 이 질병은 어느 날 갑자기 호흡곤란이 발생하며 사망률도 높다. 내가 직접 보고 들은 사례만 해도 이 약으로 인해 10명 이상이 사망했으므로 일본 전체적으로 사망자 수가 몇 명에 이를지 쉽게 감이 잡히지 않는다. 아마 이 약의 부작용으로 수천, 수만의 생명이 단축되지 않았을까? 이 약은 항암제가 거의 듣지 않는다는 폐암이나 자궁암 등에도 자주 사용되므로 이 약이 구한 생명보다 앗아간 생명이 훨씬 많으리라는 점에는 의심의 여지가 없다.…… 중략 …… 항암제에 대한 신앙이 지나치게 강해서 치료율이 개선된다는 증거가 없는 경우에까지 강력한 항암제를 두 가지 이상 사용하는 다제병용요법이 함부로 시행되는 것도 문제다. 폐암, 두경부암, 자궁암 외에도 식도암, 위암, 폐암, 골수암, 방광암 등은 항암제로 치유율이 높아진다는 증거가 없다. 단언하건대 나라면 이런 암에 걸렸을 때 진행이 어느 정도이든 경구 좌약은 물론 주사형 항암제로 치료를 받을 생각은 전혀 없다. 생존기간이나 생존율이 조금 개선될 가능성은 있지만 치료율이 개선된다는 증거는 없는 반면 부작용은 너무나 확실하기 때문이다. 간단히 말하면 대다수의 암에 대한 항암제 치료는 일상적인 표준 치료로서 확립되지 않은 상태.

히포크라테스의 첫 번째 선서 "해롭게 하지 마라." 이는 항암치료의 문제점을 그대로 지적하는 취지를 단적으로 보여주는 말이다. 항암은 단지 보이는 암 덩어리가 자라고 증식하는 것을 막기 위해 암세포에 독을 투여하여 해롭게 하는 방법으로 일부 암치료에서 가끔 효과를 보기도 하지만 투여 과정에서 환자 몸의 건강한 세포까지도 손상시키며 자연치유에 가장 중요한 면역세포를 희생시키는 치료법이다. 항암치료를 하고 혈액검사를 해서 백혈구 수를 파악하는 것은 면역력이 얼마나 손상되었는지 확인하는 작업이다. 백혈구 수치가 기준 이하가 되면 항암치료를 중단하는데 백혈구가 수치 이하로 떨어지면 항암치료가 거듭될수록 암세포는 줄어들지 않고 백혈구 수만 줄어들기 때문이다.

이제까지의 암치료법은 무조건 암세포를 공격하고 보자는 식이었지만 암세포뿐만 아니라 정상세포까지 공격한다. 항암치료나 방사선치료를 권고하는 의사들의 말에 의지해야 하는 환자 입장에서는 항암치료를 받지 않으면 큰일이라도 날 것처럼 그리고 마지막 선택으로 '기대수명을 조금이라도 늘려주겠지. 그래도 암에 대해선 최고의 전문가의 말이니까 무조건 따라야 나에게 가장 좋은 선택일 거야'라며 자위하면서 고통스럽지만 모든 걸 포기하고 치료에 매달린다.

하지만 이러한 상식과는 반대되는 사례를 쉽게 찾을 수 있다. 80대 의사 다하시는 30대에 폐암에 걸렸다. 동료 의사도 같은 시기에 폐암에 걸렸는데 동료의사는 망설이지 않고 수술을 받았고, 얼마 지나지 않아 세상을 떠나고 말았다. 이 과정을 지켜본 그는 주저함 없이 암과 공존하는 길을 택했다. 지금도 살아 있는 그는 웃으며 "암도 개나 고양이와 같지. 자꾸 괴롭히면 덤벼든다네."라고 말한다. 일본의 다른 유명 의대 교수는 암에 걸리자마자 자연식과 대체의학으로 암을 고치고 다시 병원으로 돌아가 진료를 했다고 한다.

일본 최고의 암전문의 아야마 도시히코는 암은 잘라내고 또 잘라내도 다시 자라난다는 무력감 때문에 항암치료, 방사선치료를 모두 그만두고 대체요법 병원을 차렸다고 한다.

캐나다의 폐암 전문의를 대상으로 "당신이 암 환자라면 어떤 치료법을 희망하겠는가?"라는 질문에 아무런 치료를 하지 않겠다는 의사가 무려 23%에 달했다. 수술을 희망하는 의사는 6%에 불과했다. 항암제 투여는 5%였다. 일본에서도 80%의 암 전문의가 자신이 암에 걸리면 절대 항암치료를 받지 않겠다고 했다고 한다. 암 환자를 치료하는 의사들이 항암치료나 수술, 방사선요법들이 효과적이라면 이러한 설문결과가 있었을까?

　기쿠치 겐이치의 저서 『암 환자로서 장기생존한 의사들』에 의사 자신들이 항암제, 방사선치료를 거부한 결과 5명 가운데 4명이 암을 극복한 사례가 실려 있다. 그들이 강조하는 것은 긍정적인 정신력과 행복한 삶의 중요성이다.

적극적인 치료가 필요하지 않을 때도 있다

스웨덴의 전립선암 연구에 의하면 전립선암에 걸린 223명을 아무 치료도 하지 않고 평균 10년 동안 경과를 관찰한 보고서가 있다. 이 가운데 124명이 사망했고 그 사망 원인이 암인 사람은 불과 18명이었다.(8.5%)

이를 근거로 스웨덴에서는 전립선암을 아무것도 하지 않고 지켜보는 것이 일반적이라고 한다. "어떤 치료법을 선택하든 생존률에 큰 차이가 없다면 그 환자에게 치료나 일상생활의 고통을 되도록 줄이는 방법을 선택해야 옳지 않겠는가?"

– 곤도 마코트 『암치료 '상식'의 거짓』에서

전립선암에 대한 항암치료는 심각하고 지속적인 부작용을 초래할 우려가 있다. 그리고 전립선암은 실제로 생존기간 중에 진행하지 않는 경우도 있어 항암치료가 여전히 논란거리다.

현재 전립선암에 많이 사용되는 치료법은 대기요법. 즉 질환이 진행한다는 증거가 나올 때까지 경과 관찰만 하고 치료는 하지 않는 방법이다.

스웨덴 우메오대학 외과 파르 스태틴(Pär Stattin) 박사는 진행 위험성이 낮은 전립선암 환자에게 대기요법(아무런 치료를 하지 않고 관찰만 하는 요법)으로 충분한 효과를 얻을 수 있다고 한다.

이러한 사실을 알아보기 위해 스태틴 박사는 '스웨덴 전립선암 등록'에서 70세 미만의 국한성 전립선암 환자 6849명을 대상으로 관찰 연구를 실시했다. 대기요법군과 수술군, 방사선치료군으로 나누어 10년간 누적 사망률을 산출하였다. 그 결과를 "저위험 전립선암 환자는 대기요법을 받은 경우 이 암에 특이적인 10년 누적사망률이 3% 미만이었다. 따라서 이 치료는 이러한 많은 경우에 적합한 것 같다"며 전립선암 환자에는 대기요법이 적합하다고 결론내리고 있다.

항암치료보다 삶의 질이 중요하다

의학은 철저히 통계와 재현성에 바탕을 둔 학문이다. 그러나 사람의 몸은 수학이나 물리학처럼 계산한 대로 되는 것이 아니어서 똑같은 처방을 내리더라도 결과는 결코 같게 나오지 않는다.

항암제를 투여했을 때 몇 명이 좋아졌는지, 몇 명에게 부작용이 발생했는지, 약의 독성은 얼마만큼인지, 항암제나 방사선치료를 했을 때 재발률이나 생존기간은 얼마인지 살펴보지만 이는 통계에 의한 자료일 뿐 처방의 결과는 사람마다 다르게 나타난다.

항암제를 투약했을 때 얻을 수 있는 효과도 있겠지만 잃는 것이 많다면 생각을 신중히 해보아야 한다. 중요한 것은 암의 종류나 상황에 따라 치료법도 달라져야 한다는 것이다.

예를 들어 대장암이나 위암을 초기에 발견하였다면 당연히 수술을 받고 이후에 항암치료를 받아야 하겠지만, 온몸에 전이가 된 말기암이나 수술이 불가능한 담낭암에 걸린 경우라면 무리한 수술이나 항암치료, 방사선치료는 신중히 생각해보아야 할 문제이다. 또는 나이가 70~80대를 넘은 경우나 체력이 약해 수술이나 항암치료를 견디지 못한다면 무리하게 치료받지 않아야 한다.

흔히 주위에서 환자가 말기암이거나 고령일 때 자녀들은 고통스러운 항암치료나 수술을 받기보다는 남은 시간을 편안하고 즐거운 상태에서 요양하며 보낼 것을 권한다. 그런데 암 환자 본인은 그러한 소리를 들을 때 금전적인 문제로 치료를 권유하지 않나 하고 서운한 감정을 나타내는 경우가 있다.

마지못해 지푸라기라도 잡는 심정으로 항암치료를 시작했다고 가정해보자. 효과가 아주 조금 있어서 3개월 밖에 못 산다던 사람이 항암치료를 받고 그 3배인 9개월을 살았다고 하더라도 더 살게 된 6개월이 과연 행복한 시간이었을까? 항암치료를 받는 동안 온갖 고생을 해야 하는 것을 생각한다면, 6개월을 더 산 것이 얼마나 의미가 있을지 의문이다.

암 사망률이 가장 높다고 하지만 심장마비나 뇌졸중, 그리고 교통사고의 사망률을 더한다면 암 사망률보다 2배 정도로 많다. 암은 최소 3개월 정도 앞두고 인생을 마무리할 시간을 주지만 갑작스런 교통사고나 심장마비의 경우엔 아무런 예고도 유언도 없이 가족과 이별해야 한다. 영원한 이별이 즐거운 일은 아니겠지만 헤어지기 전 즐거운 추억이나 진정한 행복을 느낄 수 있는 시간을 가진다면 얼마나 값진가?

말기암일 때 힘들어도 항암치료를 할 것인지 행복하게 주어진 삶을 살 것인지 결정해야 할 때 어떤 결정이 더 옳다고는 누구도 말할 수 없다. 하지만 분명한 것은 이 힘든 결정을 암 환자 스스로가 내려야 한다는 것이다.

결혼을 앞두거나 큰 사업을 시작할 때 혹은 정초에 한해의 운세나 미래를 알아보기 위해 토정비결집이나 점집을 찾아 한 번쯤 사주를 본 적이 있을 것이다. 운세 보는 것을 정확도가 떨어지며 미신이라며 거부하는 사람들도 있지만, 예측의 정확도를 떠나 사주는 시간을 바탕으로 이루어진 음양오행의 통계학이다. 한의학에도 운기학이라는 학문으로 건강을 예측하고 체질이나 처방을 연구하는 분야가 있다.

우리 몸은 밤과 낮의 순환에 의해 하루하루 반응하며 계절의 순환에 맞춰 살아간다. 이러한 생리적 변화는 밤과 낮의 기온차에 의해 결정되는데, 결국 음양의 변화에 따라 오장육부가 움직인다는 것이다. 아침은 간과 담, 비장, 위가 활동하는 시간이고, 정오 무렵은 소장과 심장이 왕성한 활동을 하며 오후 3시부터는 폐와 대장이, 저녁 9시 무렵부터는 방광과 신장기능이 최고조에 달하는데 이러한 내용은 한의학의 경전인 『황제내경』의 「영추」편에 나온다.

인간은 항온동물로 기온의 변화에 민감하다. 하루의 변화와 계절 변화에 따라 오장육부의 활동성도 달라진다. 시간의 변화를 10간(갑을병정무기경신임계) 12지(자축인묘진사오미신유술해)로 표현하는데, 예를 들면 자시는 자정에서 새벽 1시까지를 말하고 자월은 음력 11월을 말한다. 사주팔자(四柱八字)에서 사주란 태어난 연월일시(年月日時)를 말하고 팔자란 사주가 간지의 여덟 글자로 이루어졌다는 의미다. 사주에서 용신, 즉 본인에게 가장 필요한 것이 불이면 붉은색 기운이 좋다. 당연히 태양을 많이 봐야 하니 방위는 남쪽에 거주하는 것이 좋고 잠자는 방향이나 방 위치도 남쪽으로 배치하는 것이 건강에 유리하다.

사주로는 부족한 기운을 살펴 잘 걸리는 병과 잘 걸리지 않는 병을 파악할 수 있고 또 병을 치료하는 방법과 평소에 건강을 관리하는 방법까지도 체계적으로 알 수 있다. 한의학에서 건강을 보는 사주는 조금 다르다. 태어난 날을 기준으로 하는 것이 아니라 입태일, 즉 정자와 난자가 만난 날을 기준으로 한다. 만약 무더위에 태어났다면 그 사람의 입태일은 가을이다. 태어난 날도 중요하지만 입태한 날부터 인체는 영향을 받는다는 것이다. 엄마 배 속에 있을 때의 환경이나 기온, 엄마가 먹는 음식이 태어날 아이의 건강에 결정적인 역할을 한다. 태교가 필요한 것도 이러한 이유다. 냉한 환경에서 찬 음식을 주로 먹는 계절에 입태했다면 태어날 아이는 냉체질을 타고나고, 병이 올 때도 주로 냉병이 오며, 치료도 따뜻한 처방 위주로 해야 한다는 것이다.

사주는 그 사람이 엄마 배 속에서 어떤 영향을 받았는지 말해주는 결정적 정보다. 사주는 이미 결정되어 있기 때문에 변화가 있을 수 없다고 생각하기 쉽다. 하지만 사주처럼 불과 몇 년 전만 해도 과학자들은 한번 태어나 결정된 유전자는 바뀌지 않는다고 믿었지만, 최근에 유전자는 변하는 것으로 조사됐다. 암을 비롯한 모든 질병은 유전자 변형에서 생긴다는 것을 밝혀내고 인간의 유전자 지도를 완성했다. 하지만 발전된 현대과학의 힘으로도 변형된 유전자를 인위적으로 다시 복구하는 것은 불가능하다. 현대과학으로도 하지 못하는 일을 우리 몸은 날마다 해내고 있다. 유전자 복구물질과 자연항암효소물질이 우리 몸에 존재하고 있음이 최근 밝혀졌다. 우리 몸은 변형된 유전자를 다시 복구해왔고 유전자의 변형으로 매일 생겨나는 암세포를 제거해주는 자연항암제를 지닌 엄청난 잠재력을 가진 존재다. '선천적', '운명적'이라는 말처럼 선천적으로 약하고 강한 장기가 있는 것은 사실이다. 이제마 선생의 사상의학도 장기의 대소에 의해 결정된 체질의학인데, 체질이란 아무리 약을 쓰고 노력한다 해도 바꿀 수 없다. 다만 사주처럼 후천적인 노력으로 개선시킬 수 있다.

"사주(四柱)는 불여관상(不如觀相)이고 관상(觀相)은 불여심상(不如心相)"이라는 말이 있다. 사주는 관상에 미치지 못하고 관상은 마음보다 못하다는 뜻으로 즉 '마음의 상이 변하면 관상도 변하고 관상이 변하면 사주 운명이 바뀐다'는 말이다. 사주는 결정된 것이지만 어떤 마음을 갖고 살아가느냐에 따라 결정된 사주도 바뀔 수 있다. 어떤 마음을 갖고 사느냐에 따라 난치병인 암도 치유할 수 있다. 약이나 의사의 도움 없이 스스로 치료하는 힘을 자가치유능력, 또는 면역력이라 한다. 우리 몸은 스스로 외부에서 오는 바이러스의 공격을 방어하거나 내부에서 발생하는 암세포를 제거할 능력을 갖추고 있지만 어떠한 이유에서 이러한 시스템에 문제가 발생할 경우 질병과 암이 발생한다. 결국 어떤 난치성 질환에 걸렸다 할지라도 신체 시스템의 복원이 이루어진다면 치료되고 다시 정상적인 상태로 되돌릴 수 있다.

잃어버린 우리 몸의 자연치유능력을 되돌리는 가장 효과적인 방법은 긍정적인 마음으로 자연과 어우러져 사는 것이다. 삶의 질을 송두리째 앗아가는 통상적이고 무리한 치료보다 각자에게 맞는 만족도 높은 생활을 통해 자신의 자연치유능력을 키우는 것이 환자 자신에게도 주위 사람에게도 훨씬 좋지 않을까? 사주에 나타난 대자연의 부족한 기운을 잘 살펴 자연 속에서 부족한 기운을 얻는 것도 좋은 치료방법이다. 나는 오늘도 편백 숲에서 환자들과 함께 대자연의 기운을 받는다.

암을 기혈의 문제로 본 한의학

현대의학에서는 암의 원인을 각종 발암물질이나 유전적, 환경적 요인과 스트레스로 인한 면역기능 이상 등으로 본다. 한의학에서는 피가 탁해져서 생기는 어혈을 암의 원인 중 하나로 보고 있다. 한의학에서 암에 대한 최초의 언급을 살펴보자면 한의학의 고전 『황제내경(黃帝內經)』에 적취(積聚)라 언급된 이후로 장담(腸覃), 석가(石瘕), 징가(癥瘕) 영류(癭瘤), 석저(石疽), 징적(癥積), 가취(瘕聚), 얼격(噎膈), 반위(反胃), 혈종(血腫), 적(積), 종류(腫瘤) 등의 다양한 병증으로 표현되어 있다.

암의 원인을 기체혈어(氣滯血瘀), 열독내결(熱毒內結), 담습결취(痰濕結聚), 장부실조(臟腑失調) 등 크게 4가지로 보는데, 결국 어떤 원인에 의해 기혈순환(기와 혈액순환)이 되지 않아 어혈이 발생하고 오래되면 적취(암과 같은 종양)가 생긴다는 것이다. 일반적으로 기체(氣滯, 滯 : 머무를 체)라 하면 잘 이해하지 못하겠지만 음식을 먹고 체했다는 말은 쉽게 이해할 것이다. 음식의 흐름이 정체된 것이 식체라면 기의 흐름이 정체된 것을 기체라 하며 혈액이 정체된 것을 어혈이라 생각하면 쉽다.

한의학에서 기(氣)는 인체 모든 생명활동의 원동력이고 혈액의 순환 또한 기에 의지한다. 현대의학적으로 말하면 기는 ATP 즉, 에너지에 해당한다. 기의 흐름이 좋지 않으면 혈액의 흐름이 좋지 않다. 이를 기체즉혈체(氣滯卽血滯) 다시 말해 기가 체하면 혈이 체한다고 한다. 물의 흐름이 막히면 물이 탁해져 결국 썩게 되듯이 기혈순환이 되지 않으면 암과 같은 질환이 발생한다. 실제로 현대과학적 분석방법으로 이것이 증명되었는데, 암 환자의 대부분이 혈액 농도가 높다는 점이 바로 그것이다.

한의학에서는 기와 혈의 흐름이 좋지 않으면 오장육부의 생리기능에 악영향을 주어 결국 질환이 생기는 것으로 보고 있다. 다른 질환보다 복잡한 기전을 가지고 있는 암 또한 결국 기와 혈의 순환장애로 인한 질환으로 보고, 치료 또한 기혈순환을 잘 시키는 약물과 기와 혈이 부족할 때는 이를 보강하는 약물인 보기·보혈약을 처방하였다. 대표적인 약재는 목향, 백출, 복령, 황기, 목단피, 사삼, 단삼, 삼릉, 봉출, 진피, 도인, 홍화 등이며 이 약재를 개인적인 체질과 체력을 고려하여 선택한다. 임상적으로도 이러한 약재로 한방치료를 한 결과 백혈구와 림프구의 수치가 상승하고 항암제나 방사선 치료의 후유증이 개선되었으며, 동물 실험에서도 항암효과가 뛰어남이 증명되었다. 다른 한약재의 효과도 점차 밝혀지겠지만, 최근 경희대 연구진은 4년간의 연구 끝에 목단피에 함유된 '메틸갈레이트' 성분이 조절T세포의 이동을 효과적으로 차단해 암세포 증식을 억제한다는 사실을 밝혀냈다.

혈액은 혈관을 쉬지 않고 돌면서 온몸의 세포에 산소와 영양소를 공급하고 세포에서 만들어진 탄산가스나 노폐물은 몸 밖으로 배출한다. 그리고 우리 몸의 면역체계를 담당하는 백혈구와 면역세포들이 혈액 속에서 각종 세균과 바이러스를 제거하는 보안관 역할을 하고 있다. 따라서 혈액은 면역력(자연치유력)이다. 혈액이 탁해져 영양분과 산소운반이 제대로 되지 않으면 에너지를 생산하지 못해 오염되고, 혈액이 탁해지면 순환도 더뎌진다. 또한, 백혈구의 기능이 떨어지면서 체온도 같이 떨어져 저체온 현상이 나타나 우리 몸에 갖가지 질병이 생기는 것이다. 풍요롭지 못하게 생활했던 부모님 세대 때는 못 먹고 부족해서 오는 질병이 많았지만, 요즘엔 너무 많이 먹고, 먹지 말아야 할 음식인 패스트푸드나 청량음료를 함부로 섭취하면서 그 독소로 인해 혈액이 탁해져 발생하는 질환이 증가하고 있다. 특히 설탕, 정제된 흰 소금, 정제된 흰 밀가루 등의 흰색 음식 섭취를 줄이는 것도 피를 맑게 하는 방법이다.

삼림욕과 등산은 사람을 즐겁게 한다. 일주일 동안 고된 일로 인한 스트레스를 한 번의 등산으로 풀 수 있다. 기분이 좋아지면 자율신경계의 부교감신경이 자극되어 면역력을 키울 수 있다. 산속의 나무들이 내뿜는 천연의 산소는 독소를 해독하고 배설하는 데 도움이 된다. 편백 숲에서 즐기는 등산이나 운동은 암을 치료하고 예방하는 데 1석 3조의 효과가 있는 것이다. 입원 치료 중인 환우들에게 어떤 치료가 효과적인가 물어보면 날마다 하루 두 번씩 하는 편백 숲 산행이 제일 도움이 된다고 한다. 면역력(자연치유력)을 키우는 가장 좋은 방법은 자연으로 돌아가는 것이 아닐까?

통합의학의 중요성

생명의 아름다움과 자연의 신비를 느끼는 가을마다 장흥에서 전남도가 주관하고 장흥군이 주최하는 '대한민국통합의학박람회'가 열린다. 양방과 한방, 보완대체요법을 한곳에서 체험할 수 있고 통합의학을 남녀노소 누구나 쉽게 이해하고 경험할 수 있는 자리다.

현대의학의 발전은 실로 놀랄 만하다. 유전공학의 발전으로 인간의 유전자 해석이 거의 완벽히 되었고, 특정 유전인자와 질병과의 관계를 연구 중이다. 진단기술의 발달로 X-ray, CT, MRI, 초음파를 비롯해 요즘엔 방사선 동위원소를 이용한 진단기인 PET에 이르기까지 다양한 진단법이 개발되고 진단과 치료에 응용되고 있다. 이러한 현대의학의 발전이 급성기질환과 특정 질환의 치료에 많은 도움이 되고 있지만, 노령화와 함께 증가하고 있는 각종 성인병과 퇴행성 만성질환의 치료에는 아직도 부족한 면이 있다. 특히, 재발암이나 전이된 말기암의 치료에 있어서는 아직 제자리걸음이다.

성인병은 더 이상 성인에게만 나타나는 현상이 아니고 연령을 떠나 잘못된 생활습관 때문에 발생하기 때문에 1997년부터 성인병이란 용어 대신 '생활습관병'이란 새로운 명칭을 사용하기 시작했다. 생활습관병에는 현대인들이라면 누구나 걱정하는 질환인 암을 비롯해 심장병, 뇌혈관장애, 고혈압, 고지혈증, 당뇨병, 비만 등이 포함된다. 현대의학은 이러한 성인병에 대해 특별한 대책을 세울 수 없는 것이 현실이다. 바꾸어 생각하면 현대의학이 완전히 성인병을 치료할 수 없는 이유도 잘못된 생활습관이나 환경을 스스로 바꾸는 것은 의사나 병원이 해줄 수 없기 때문이다.

"요즘 불임률이 30%를 넘어서고 있으며 그중 50%는 의사도 병원도 그 원인을 모르는 불임증입니다. 원인을 모르니 치료법도 모르지만 어느 유기농사를 짓는 농부는 그 원인과 치료법을 알고 있었습니다. 요즘 젊은이들은 라면과 같은 인스턴트식품, 그나마 먹는 채소도 농약과 비료로 키워진 농작물이나 유전자가 변형된 수입품을 먹으니 젊은이들의 정자 수가 1cc당 4000만 마리밖에 안됩니다. 가임을 위해서 정자의 수는 8000만 마리에서 1억 마리 정도 되어야 합니다. 유기농 식사를 하는 우리 아들의 정자는 약 1억 2000만 마리인데 정자의 수는 먹는 것에 원인이 있으니 불임 환자는 친환경 유기농식사를 해야 치료할 수 있습니다." 이와 같은 박준영 도지사의 말씀이 큰 깨달음을 줬다. 이렇듯 대부분의 질병은 삶의 결과물이다. 스트레스와 과로, 잘못된 식습관과 같은 삐뚤어진 생활습관이 부른 결과물이다.

통합의학의 진정한 의미는 의사나 병원이 아닌 환자를 위한, 환자 중심의 의학이 되는 데 있으며, 결국 현대의학이나 한의학, 모든 대체의학의 장점을 살려 환자의 치료율과 만족도를 올리는 데 궁극적인 목표가 있다. 현대의학의 장점은 분석적이고 국소적이라는 것이고 한의학의 장점은 통합적이며 전체적이라는 것이다. 암치료를 위해 담양 대덕의 편백 숲에 자리한 지 벌써 2년이 지났지만 특별한 치료법보다 현대의학의 항암치료와 방사선치료를 병행하면서도 우리 몸의 자연치유력, 즉 면역력을 향상하기 위한 치료를 택하고 있다. 면역력을 높이는 방법은 간단하다. 아름다운 자연과 함께 어울려 그 속에서 운동과 명상 호흡을 하며, 친환경음식을 즐기고 긍정적인 마음을 갖는 것이다. 그 바탕 위에 면역력을 올리기 위한 각종 온열요법을 시행하고 있다. 우리 몸의 체온이 1도 상승하면 면역력은 5배 상승하며 42도의 고온이 되면 암세포는 스스로 자연사한다. 한의학의 뜸요법과 고전적인 참나무 불가마요법, 그리고 현대과학이 만들어낸 고주파온열치료를 병행하고 있다. 이 동서의학과 자연의 만난 통합치료가 좋은 효과를 내고 있다. 특히, 고주파온열치료법은 항암치료나 방사선치료와는 달리 부작용이 없으면서 면역력을 높여준다는 장점이 있으며, 각종 연구에서 치료 후에 암세포와 종양이 줄어드는 것이 증명되었다. 유럽에서는 이미 오래전부터 숲의 자연치유력을 인정해 특정 환자들에게 숲 속 휴양병원의 자연치유 프로그램과 검증된 대체요법들을 의료보험에 적용하고 있다. 일부 선진국들의 의료정책은 치료 중심의 의료정책에서 벗어나 예방중심이다.

  과거 경제적으로 어려운 시절에는 질병의 예방까지 생각할 여유가 없어 치료에만 급급했지만, 국민소득의 증가와 고령화로 인해 이제는 질병뿐만 아니라 만성 노인성질환에 대해서도 예방적 치료가 필요하고 삶의 질을 고려한 웰빙형 자연치유 프로그램이 절실하다. 요즘 일부에서 시도되는 미술치료, 음악치료, 작물치료, 승마치료 등 기타 편백 숲 속에서의 치료가 주목받고 있다. 단지 흥미로워서가 아닌 실제 치료에 도움이 되고 환자들의 만족도가 높아 다시 찾는 사람이 점차 늘어간다.

  대부분 질병의 진단과 치료에 있어 현대의학이 중심이 되고 있지만 치료에 도움이 된다면 한의학의 장점도 치료에 접목하고, 약물치료 중심보다는 자연치유와 예방, 삶의 질 향상에 도움이 되는 요법들을 찾아내어 정확히 검증하고 난 뒤 의료의 한 분야로 인정하여 정책적으로 지원해야 할 것이다. '대한민국통합의학박람회'를 통해 얻은 결과물이나 경험이 구호나 일회성으로 끝나지 않기 위해서는 보건당국과 국가의 지속적인 관심이 필요하다.

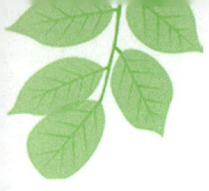

02
우리 몸이 스스로 치료하는 암

1장

암치료는
마음에서 시작한다

신념과 **의지**가 암을 이긴다

면역력을 높여 암 등의 질병을 고치려는 시도는 오래전부터 있었지만 효과적인 방법은 아직 없는 것이 현실이다. 한때 환자 자신의 림프구를 배양해서 다시 주입해 면역력을 강화시키는 '림프구 주입요법'이 시도되기도 했지만, 림프구의 수명은 한달인데 배양하는 데 2주가 걸리므로 인체에서 2주 정도면 다시 제 위치로 되돌아가버리기 때문에 별 효과가 없다. 림프구를 체외에서 배양해 주입할 것이 아니라 체내에서 림프구 생산을 잘 하도록 몸을 만드는 것이 더욱 중요하다.

요즘 시행되는 암치료의 3대 요법은 면역력을 최대한 키워 암세포와 싸워야 할 때 오히려 자연치유력을 약화시키는 항암제나 방사선치료방법을 동원하는 것이다.

면역학의 석학 아보 도오루 교수는 그의 저서 『약을 끊어야 병이 낫는다』에서 "나는 감히 앞으로 암을 줄일 수 있다고 단언한다. 암이 발생하는 구조 자체만 이해한다면 누구나 스스로 이 병을 치료할 수 있기 때문이다. '스스로 병을 치료할 수 있다'는 말은 종래 행해왔던 항암제 치료와 방사선치료, 수술 등에 의지하지 않고 우리 몸에 잠재된 자연치유력을 높여 암을 자연적으로 없앨 수 있다는 뜻이다"라고 말하며 의학계에 큰 충격과 파장을 주고 있다.

그리고 한발 더 나아가 아보 도오루 교수는 "항암제, 방사선, 수술이라는 암의 3대 요법이 암치료를 막는다"고까지 주장한다. 자신이 의과대학 교수이자 의사인데도 암치료의 잘못을 지적하는 데 주저하지 않는 아보 도오루 교수의 용기와 사명감에 깊은 박수를 보내고 암 환자가 아니더라도 그의 저서를 꼭 한번 읽어보기를 권한다.

의학의 진보와 더불어 암의 3대 요법이라는 이런 치료법들은 우리에게 그 목적을 제대로 달성하고 있는 듯한 인상을 주지만 유감스럽게도 이들 치료법이야말로 림프구를 파괴하고 생체의 소모를 초래하여 암치료를 막는 최대의 원인이 되고 있다.

- 아보 도오루 『암은 스스로 고칠 수 있다』에서

암 환자와 가족들에게 있어 용기 있는 아보 도오루 교수의 발언은 당혹스러울 수 있으나 이 주장은 후쿠다-아보이론으로 입증되었다.

암 환자 중에 기적적으로 암이 나았다는 것을 주위에서 한 번쯤은 들어보았을 것이다. 이러한 경우는 극히 드문 일로 일부에선 오진이었을 것이라고 하는 의사도 있다. 1980년 로테르담의 두 교수는 이에 대해 한 지역에서만 설명이 불가능한 자연치유 7건을 찾아내었는데, 일반적으로 생각하는 것보다 이러한 사례는 훨씬 많다. 같은 말기암 진단을 받고도 왜 누구는 회복되고, 누구는 죽게 되는 걸까? 반대로 건강하게 사는 사람들의 공통점은 무엇이며 그렇지 못하고 암이나 난치병에 걸린 사람들의 공통점은 무엇이고 두 부류의 차이점은 무엇인가?

환자가 되었을 때, 특히 암과 같은 난치성 질환인 경우 스스로 치료하는 방법은 없을 거라 미리 결론을 내려버리고 절망에 빠져버린다. 아니면 의학적 치료만이 자신에게 도움이 되며, 의사 선생님이 모든 것을 다 알아서 치료해줄 거라 믿고 '나는 단지 담당 의사의 말만 따르면 될꺼야'라고 착각에 빠진다. 하지만 오히려 난치병이나 암과 같은 불치병에 의사가 해줄 수 있는 방법은 한계가 있으며 환자 스스로 해야 할 역할이 더 많다.

우리 몸의 건강에 대해 자기 자신만큼 많이 관계하는 사람은 없다. 아무리 난치병과 암에 대해 권위 있는 의사가 치료를 하고 있더라도 그가 환자 자신만큼이나 운동이나 식사 등의 방법에 직접적으로 관여할 수는 없다.

특히, 스스로 병을 나아야겠다는 신념이나 의지가 치료에 있어 가장 먼저이며, 치료가 되느냐 안 되느냐에 결정적인 역할을 한다. 병을 낫기 위해선 의사의 처방도 중요하지만 스스로의 의지와 관리가 병을 치료하는 데 어떤 역할을 해줄 수 있는가를 반드시 이해해야 한다. 자신을 이해하는 것은 치료의 첫 단계이며, 치료에 있어 가장 중요한 역할을 한다.

말기암에 걸렸을 때, 더 이상 약이 없고 몇 개월 못 살 것이라는 의사의 말을 듣고 무기력과 절망 상태에 빠져 의사의 지시대로 항암치료만을 하다 보면 보통은 의사의 말대로 몇 개월 사는 시한부 인생이 되고 만다.

하지만 반대로, 남아 있는 수명에 대한 희망과 사랑하는 마음을 가지고 자신의 모든 역량을 동원해 회복될 수 있는 스스로의 면역력, 자가치유력을 기른다면 기대수명을 훨씬 뛰어넘고 예상 밖의 기적의 결과가 나올 수 있다.

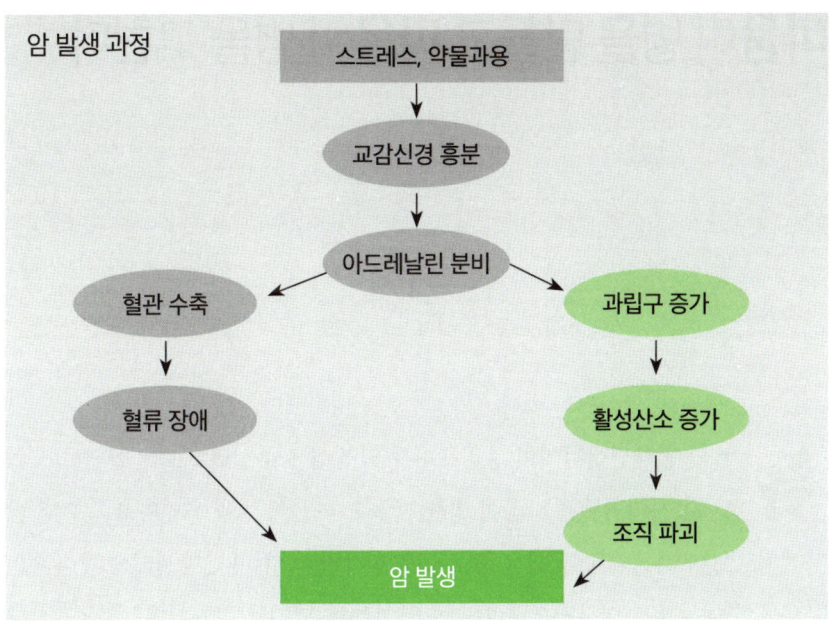

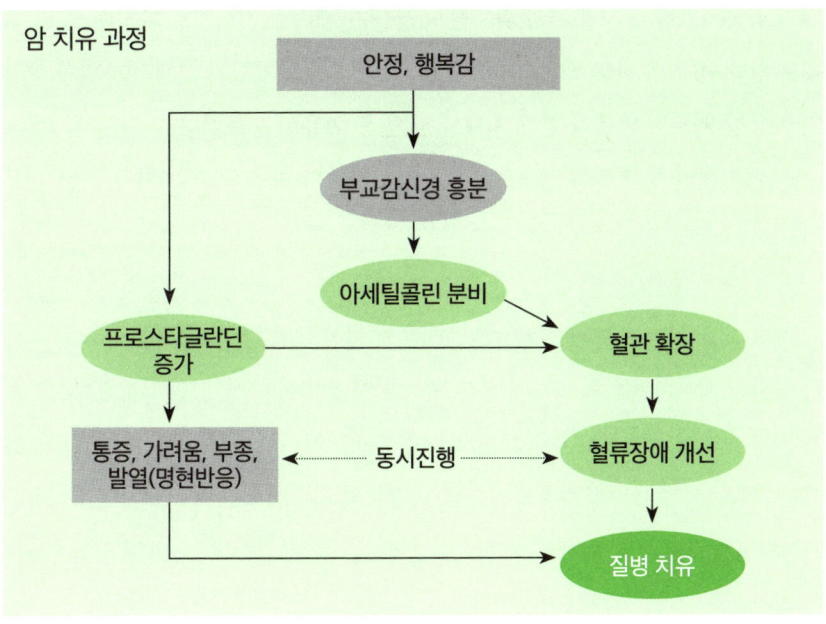

마음이 병을 만들고 마음이 병을 고친다

암의 방사선학자이며 캘리포니아 암센터에서 심리치료를 실천하고 있는 칼 사이먼튼은 마음이 병을 만들고 마음이 병을 고친다고 믿으며 방사선치료보다 마음치료를 더욱 중요하게 생각한 의사이다. 암센터에 찾아오는 환자들의 대부분은 의학적으로 치료가 불가능한 말기암 환자인데, 이완 프로그램과 심상치료를 실시한 결과 환자들의 상태가 계속 호전되었고 마침내 두 달 후에는 암의 징후가 전혀 발견되지 않았다. 대부분의 환자들이 신체적인 병의 증상만 치료할 때보다 마음을 함께 치료할 때 높은 치유력을 보였다.

다음은 칼이 행한 프로그램으로 『칼 사이먼튼의 마음 의술』에서 발췌한 내용이다.

아침, 점심, 잠자리 들기 전에 15분씩 차분히 앉아 마음을 가라앉히고 정신과 육체가 이완돼 기분이 좋아질 때까지 나무 밑이나 시냇가 또는 어느 곳이나 쾌적하고 조용한 장소에 있는 자신의 모습을 상상하며 명상을 한다. 그리고 나서 어떤 형태로든 자신의 종양을 생생하게 마음에 그린다. 다음으로 자신이 받는 방사선치료를 마음에 그리고 작은 탄환으로 암세포를 죽이고 암세포는 정상세포보다 약해 결국 정상세포만 건강하게 살아남는다고 생각한다.

심상치료의 마지막 단계로 자신의 백혈구가 들어와 암세포를 공격하여 간과 신장을 통해 몸 밖으로 밀어내는 그림을 연상한다. 마음의 눈으로 암세포의 크기가 줄어들고 건강이 정상으로 돌아오는 것을 떠올린다.

심상치료 결과, 단순히 물리적 화학요법과 방사선치료만 했을 때를 뛰어넘는 결과가 일어났다. 같은 방사선치료를 심상치료와 병행했을 때 피부나 점막에 나타나는 방사선 부작용을 찾아볼 수 없었고 환자는 계속 호전되어 두 달 후에는 암의 징후가 전혀 발견되지 않았다.

치료가 끝날 즘 그는 칼에게 이렇게 말했다. "처음에는 회복하기 위해서 선생님이 필요했어요. 이제는 당신이 없어도 나 스스로 해낼 수 있을 것 같네요."

캘리포니아 의과대학에서 진행하는 암치료 프로그램에 참가한 암 환자들은 자신의 몸과 마음을 요가와 명상으로 편안하게 가라앉히고 항암식단에 따라 식사를 했다. 같은 암에 걸린 다른 환자들의 평균 생존기간보다 실험에 참가한 암 환자들의 평균 생존기간이 훨씬 길다는 사실이 밝혀졌다. 이러한 사실은 암에 대해 적어도 마음을 잘 다스리고 일상에서 행복을 느끼며 생활습관과 먹는 것에 관심을 갖는다면 암을 충분히 다스릴 수 있다는 것을 우리에게 알려준다.

얼마 전 병원 로비가 시끄러워 살펴보니 한 환자분이 병원을 찾아오느라 너무 헤맸다며 하소연 중이었다. 요즘엔 내비게이션이 발달해 멀리서 찾아오는 분들도 주소를 입력해 쉽게 병원을 찾아올 수 있다. 하지만 주소가 도로명으로 나온다며 뭐 이런 경우가 있느냐며 화를 내셨던 것이다. 환우분 스마트폰의 문자를 확인해 보니 숫자 25를 21로 잘못 입력해 생긴 일로 너무 급한 성격 때문에 발생한 일이었다. 본인의 잘못임을 시인하고도 길을 너무 헤맨 나머지 화가 덜 풀린 것 같았다.

상담하는 도중 "모든 병에는 원인이 있습니다. 아무리 초기 암을 수술과 항암치료, 방사선치료로 깨끗이 제거해도 또 생기는 암에 대한 대책은 될 수 없습니다. 근본적인 원인치료를 해야 합니다. 어떤 분은 너무 억눌린 생활이 병이 되기도 하고, 어떤 분은 너무 성격이 급해서 병이 되기도 합니다. 지나친 과음이나 흡연이 원인이 되기도 하며 불규칙한 식습관과 같은 모든 잘못된 습관의 결과가 암의 원인입니다. 암 덩어리를 의사가 제거해 줄 수는 있어도 근본적인 치료를 하는 것은 의사가 아닌 바로 당신입니다. 암을 고치려면 급한 성격부터 고쳐야 할 것 같아요." 폐암이었던 그 환우분은 "급한 성격이 천성인데 성격을 고친다는 것은 불가능합니다."라는 답을 하였다. "성격 고치는 것이 불가능하면 암을 고치는 일도 불가합니다."라며 답하고 꽤 오랜 시간 상담하고 나자 환자분의 화도 풀리고 불같은 성격이 조금은 누그러졌다.

"스트레스가 나쁘니 스트레스를 받지 마라!", "착한 일을 해라!", "좋은 습관으로 바꿔라!" 등의 당연한 말은 누구나 한다. 악한 사람이라 할지라도 좋은 말과 나쁜 말은 구별할 줄 안다. 하지만 그 말을 실천하는 사람은 드물다. 고 김대중 전 대통령도 '실천하는 양심'을 강조하였다. 아무리 마음으로 바른 생각을 하더라도 실천하지 않으면 의미가 없다. 소위 지식인일수록 위선적으로 좋은 말과 고상한 말은 많이 하면서 실제 자신의 삶에서는 보여주지 못하는 경우가 많다. 아는 것은 많아서 좋은 말을 많이 하지만 행동은 이를 따라가지 못한다. 공자는 눌언민행(訥言敏行)이라 하여 말은 어눌하지만 행동은 최대한 빨리하라고 한 것은 말보다는 실천하는 삶을 강조한 것이다.

『설원』에 실린 공명선의 이야기를 보자. 공명선은 증자 문하의 제자였다. 그런데 그는 문하로 들어온 지 3년이 지나도록 책 한번 보지 않자, 증자가 공명선에게 물었다. "너는 내 집에 머문 3년 동안 도통 공부를 하지 않는구나. 어째서 그러하냐?" 이에 공명선은 깜짝 놀라며 대답했다. "공부를 하지 않다니요? 저는 계속 공부하는 중입니다. 집에 스승님보다 어른인 분이 계실 때 스승님께서 소나 말조차도 꾸짖지 않는 모습을 보면서 나보다 나이 많은 분을 대하는 법을 배우고 있으나 아직 다 배우지 못했습니다. 또한, 스승님이 손님을 대할 때 시종일관 조심스럽고 겸손하며 해이해지지 않으시는 모습을 보면서 손님을 대하는 법을 배우고 있으나 아직 다 배우지 못했습니다. 스승님이 조정에 나아가 공무를 하실 때 아랫사람을 엄격하게 대하면서도 그들의 자존심을 상하지 않게 하시는 모습을 보면서 아랫사람을 대하는 법을 배우고 있으나 이 또한 아직 다 배우지 못했습니다." 이 말을 듣고 증자는 곧바로 자리에서 일어나서 공명선에게 사과했다. "내가 너보다 못하구나. 나는 지금까지 책 읽는 것만을 공부로 알았도다!" 증자는 관리자로서 충분한 권력을 가지고 있었지만 자신의 절대적인 권력을 남용하여 남에게 영향을 주거나 하지 않았다. 그 대신 솔선수범을 통해 다른 사람이 스스로 깨닫게 함으로써 교육의 목적을 달성했다. 사람의 진정성은 그의 말과 행동의 일치에서 온다. 아무리 좋은 말이라도 행동이 따르지 않으면 소용없다. 암치유에 있어서도 마찬가지다. 잘못된 생활습관이 암을 가져온 것이라면 잘못된 습관을 고치는 것이 근본적인 치유임을 누구라도 알 수 있다. 하지만 알면서도 생활습관을 제대로 고치는 사람이 드물다. 초기에 암을 발견하여 완전히 암 덩어리를 제거하고도 2~3년 뒤에 재발하는 환자가 많다. 암 덩어리 제거 후 1~2년 정도 아무런 증상이 없으면 예전 습관으로 다시 돌아가 암이 재발하는 것이다.

세 살 버릇이 여든까지 간다는 말이 있다. 한번 들인 습관은 고치기 힘들다. 건강을 유지하는 가장 좋은 보약은 좋은 습관을 갖는 것이다. 우리는 평소 역사에 대한 관심이 높지만 안타까운 역사가 되풀이되는 경우가 많다. 역사는 박물관의 유물이 아니다. 과거는 뒷일의 교훈이 되며 거울인 것이다. 역사를 왜 배우는가? 역사란 재미를 위해서 배우는 것이 아니다. "과거를 기억하지 못하는 사람은 과거를 반복하기 마련이다."라고 조지 산타야나가 말한 대로 우리는 과거의 잘못된 역사를 반복하지 않기 위해서 역사를 배우는 것이다. 잘못된 생활습관이 면역력을 저해하고 모든 병의 원인이 됨을 스스로의 역사에서 깨달았다면 다시 잘못된 과거를 답습하지 않아야 한다.

면역체계는 암에 대항해서 우리 몸을 지켜주는 가장 강력한 첫 번째 방어수단이다. 건강할 때는 우리 몸에 생기는 돌연변이 암세포를 잘 처리해 왔지만 언제부터인가 그 면역체계가 효율적으로 작동하지 않는 상태에 빠지면 문제가 된다. 보다 더 큰 행복과 풍요로운 삶, 자연을 거스르지 않는 생활을 누리는 것이 무너진 면역력을 되살리고 강화하는 첫 번째 방법이 될 것이다. 또한 몸과 마음이 잘 다스려진 상태는 최적의 조건으로 계획된 치료가 병행된다면 아주 효과적일 것이다. 면역력을 높이는 일은 의학적인 치료로 이루어지기보단 스스로 생활방식에 의해 결정된다는 것이 과학적으로 여러 차례 검증되었다. 스트레스나 과음, 지나친 흡연, 잘못된 식습관은 면역기능을 억제하는 호르몬인 아드레날린을 분비해 면역력을 떨어뜨리고 유전자변형을 일으켜 암을 비롯한 각종 질병을 일으킨다는 사실은 너무나도 명백하다. 부모는 아들에게 공부하라고 말하며 느긋하게 텔레비전 리모컨을 손에 들고 있고 팀장은 팀원에게 지각하지 말라면서 자신은 항상 늦는다면 어떨까? 자녀에게 필요한 것은 공부하라는 말이 아니라 손에 책을 든 부모의 모습이다. 오늘 생각하고 계획한 일이 행동으로 옮겨졌는지 하루에 세 번은 되돌아보아야 한다.

암에 대한 두려움을 없애라

암이라는 말만 들어도 죽음에 대한 공포와 두려운 마음이 든다. 하지만 죽음에 대해 조금만 생각해본다면 두려움은 금세 사라질 수 있다. 이 세상에 태어나면 언젠가 한번쯤은 죽음을 맞이해야 한다. 탄생과 마찬가지로 죽음도 삶의 한 부분이다.

요즘 교통사고나 사고사로 인한 사망률이 암 사망률과 맞먹는다. 그리고 심근경색이나 뇌졸중과 같이 어느 날 갑자기 예고 없이 세상을 등지게 되는 경우도 있다. 어떤 사람들은 살만큼 산 노인들이 고통 없이 갑자기 돌아가신 것을 호상이라 한다. 하지만 이러한 갑작스런 죽음은 죽음에 대한 준비, 즉 가족과 나누고 즐기면서 못해주고 서운하게 했던 일들에 대해 앙금을 털어내는 일을 하지 못하고 세상을 떠나게 한다.

암에 걸려 시한부 인생을 선고받았다 하더라도 오히려 자기의 인생을 되돌아보고 해보지 못했던 것들 그리고 원했던 일들을 해보는 기회가 될 수도 있다. 진정한 삶을 찾으며 그동안 느끼지 못했던 행복을 느낀 암 환자들은 오히려 통계보다 훨씬 오래 생존한다. 암 재발에 대한 태도 역시 마찬가지다. 모든 암 환자가 재발을 두려워한다. 실제 치료를 통해 호전되다가 돌연 악화되는 경우가 많다. 아무리 긍정적인 생각과 신념이 있더라도 악화되는 경우엔 마음이 흔들린다. 이

럴 때 대부분 환자들은 '드디어 올 것이 왔구나'라고 절망감에 빠지고 만다.

그러나 어떤 질환이든지 호전과 악화가 마치 싸인 곡선처럼 파동을 그리며 반복되다가 점차로 호전된다. 드물게는 계단식 호전이나 직선형 호전을 하는 경우도 있다. 하지만 호전되고 악화되는 식의 변화가 있다면 결과적으로는 호전될 가능성이 있다. 악화되는 순간에는 놀랍고 고통스럽겠지만 일시적인 기간이라는

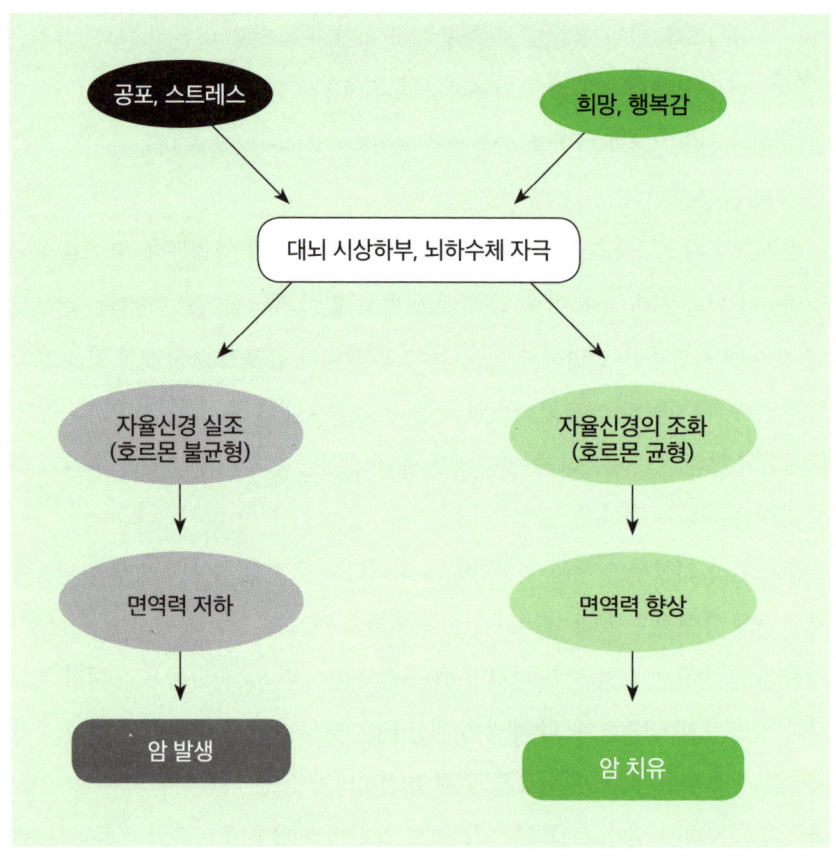

암에 대한 두려움을 없애라

것을 명심해야 한다. 치료하다 보면 어제는 좋다가도 오늘은 악화되고 다음날은 또 좋아지는 경우를 만성요통 환자나 통증 환자에게서 흔히 접할 수 있다. 암도 마찬가지로 호전과 악화가 기간의 차이일 뿐 분명히 나타나는 것이다.

　재발에 대한 두려움을 품을 것이 아니라, 모든 병은 관리를 잘못하면 다시 재발할 수 있다는 사실을 염두에 두어야 한다. 감기나 디스크 질환이 다 치료가 되었더라도 또다시 몸을 함부로 관리한다면 언제든지 다시 감기나 디스크에 걸릴 수 있다. 재발이나 악화는 충분이 예견되는 일이므로 치료에 들어가면서 재발될 때 자신의 감정변화나 낙담에 대해 가족이나 친구, 의료진에게 힘이 되어달라고 미리 도움을 청하는 것이 좋다. 절망감이나 두려움과 싸울 때 든든한 버팀목이 될 것이다.

　치료 도중 환자가 너무 많은 기대를 갖고 빠른 회복을 위해 노력하는 경우가 있는데 이 또한 부담이나 스트레스가 되어 다가오는 경우가 있다. 담배에 중독된 흡연자가 금연을 하고서 평생 흡연으로 나빠진 폐가 한두 달 안에 원상 복귀가 될 것이라고 생각하는 것과 비슷하다. 하루아침에 질병이 된 것이 아니고 오랜 시간 동안 축적되어 암이 된 것처럼, 병이 나을 때도 그만큼의 시간이 필요함을 받아들여야 한다. 암치료에 있어도 시간과 인내가 필요하다.

무력감은 **암의 동지**

펜실베니아 대학교의 마틴 셀리그먼 교수의 연구팀은 실험쥐에게 50%의 치사율을 보이도록 종양세포를 이식했다. 첫 번째 그룹은 방치하고 3달 후에 절반의 쥐가 암에 걸렸다. 두 번째 그룹에게는 작은 전기 자극을 가했고 우리 안에 지렛대를 밟아서 자극을 피할 수 있는 장치를 설치했다. 세 번째 그룹도 같은 전기 자극을 가했지만 자극을 피할 수 없도록 했다. 사이언스에 발표된 연구 결과는, 한 달 후 두 번째 그룹의 63%가 종양이 사라졌고 세 번째 그룹은 23%만이 암을 이겨냈다.

이 연구 결과가 주는 교훈은 매우 중요하다. 살다 보면 전기자극과 같은 스트레스가 우리를 수없이 찾아온다. 그러나 스트레스 자체가 암의 진행을 촉진시키는 것이 아니라 시련이 닥쳤을 때 거기에 대처하는 방식, 특히 버려졌다는 느낌과 무력감이나 내면의 불균형이 우리를 무너뜨리는 것이다.

다음은 다비드 세르방 박사의 『항암』 중에서 발췌한 내용이다.

무력감과 절망감이 암의 증식을 돕는다면 반대로 초연함은 암의 증식을 억제한다. 오스트레일리아 멜버른에 거주하는 이안 골러는 젊은 수의사이다. 어느 날 그는 심각한 골육종(뼈에 생기는 암)에 걸렸고 한쪽 다리에 퍼져 있었다. 다리를 절단하고 치료를 1년 동안 계속했지만 종양은 사라지지 않았다. 암은 엉덩이와 흉부로 퍼져서 육안으로 확인될 정도로 변형되었다. 담당의사는 몇 주, 기껏해야 한 달이 채 남지 않았다고 전했다. 이안은 더 이상 잃을 것도 없다는 생각에 아내의 도움을 받아 집중적인 명상에 들어갔다. 미어스 박사는 이안이 도달할 수 있었던 마음의 평정을 보고 아주 놀랐다. 몇 달 동안 집중적인 명상과 엄격한 식이요법을 실천한 후 이안은 기력을 회복했다. 가슴에 흉측하게 돌출되었던 뼈도 조금씩 회복되었고 몇 달 후에는 완전히 사라졌다. 그는 30년이 지난 지금도 여전히 살아 있다.

정신적인 부분이 암의 진행에 영향을 미친다는 사실을 성질 급한 외과의사라면 무시해버릴 것이다. 하지만 스탠포드대의 정신과 어빈 얄롬 박사는 유방암 말기 환자를 상대로 매주 모여 자기가 느끼는 두려움과 외로움 그리고 하고 싶은 것, 병에 맞서는 방식에 대해 서로 의견을 나누게 하여 서로에게 희망과 교훈을 주는 정신적 치료를 하였다. 그 결과 환자들 서로가 더 이상 숨길 것이 없고 속내까지 드러내놓고 이야기할 수 있게 되었는데, 어떤 환자는 처음으로 믿음의 달콤함을 맛보기도 하였다. 시간이 지나면서 자연스럽게 기적이 일어나기 시작했고, 자기의 생각이 타인에게 받아들여진다는 사실만으로도 긍정적인 감정, 기쁨, 살고 싶다는 욕망이 생기게 되었다. 진정한 인간관계를 배운 환자들은 우울증이나 걱정 심지어 통증까지도 줄게 되었다. 그렇게 1년 동안 정기적으로 모임을 갖다 헤어졌다.

처음엔 정신상태가 암의 진행과는 아무런 관계가 없다고 생각한 슈피겔 박사는 결과를 알아보기 위해 10년이 지나 직접 실험에 참가했던 50명의 환자에게 직접 전화를 걸어보았다. 그리고 그 결과는 놀라웠다. 규칙적으로 모임에 참석했던 환자와 그렇지 않았던 환자 간에 뚜렷한 차이를 발견할 수 있었는데, 참석률이 높을수록 생존기간도 더 길었고, 실험에 참석하지 않은 환자보다 두 배나 오래 살았다는 사실을 알게 되었다.

슈피겔 박사는 이 연구 결과에 대해 "표현하지 않는 느낌과 감정은 마음속의 걸림돌이 됩니다. 우리의 의식 밖으로 표출하려고 애써야 원인이 되는 스트레스를 해소할 수 있고 우리가 아직 잘 모르고 있는 정신적 자원을 끌어낼 수 있습니다. 느낌과 감정을 받아들이고 표현하는 일이야말로 정신적 자원을 낭비하지 않는 길입니다"라고 표현한다.

이 글을 읽고 있는 당신이 만약 암 환자라면 좌절하고 무력감에 젖어있기보다는 지금 함께 입원해 있는 주위의 암 환자와 마음속 깊은 곳의 속내까지 털어놓고 의지하는 친구가 되어보는 것이 어떨까?

플라시보 효과

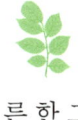 만성편두통 환자를 대상으로 다음과 같은 실험을 진행하였다. 한 그룹에게는 증세를 확실하게 경감시켜주는 약이라고 의사가 말을 해주고 다른 한 그룹에게는 간호사로부터 새로운 임상실험용 약인데 그 효과에 대해서는 아직 알려진 바가 없다는 이야기를 한 뒤 동일하게 투약하였다. 첫 번째 그룹은 70% 이상 통증이 개선되었으며 두 번째 그룹은 20% 정도 개선을 보였다. 이 두 그룹의 차이는 고작 신뢰감을 주느냐 그렇지 않느냐에 불과하다. 믿음에서 비롯된 긍정적 마음, 자가치유력에서 차이가 난 것이다. 흔히 정신적인 질환이 있거나 만성적으로 불평을 하거나 건강염려증처럼 아무런 이상이 없는데도 아프다고 하는 경우, 적절한 치료법이 없지만 단념했다는 느낌을 환자에게 주고 싶지 않을 때 그저 흔한 소화제만 주어도 대단한 효과를 보곤 한다. 특히, 우울증이나 불면증 환자에게 특효약이라며 자기 암시를 주면 소화제만으로도 불면증이 개선되곤 한다. 남자들이라면 군대에서 한 번쯤 이와 비슷한 경험을 했을 것이다. 아파서 의무대를 찾아 처방을 받아보면 배가 아파도, 감기에 걸려도, 두통이 있어도 늘 같은 약을 준다. 다름 아닌 소화제를 주는데도 아픈 증세가 사라진다.

이와 비슷한 사례가 『칼 사이먼튼의 마음 의술』에도 소개되어 있다.

루마니아 부쿠레슈티 국립노인의학연구소 의료진은 내분비계를 활성화시켜 건강을 증진하고 수명을 연장하는 신약을 연구했다. 150명의 환자를 세 그룹으로 나눈 다음 첫 번째 그룹은 약물을 투여하지 않고 두 번째 그룹에게는 설탕제제를 주고 신약이라 말하고 세 번째 그룹에는 신약을 처방하고 수 년간 관찰했다.

아무것도 받지 않은 그룹의 구성원들은 같은 지역의 동일 연령 그룹과 비슷한 사망률과 발병률을 보였다. 두 번째 그룹은 첫 번째 그룹보다 눈에 띄게 낮은 사망률을 나타냈고 건강이 상당히 개선됐다. 약을 처방받은 세 번째 그룹은 두 번째 그룹과 비슷한 수준의 건강상태를 나타냈다. 약이 수명과 건강에 중대한 차이를 만든 것도 확실하지만 플라시보 효과만으로 질병의 정도와 수명에 큰 진전을 이룰 수 있었다.

플라시보 효과란 약이 아닌 것을 약으로 속이고 치료 효과를 내는 것을 말한다. 우리말로는 위약(僞藥)효과 즉, 가짜 약 효과라는 뜻이다. 본래는 신약 개발 시 약의 효과를 검증하기 위해 사용된 임상시험방법이지만 환자에 따라 심리적인 이유로 실제 약과 동일한 효과가 나타나는 경우가 많아 이를 플라시보효과라 칭하고 있다. 이는 제2차 세계대전 중 약이 부족할 때 많이 쓰였던 방법이기도 하다.

플라시보 효과처럼 질병이 나을 수 있다는 신념 즉 정신적·심리적 믿음이 의학적으로 증명된 그 어떤 훌륭한 치료법보다 훨씬 뛰어난 효과를 가져올 수 있다는 사실을 잊어서는 안 된다. 수동적이고 순종적인 삶을 사는 것이 아니라 적극적이고 긍정적인 마음을 가지고 사는 것이 그만큼 중요하다. 말기암 환자 중 10년 이상 생존한 그룹의 환자들에겐 태도의 변화와 생활습관의 변화, 적극적이고 긍정적인 힘 그리고 된다는 확신과 실천이 있었다는 사실을 기억하자.

긍정의 힘이 면역력의 스위치

축산농가나 화예농가에서 클래식을 들려주면 동식물의 성장이나 발육상태가 향상된다는 내용을 자주 접한다. 그런 내용에 의문을 가졌었다. 그러다가 우연히 에모토 마사루 박사가 쓴 『물은 답을 알고 있다』라는 책을 접하고 나서 동물이나 식물이 아름다운 클래식 음악을 듣고 자라면 얼마든지 더 좋은 발육을 보일 수 있다는 것을 알게 되었다.

일본 대안의학 연구자인 에모토 마사루 박사는 파동이론과 이를 이용한 파동의학에 관한 연구를 하며 사랑과 감사의 힘에 관한 강연을 주로 한다. 이 책의 전신은 『물이 전하는 말』이라는 사진첩이다. 물을 급랭하여 그 결정 모양을 촬영해 모은 사진첩인데 작은 출판사에서 출간한 사진첩이 오로지 사람들의 입소문만으로 인기를 끌자 저자가 사진에 설명을 붙여서 다시 『물은 답을 알고 있다』라는 제목으로 출판한 것이다. 이 책은 여러 가지 논란을 일으키며 세간의 관심을 끌었다. 저자는 책에 실은 내용의 진위 여부를 많은 말로 증명하기에 앞서, 그저 사진을 보여주고 그 판단을 독자에게 맡기고 있다. 작은 사진들이 전하는 감동은 정말이지 대단하다. 긍정의 힘을 말하기 전에 뜬금없이 책 설명을 하는 것은 이 책이, 긍정적인 사고와 감사하는 마음이 실질적으로 병의 회복에 도움이 될 수 있다는 증거를 보여주고 있기 때문이다.

그가 했던 실험을 들여다보자. 물병에 먼저 '감사합니다'라는 말을 써서 붙여 놓고 그 물의 결정을 촬영하였더니 아름다운 육각형을 이루었다. 이와는 반대로 '망할 놈'이라는 말을 써서 붙이고 사진을 촬영하였더니 신기하게도 물이 어떻게 알았는지 육각형 구조가 깨져버리고 결정 자체를 이루지 못하였다. 그뿐이 아니다. 각 나라말로 '고맙습니다'라고 쓴 종이를 붙이고 물의 결정을 촬영하였더니 모두 비슷하게 육각형의 구조를 이루었다. 그런데 왜 물의 결정이 이렇게 바뀌는 것일까? 무엇이 물로 하여금 스스로 결정을 바꾸게 하는 걸까? 그리고 나아가, 이런 물의 결정의 변화가 질병 치료와 어떤 연관이 있을까? 에모루 마사토는 이렇게 말하고 있다.

물은 정보를 기억하기 때문이다. 바닷물은 바다에서 일어나는 모든 생명의 이야기를, 빙하에서 흘러내리는 빙하의 물 역시 유구한 지구의 역사를 간직하고 있을 것이란 주장이다. 우주로부터 온 물은 지구를 순환하다가 우리 몸을 거쳐 다시 지구로, 우주로 되돌아가는 장엄한 드라마를 연출하며 그 역사를 기억한다. 또한 모든 물질과 감정 그리고 생각은 파동으로 이루어졌기 때문에 이 파동이 물에 영향을 주어 그런 구조를 결정하게 된다. 종이에 적은 글자 역시 고유한 파동을 간직하기 때문에 물이 반응하는 것이다.

불치병에 걸리면 병원에서 치료를 받기도 하지만, 하나님께 기도하거나 절에 가 불공을 드리며 믿음의 힘에 의지하는 경우가 많다. 실제 이런 믿음에 의한 치료 사례가 너무나도 많고 지금도 어디선가는 치유의 기적들이 일어나고 있을 것이다. 종교적인 힘에 따른 것일 수도 있지만 절실한 믿음이 우리 인체의 꺼져가는 면역력 스위치를 켜는 역할을 한 것이다. 이것이 바로 긍정의 힘이며 자연치유력의 힘인 것이다.

파동의학과 한의학

 앞에서 살펴본 것처럼, 물에는 고유 파장이 있으며 모든 사물과 생명체는 이러한 파장의 움직임, 즉 파동에 반응한다. 파동의학은 한의학에도 적용되는 분야인데 이에 대해서 간단히 알아보자.

파동의학은 90년대 후반부터 한의계에 도입된 학문으로, 인체 내에 있는 각 조직기관의 파동을 측정하고 그것을 정상의 파동과 비교하여 질병을 진단하고 치료하는 요법이다. 인체가 내는 극히 미약한 에너지 파동에는 인체의 상태를 알려주는 정보가 담겨 있는데, 파동의학은 그것을 포착해 병증을 진단하는 한편, 치료 정보가 실린 에너지 파동을 인체에 전달해 병을 치료하는 요법이다.

파동의학의 이론적 배경은 천인상응사상(天人相應思想)이다. 한의학에서 말하는 인체는 소우주이며 자연계는 대우주라는 개념으로, 인체는 결국 대자연의 일부이며 자연의 순리에 따라 살아가야 한다는 것이다. 즉 인체는 전체 우주의 모든 것을 축소해 놓은 축소판과도 같은 것이며 또한 우주도 인체의 모든 것을 포함하고 있는 것이다. 결과적으로 전체는 부분을 포함하고 부분은 전체를 다시 포함하게 된다. 우리 몸 안에서도 머리카락이나 손가락 끝에 있는 하나의 세포 속에는 인체의 모든 정보가 포함되어 있다. 그 예로 생식세포가 아닌 체세포만으로 복제에 성공한 복제 양 '돌리'를 들 수 있다.

파동은 에너지의 최소 단위라고 할 수 있다. 그리고 인체나 모든 자연물을 구성하는 것들의 기초가 되는 원자나 소립자는 고유의 파동(에너지)을 지니고 있다. 또한 원자나 소립자가 이루고 있는 조직이나 기관도 그 고유의 파동을 지닌다.

각 조직이나 기관이 이상변화 특히 병리적인 변화를 거치면 그 파동이 계속해서 자라나는 머리카락이나 손톱, 소변 등에 영향을 미쳐 파동 변화를 가져온다. 이러한 파동 변화, 즉 부분의 변화가 전체의 변화를 가져온다는 이론이 파동의학의 기본적 토대이다.

질병의 진단 원리는 다음과 같다. 생명체를 비롯한 모든 물체는 각기 고유의 파동수가 있고 모든 파동은 같은 주파수의 파동과 만날 때 공명을 일으킨다. 건강하지 못한 조직이나 기관도 이 원리에 의해 찾아내는 것이다. 또한 장기마다 파동수가 다르기 때문에 동일한 염증이 생긴 간의 파동수와 위의 파동수가 각기 다르며 이를 공명의 원리를 통해 식별해낼 수 있다는 것이다.

치료에 있어서는 정반대의 방법이 사용된다. 진단에 파동의 공명을 이용했다면 치료에는 파동의 상쇄를 이용한다. 즉 질병이 가지고 있는 파동과 반대되는 파동을 몸에 투여하는 것이다. 일반적으로 이때에 파동수(물)를 이용한다. 파동수는 비교적 좋은 정보를 가진 물(공명자장수)에 질병이 가진 것과 반대되는 파동을 전사하여 만들어진다. 파동수는 그대로 사용하기보다는 사용할 때마다 1/10~1/100로 희석하여 복용한다. 환자를 치료하는 임상적인 측면에서는 파동의학뿐 아니라 추나요법과 한약, 침 등 효과 있는 치료법을 함께 병행하여 허리디스크, 만성두통, 현기증, 원인 모를 피부병, 암 같은 만성병이나 고질병 환자를 치료할 수 있다.

종합해보면 물의 결정을 결정하는 요인은 아직까지 가설뿐이지만 중요한 사실 한 가지는 긍정적 메시지가 물의 결정을 아름답게 만들 수 있으며, 물뿐만 아니라 우리의 몸도 바꿀 수 있다는 것이다. 우리의 몸은 70% 이상이 물로 이루어져 있다. 우리가 우리 자신에게 긍정적인 메시지를 전달한다면 스스로 의식하지 못한다 할지라도 우리 몸에 여러 가지 좋은 반응이 일어나리라는 것을 추측할 수 있다. 따라서 투병 중에 있는 환자들과 그 가족들의 마음에 긍정적인 메시지를 전달하는 것이 물리적인 치료와 더불어 매우 중요한 것이다.

요즘 암은 좀 과장하면 감기만큼이나 흔한 병이 되었다. 그만큼 주변에서 암투병 중인 사람을 쉽게 볼 수 있다. 의학의 발달로 조기에 발견한 암은 거의 완치에 가까운 치료를 하고 있기는 하지만 암의 진행이 3기 이상이 되면 환자 본인은 물론 그 가족들에게도 심한 충격을 주고 삶 전체를 흔들어 놓는다. 암에 걸린 사람 대부분은 재수가 없어서 암이 발병했다고 생각할 것이다. 그리고 치료하기 위해서 항암치료 등 많은 노력을 한다. 하지만 조금만 돌려 생각해보면, 결국 암세포를 내 몸속에 키운 주범은 환자 자신이다. 따라서 암을 이기기 위해서는 치료 이전에 암을 일으킨 병인을 찾고, 그 근본 원인으로부터 환자 자신을 격리시키는 것이 중요할 것이다.

암의 발생 원인 중 가장 많이 거론 되는 것이 스트레스이다. 스트레스는 위에서 살펴보았듯 우리 몸에 부정적인 메시지를 전달할 것이고 그 메시지는 우리 몸을 이루는 요소들에 좋지 않은 파동을 전달할 것이다. 이런 부정적 파동들이 반복된다면 결국은 암을 비롯한 많은 질병이 유발될 것이다. 그러나 반대로 긍정적 파동은 아무리 치료하기 힘든 암이라 할지라도 치유할 수 있음을 기억해야 할 것이다.

행복감과 사랑하는 마음이 강력한 항암제!

우리는 가족을 위해, 아내를 위해 그리고 자신을 위해 시간과 돈을 저축하고 정작 중요한 현재의 행복을 미루어놓는다. 집을 마련할 때까지, 학위를 딸 때까지, 자식이 대학을 졸업 할 때까지, 정년이 될 때까지… 하면서 '경제적으로나 사회적으로 지위가 안정된 이후에 추구해도 늦지는 않다고 위안하면서 말이다. 행복은 항상 진행형이어야 한다는 것을 교통사고나 시한부 암 선고, 중병이 우리를 찾아오고 나서야 깨닫는다.

행복에 투자할 시간은 우리를 기다려주지 않는다는 사실을 알아야 한다. 암 선고를 받고 나면 처음엔 죽음에 대한 두려움과 공포가 밀려오다가 결국, 지금까지 살아온 삶이 억울하고 분하다는 분노와 원망으로 바뀌고 만다. 하지만 반대의 경우도 있다. 지금까지 보지 못했던 것들이 새롭게 다가오고 주위의 모든 것들이 아름답고 소중한 의미로 다가오기도 한다. 저녁을 준비하는 아내의 부지런한 움직임이 사랑스러워 보이고, 귀찮았던 아이들의 호기심 가득한 질문에 자상한 아버지로서 답을 해주고, 주말이면 한 주의 피곤함을 잠으로만 채웠던 시간들을 가족과 함께 야외에서 즐겁게 보낸다면 어떨까? 암 선고를 받지 않았다면 행복한 시간을 가질 수 있었을까?

암 선고를 받고 분노와 원망 그리고 항암치료의 고통 속에서 보내느라 삶의 기쁨이 송두리째 없어지고 마는 것과, 오히려 암 선고를 기회로 가족과 못했던 행복과 사랑을 찾는 것 중 어느 것이 암치료에 도움이 될까? 사람은 시간이 되면 언젠가는 사랑하는 사람에게 영원한 이별을 고해야 한다. 우리는 이러한 슬픔을 두려워하지만 삶의 진정한 맛을 느껴보지 못하고 이별을 맞이하는 것이 더 불행한 일은 아닐까?

샌프란시스코 의대 교수인 딘 오시니 박사의 연구에 의하면, 전립선암 93명을 대상으로 외과적 수술을 하지 않고 두 그룹으로 나눈 후 한 그룹은 생활방식을 바꾸고 다른 한 그룹은 평상시대로 생활하면서 두 그룹의 전립선특이항원(PSA)을 정기적으로 측정했다. 결과는 놀라웠다. 첫 번째 그룹은 암 수치가 4% 감소하였고 두 번째 그룹은 오히려 6% 증가했다. 더욱 놀라운 사실은 생활 방식을 바꾼 그룹은 바꾸지 않은 그룹보다 전립선 암세포 증식을 억제할 수 있는 능력이 7배 높았다.

암 환자의 통계에 나타난 생존율은 환자의 마음이 바뀌고 생활양식이 바뀐다면 크게 늘어날 수 있다.

암을 치료한 명약 웃음

스트레스를 받을 때와는 반대로, 웃을 때 면역세포의 활동이 활발해지고 면역력이 향상돼 실제 암과 같은 난치병 치료에 크게 도움을 준다는 사실을 일본 오사카 이와세 박사팀이 과학적으로 증명하였다.

앞에서 살펴보았듯이 NK세포는 암세포만을 공격하여 제거하는 면역세포이다. 코미디 프로그램을 보여주고 크게 웃게 한 후 혈액을 채취해 NK세포의 활성도를 측정하였다. 실험 결과는 놀라웠다. TV 시청 후에 NK세포 활성도가 14% 높아졌다. 반면 재미없고 딱딱한 교양 프로그램을 시청한 사람들은 시청 전보다 오히려 2% 감소했다. NK세포가 활성화되었다는 것은 암세포를 제거하는 능력이 그만큼 높아졌다는 것이다. 사실 웃고 즐겁게 사는 것이 질병치료에 도움이 된다는 것은 상식으로 알고 있었지만 과학적인 증거가 없었는데 미국 로마린다 의료팀과 일본의 이와세 박사의 실험에서 증명되었다.

이와세 박사는 이렇게 말한다. "웃음으로 NK세포의 활성도가 높아진다는 것은 분명히 바이러스와 암세포에 대한 인체의 면역기능과 관련이 있습니다. 즉, 웃음이 감기에 걸리지 않거나, 빨리 낫거나, 혹은 암의 예방과 연결될 가능성이 있다고 볼 수 있는 것입니다."

NK(자연살상)세포 활성도

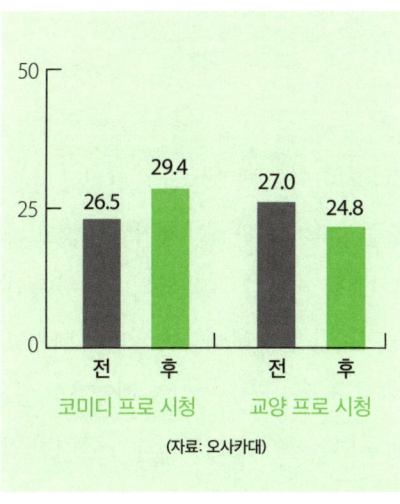

(자료: 오사카대)

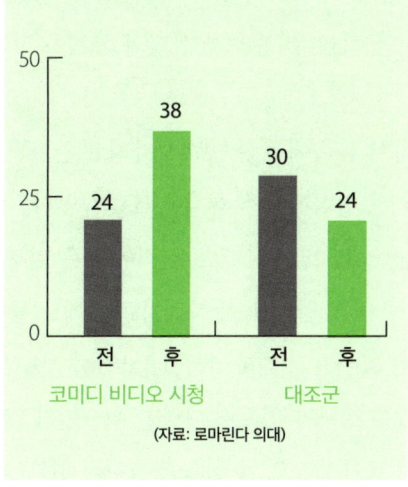

(자료: 로마린다 의대)

암이 **잠을 잔다?** (암의 휴면상태 또는 동면상태)

진행성 암이나 전이되고 재발한 말기 난치성 암은 항암치료를 하면 암 덩어리가 조금 줄었다가도 완전히 제거되지 않고 다시 생겨나 다시 커진다. 항암치료와 방사선치료를 비롯한 투병 과정에서 반복되는 과정과 결과들을 보면서 암 환우들은 체력적인 한계와 더불어 절망에 빠지고 만다. 필자의 병원에서도 몸이 약하거나 체력이 소진된 노인이나 허약자의 경우 수술, 항암치료 등을 견디지 못하고 중단하거나 항암치료 후 상태가 급격히 악화되는 경우를 흔히 본다. 암 선고를 받으면 앞뒤 가리지 않고 무조건 서둘러 빨리 치료하는 것이 좋은 선택이라 생각하지만 치료 전 충분한 상담과 체력을 고려한 뒤 결정해도 늦지 않다.

수술과 치료로 암이 몸속에서 완전히 사라지고 완치된다면 암 환우에게는 더 없이 좋은 일이고 기쁜 일이겠지만, 현실은 그렇지 않다. 초기에 발견하여 수술로 완전히 절제가 가능한 조기암이나 치료 성적이 좋은 일부 암을 제외하고 아직도 많은 암 환우들이 수술, 항암치료, 방사선치료 등에도 불구하고 암으로 인해 고통받고 있고 생명을 잃어가고 있다. 기존의 고전적 치료법인 수술, 방사선, 항암요법이 이루어낸 많은 성과가 있으며 다양한 수술법의 개발과 새로운 항암제 개발, 최신형 방사선치료기의 도입 등 암을 정복하기 위한 노력이 이어지고 있지만,

문제는 진행 중인 암이나 전이암, 재발암의 치료는 제자리걸음이라는 것이다.

암을 완전히 없애지 않고도, 암의 피해를 최소화하면서 암과 함께 살아갈 수는 없을까? 암 휴면요법은 일본 가나자와대학 암연구소의 다카하시 유타가 교수가 1990년대에 주창한 내용이다. 항암제 등을 너무 무리하게 사용하지 않고 부작용을 최소화하면서 치료하여 우리 몸에 암세포를 공존시켜 암을 휴면상태에 둔 채로 건강하게 살아가자는 내용이다. 최근에는 암을 고혈압이나 당뇨병처럼 만성질환으로 간주하고 꾸준히 관리해야 하는 질병이란 인식이 널리 퍼져가고 있다. 암을 어떻게 관리하며 살아가야 하는지가 화두로 떠오른 것이다. 미국 국립암연구소도 암치료 전략을 20세기의 'Seek and Destroy'에서 21세기에는 'Target and Control'로 조정하였다. 공격적인 암치료보다는 관리하는 만성질환적 접근이 중요시되고 있다. 암의 휴면요법을 실행하는 구체적인 방법에는 어떤 것이 있을까? 암 휴면요법은 눈에 보이는 암은 피해를 감수하더라도 모두 깨끗이 제거한다는 기존의 개념을 암이 인체에 미치는 영향을 최소화하여 건강한 삶을 살아갈 수 있다면 조금 천천히 암을 줄여나가거나 크기는 줄지 않더라도 치명적인 부작용이 없다면 암과 함께 살아나간다는 개념으로 바꾼 것이다. 암 환자의 궁극적인 목표는 오래 사는 것이다. 오래 살기 위해서 가장 중요한 문제는 암의 전이 억제와 재발 방지이다. 암의 성장과 전이를 억제하는 다양한 치료법이 시도되고 있는 이유다.

이미 오래전부터 유럽에서는 기존의 항암치료와 병행하거나 단독으로 사용할 수 있는 다양한 면역요법이 의사들에 의해서 시행되고 있다. 국내에서도 일부 의사들에 의해서 스마트 저용량 항암요법, 메트로놈 항암요법 등이 시행되고 있다. 항암치료의 부작용을 최소화하면서 다양한 면역요법이나 대체의학 등을 접목하여 암치료 효과를 극대화하고 생명연장과 건강한 삶이라는 두 가지 목표를 모두 겨냥한 치료법이다. 암에 대항해서 우리 몸을 지켜주는 가장 강력한 첫 번째 방어수단이 면역력이다. 면역력을 높이는 일은 의학적인 치료로 이루어지기보단 스스로 생활방식에 의해 결정된다는 것이 과학적으로 많이 검증되었다. 과음, 과식 등의 잘못된 생활습관은 면역기능을 억제하는 호르몬인 아드레날린을 분비해 면역력을 떨어뜨리고 유전자변형을 일으켜 암을 비롯한 각종 질병을 일으킨다. 조기암의 경우 수술도 항암치료도 잘되어 완치판정을 받은 이후에도 암이 재발하는 경우가 있다. 보이는 암은 제거했지만 다시 생겨나는 암세포는 어떻게 할 것인가? 암은 삶의 결과물이다. 근본적인 치료는 본인의 삶이 바뀌어야 한다. 면역력을 되살리는 삶을 빨리 찾아야 완벽한 원인치료가 되는 것이다.

 암이 잠을 잔다. 무슨 말일까? 암이 동면상태, 휴면상태에 들어가 더 이상 자라지 않고 정지해 있다는 것이다. 실제로 말기암 환자들에게 나타나는 현상으로 시한부 선고를 받고도 10년 이상 건강을 유지하고 있는 경우를 볼 수 있다. 그런 환우분들은 한결같이 항암치료를 한 경우가 아니라 자연친화적인 숲 속 생활을 하거나 하나님께 기도를 혹은 절에 가 불공을 드리는 등 신앙의 힘에 의지하거나 봉사를 하며 사랑을 느끼는 진정한 삶을 보내고 있는 경우다. 각자 나름대로 노력이 우리 인체의 꺼져가는 면역력의 스위치를 밝혀주는 역할을 했을 것이며 이러한 기적은 지금도 어디선가 이루어지고 있을 것이다. 이것이 바로 긍정의 힘이며 자연치유능력의 힘이다.

 의학계에서도 표적치료제, 신규 항암제, 새로운 방사선치료법 등 되도록 부작용이 적으면서 면역력을 손상하지 않는 치료법을 계속해서 개발하고 있다. 필자의 병원에 입원 중인 대부분의 환우분도 항암과 방사선치료를 받는다. 하지만 편백 숲 속에서의 맑은 공기와 음식, 즐거운 병원생활이 약해진 면역력을 회복시키는 중요한 역할을 하고 있다. 수술로 아주 좋은 치료 성적을 거두고 있는 조기암 환우의 경우와 달리 암이 진행 중인 상태에 있는 환우의 입장에서 무작정 항암치료를 거부하는 것은 참으로 어려운 일이다. 다양한 관점을 가진 의료진과 상담

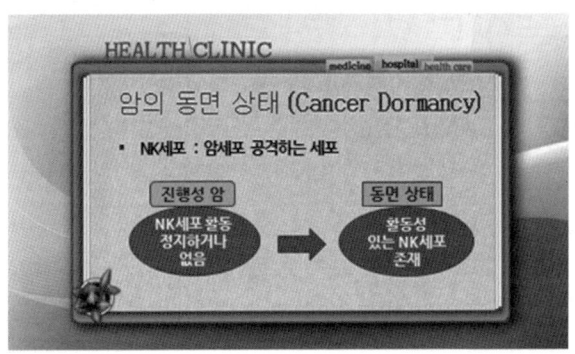

을 통해서 결정하는 것이 좋다. 수술과 항암치료로 암이 완전히 없어진다면 최상의 결과일 것이다. 그러나 전이암 혹은 진행암 환우는 물론 재발암 환우에게 현실은 참으로 어렵다. 수술과 항암치료 등에 의한 일시적인 암의 축소가 결국에는 전이와 재발로 나타나는 경우가 많기 때문이다. 암을 친구 삼아서 치료했다는 모 의사의 이야기처럼, 어려운 상황에 빠져 있는 많은 암 환우분도 암세포가 잠든 아이처럼 고요한 휴면상태에 빠져서 몸의 건강과 평안이 유지되기를 기원한다.

나이가 들어도 면역력을 지키는 방법

면역력은 서른 살을 기점으로 점점 떨어지기 시작해 쉰 살을 넘으면 이른바 '암 연령'이 된다. 젊을 때에는 과로하거나 스트레스를 받아도 인체 면역으로 이를 쉽게 극복하지만, 50대 이후에도 젊을 때와 마찬가지로 과로하고 스트레스를 받으면 면역력이 떨어져 병에 걸린다.

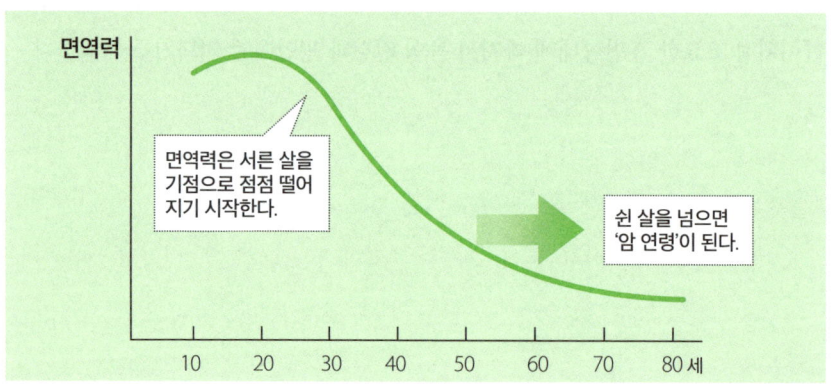

암치료에 있어서 무엇보다 중요한 것은 인체 면역력을 살리는 일이다. 젊거나 늙음에 관계없이 면역력이라는 기본 원칙은 공통적으로 적용된다. 암을 극복하려면 나이가 들어서도 면역력을 높이는 생활습관을 꾸준히 유지하는 것이 중요하다. 초기 암의 경우 면역력을 높이면 한두 달만 치료해도 된다. 하지만 암이 진행되고 있는 단계라면 치료기간이 1~2년은 족히 걸린다. 말기암이 치료 확률은 급격히 떨어지지만 그래도 완치되는 사람도 있으므로 희망과 믿음을 잃지 말아야 한다.

> **tip 면역력을 높이는 4가지 방법**
>
> **1. 스트레스를 부르는 생활습관을 바로잡는다.** 잘못된 생활습관을 바로잡고 과로나 대인관계로 인한 고민에서 잠시 벗어난다. 몸이 좋아질 때까지 과감히 휴양을 하는 것도 좋은 방법이다. 평소에 진통제나 해열제 등을 자주 복용해왔다면 끊어야 한다.
>
> **2. 적극적으로 부교감신경을 자극한다.** 식사, 운동, 욕조 목욕은 부교감신경을 활성화하고 면역력을 높이는 지름길이다. 몸을 자주 움직이면 혈액순환이 잘돼서 림프구가 줄어들지 않는다. 그밖에 호흡법을 이용해서 면역력을 높일 수도 있다.
>
> **3. 면역기능을 억제하는 치료를 받지 않는다.** 암으로 확진되면 의사가 수술이나 항암제 투여, 방사선치료의 3대 암치료를 권하는 경우가 많다. 그러나 이 치료법들은 환자의 면역기능을 억제한다. 면역력을 높여서 암에 맞서려면 위의 3대 암치료를 피하는 것이 좋다. 만약 받고 있는 중이라면 중단하는 것이 지속하는 것보다 더욱 현명한 길이다. 물론 쉽게 결정할 수 있는 일이 아니라서 주치의나 보호자 등과 갈등이 있을 수 있다. 그렇다면 먼저 어떤 경우에 암치료를 받아도 되는지를 알고 주치의 외의 다른 의사의 의견도 들어보도록 한다.
>
> **4. 암의 공포에서 벗어난다.** 암은 결코 불치병이 아니다. 암의 공포 속에서 절망하고 낙심하면 교감신경이 계속 긴장하게 된다. 이런 상태가 지속되면 면역력은 더 이상 강해지지 않는다. 암은 우리 몸에 있는 자연치유력인 면역력을 기름으로써 치료할 수 있다. 그 사실을 알고 암을 극복할 수 있다는 믿음과 의지로 밝고 긍정적으로 생활하자. 낙관적인 사람은 비관적인 사람보다 스트레스를 더 쉽게 이겨낼 수 있다. 그런 면에서 암도 더 쉽게 이겨낼 수 있다.

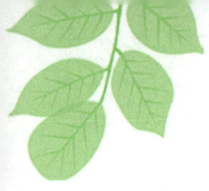

02
우리 몸이 스스로 치료하는 암

2장

우리 몸이 가진 자연치유력

한의학에서는 **염증을 일으켜 치료한다**

흔히 염증 하면 인체에 있어서는 안 될 부정적 질환으로만 생각하기 쉽지만 실은 건강을 유지하기 위해 없어서는 안 될 중요한 반응이다. 염증은 외부의 적이나 자극으로부터 우리 몸을 지키기 위해 저항하는 과정에서 발생하는 것으로, 가장 중요한 형태의 면역반응이다.

염증 반응에 대해 좀 더 자세히 살펴보면, 우리 몸에 상처가 나거나 외부에서 균이 침투하면 적혈구와 백혈구가 그 세균에 저항하는데, 이 과정에서 열이 발생한다. 백혈구가 외부의 적과 치열한 전투를 치른다고 보면 되는데, 싸우는 과정에서 사망한 백혈구가 흔히 말하는 고름이다.

예로부터 뜸이나 봉침은 진통작용이 뛰어나 디스크나 척추관협착증, 만성류마티스 관절염과 퇴행성관절염에 사용되어온 한방치료의 한 분야이다. 뛰어난 효과가 있는 한편으로는 그 효능에 대해 과학적으로 증명되지 못한 것이 사실이었지만 얼마 전 경희한의대의 연구에 의해 봉독이 통증과 염증을 일으키는 유전자를 억제하는 것이 증명되었다. 상식적으로 보통 벌에 쏘이면 염증을 일으켜 빨갛게 부어오르거나 통증이 심할 것 같지만 오히려 봉독으로 인해 약해진 면역체계가 활성화되어 통증을 제어하는 것이다. 다음은 전라남도 농업기술원에서 발표한 봉침의 효과이다.

봉침액에 페니실린의 1,200배 살균·소염 효과
항생제를 사용하지 않는 안전한 친환경 육류 생산 기대

　전남의 한 축산농가에서는 항생제를 사용하지 않고 봉침을 이용하여 돼지, 소 등 가축질병을 예방·치료하여 친환경 육류를 생산하는 기술이 보급되고 있어 축산 농가들로부터 좋은 반응을 얻고 있다.
　봉침을 이용할 경우 가축의 질병이 감소할 뿐만 아니라 성장속도가 빨라 돼지의 출하일수로 보면 170일에서 163일로 단축되었다 한다.
　특히 봉독은 페니실린의 1200배 이상의 살균과 소염작용의 효과가 탁월한 것으로 알려져 있다.

　일반적으로 양의학에서는 염증이나 통증이 있으면 항생제나 소염진통제 처방을 하지만 한의학에서는 오히려 오래된 관절염엔 봉침이나 뜸요법(직구)이 효과적일 때가 많다. 염증을 제거하는 것에 목표를 두는 것이 아니라 염증을 제거하는 시스템인 면역체계를 활성화시켜 스스로 염증을 제거하게 도와주는 역할을 하는 것이다. 반면, 항생제를 사용하면 약에 대한 내성과 함께 면역능력을 저하시키기 때문에 설령 감기와 같은 질환이 항생제를 복용하고 나았더라도 쉽게 다시 감기에 걸리는 것이다.
　즉, 염증반응이란 안 좋은 세균에 대해 우리 몸이 맞서 싸우는 현상인데 이 과정에서 열이 난다고 해열제를 먹거나, 고름이 있다고 무조건 항생제나 소염제를 먹는 것은 자연치유과정을 방해하는 역할을 하게 되는 것이다.

슈퍼 쥐와 S180세포

미국 레이크 포레스트 대학의 정추이 박사의 연구 중 쓰이는 S180세포는 세포벽을 침투해 세포막을 터트리는 사이토카인을 다량 배출하고 엄청난 속도인 10시간마다 두 배씩 증가하는 종양세포이다. 이 종양세포를 쥐에게 이식하면 생존율이 제로이다. 하지만 특이하게 8개월째 살아있는 슈퍼 쥐가 탄생했다. 암에 자연면역력을 가진 쥐의 탄생이었다.

그 쥐는 1마리밖에 없었다. 하지만 쥐는 2년이면 죽는다. 그래서 그 새끼 쥐를 만들었다. 그리고 그 손자 쥐들에게 같은 실험을 했다. S180 암세포를 주입한 것이다. 하지만 결과는 첫 2주(인간으로 치면 1~2년)에 모두가 암에 걸려 복수가 차고 말았다. 실망을 하고 2주 후에 다시 가보니 모두 암이 없어지고 건강해진 것이 아닌가.

왜 암세포에 적응하는지 그 원인을 정 박사는 밝혀내지 못했지만 이후 정 박사의 친구 밀러 박사에 의해 그 슈퍼 쥐의 세포에서 종양세포를 무력화시킬 수 있는 면역세포인 백혈구와 자연살상세포가 있음을 밝혀냈다.

정 박사의 슈퍼 쥐를 이용해 연구가들은 백혈구가 단 몇 주만에 20억 개의 종양세포를 제거하는 것을 증명하였다. 종양세포를 주입하고 6시간이 지나면 실험 쥐의 복강은 1억 6천만 개의 백혈구로 가득 찬다. 가끔 우리 몸이 암과 질병에 맞설 수 있는 가능성을 과소평가할 때가 많지만 우리 몸의 자연치유능력은 어떤 강력한 항암제보다 강력한 면역세포를 보유하고 있음을 잊지 말아야 한다.

슈퍼 쥐뿐만 아니라 쥐 실험에서 쥐에게 암을 발생시키려면 최소한 100만 개의 암세포를 주사해야 한다. 천 개나 이천 개 정도의 암세포는 쥐의 림프구에 의해 간단히 제거돼 암이 발생하지 않는다. 이렇듯 암세포는 결코 강한 세포가 아니고 면역세포에 의해 깨끗이 없어지는 약한 존재이다. 그러므로 암에 대해 지나친 두려움이나 공포를 가질 필요는 없다. 암은 스스로 치료할 수 있다. 우리 몸 안에는 자연치유능력, 림프구가 존재하기 때문이다.

암의 진행방향을 의사도 예측할 수 없다

 하버드대학의 유능한 종양학의 대가 슈피겔 교수는 한 강연에서 "암은 예측불허입니다. 환자들 중에는 암이 뇌로 전이된 지 8년이 지난 후에도 생존한 사례가 있습니다. 이 환자들은 지금도 아주 건강하게 지내고 있습니다. 그 이유가 무엇이냐고요? 그건 아무도 모릅니다. 화학요법을 통한 항암치료의 가장 큰 미스터리 중 하나가 가끔 종양을 녹아내리게 하면서도 생존기간은 정상으로 돌아오지 못한다는 것입니다. 순수하게 종양학적 관점에서 보더라도 모의 저항력과 병의 진행 사이에 어떤 상관관계가 있는 것인지 밝히기는 여전히 어렵습니다"라고 당혹감을 감추지 못했다.

주위에서 암 환자 중에 기적적으로 암이 나았다는 것을 주위에서 한 번쯤은 들어보았을 것이다. SBS 특별다큐멘터리 '산으로 간 사람들'에서 암 환자가 현대의학의 암치료를 포기하고 산속 생활을 하면서 의사가 예측한 시한을 넘기고 오히려 건강해진 모습을 보고도 한 의사는 인터뷰에서 "이러한 경우는 극히 드문 일로, 항암치료를 하지 않고 모두 산속에 가거나 무모한 도전을 따라할까 걱정된다"라며 오히려 항암치료를 받지 않으면 큰일 날 수도 있다고 경고를 한다. 암 전문 의사들은 항암치료나 방사선치료를 선호하고 수술 후에 한약이나 한방치료 또는 자연요법치료를 받는 것을 거부하려 한다.

하지만 자연치유에 의해 완쾌된 경우는 일반적으로 생각하는 것보다 훨씬 많다. 캘리포니아의 커먼위센터에서 진행하는 프로그램에 참석한 암 환자들은 자신의 몸과 과거를 편안하게 대하고 요가와 명상으로 정신을 가라앉히고 항암에 좋은 음식을 섭취한다. 이들은 같은 암에 걸린 동일 환자들의 평균 생존기간보다 훨씬 오래 산다는 것이 밝혀졌다. 이러한 사실은 암에 대해 적어도 몸과 마음을 잘 다스리고 먹는 것에 관심을 갖는다면 암을 충분히 다스릴 수 있다는 것을 말한다.

태양은 자율신경의 스위치

 우리 몸은 해가 뜨면 일어나고 해가 지면 잠을 잔다. 이러한 리듬은 우리 몸속의 유전자에 입력돼 있는데 이를 바이오리듬 혹은 서캐디안리듬이라고 부른다.

앞에서 살펴보았지만 우리 몸은 자율신경계에 의해 낮에는 교감신경의 지배로 양적인 활동을 하며, 밤에는 부교감신경에 의한 음적인 상태로, 서로 음양의 균형을 유지하며 생활한다.

이 리듬은 체온과 밀접한 관련이 있다. 우리 몸은 아침에 일어나기 전부터 심부의 체온을 올려 신체를 활동시키는 교감신경의 활동모드로 전환한다. 반대로 오후 4시부터는 휴식모드로 전환되는데, 부교감신경의 체제로 설정되어 심부의 체온을 내리려는 방향으로 작용한다. 하지만 이러한 리듬을 어기고 밤을 새운다든지 밤낮이 바뀐 직업을 갖는다든지, 과로나 스트레스에 노출되게 되면 이때부터 교감신경이 자극되고 뇌가 불안정해져 체온을 내리지 못하고 깊은 잠을 이루지 못하거나 불면의 원인이 된다.

건강한 신체리듬을 만들려면 기상 후에는 아침 햇빛을 몸에 받고 심부의 체온을 올려주는 뜨거운 샤워를 하고, 귀가 후 잠들기 1시간 전에는 더운물로 욕조에서 20분 정도 반신욕을 하면 깊은 잠을 자는 데 도움이 된다. 서캐디안리듬을 거스르지 않고 따른다면 자율신경계의 교감신경과 부교감신경의 기능이 조화를 이루어 건강한 생활을 유지할 수 있다.

스트레스는 자율신경의 균형을 깨뜨려 원활한 신진대사를 방해한다. 사람에게 가장 좋은 보약과 휴식은 숙면이며, 반대로 가장 큰 과로와 스트레스는 숙면을 취하지 못하는 것이다.

숙면을 통해 하루종일 활동하며 자극받았던 세포들이 재생과 복구를 이루어 낸다. 해가 뜨면 교감신경이 자극되듯, 잠을 잘 때 불을 켜둔 채 자면 교감신경이 자극된다. 눈에 있는 망막이 빛을 감지해 수면을 촉진하는 멜라토닌이 분비되지 못하기 때문이다. 멜라토닌은 체내 리듬을 조절하기도 하지만 뇌와 정자의 항산화작용을 한다. 깊은 수면을 취하지 못하면 스트레스와 함께 뇌가 산화되고 뇌의 기능이 떨어지는 원인이 된다. 잠을 잘 때 불을 켜고 자거나 TV를 켜고 자는 것은 숙면을 방해할 뿐만 아니라 우리 몸의 자율신경 실조와 함께 면역력을 저하시킨다.

자율신경계 의지대로 조절할 수 있다

앞에서 자율신경계에 대해 알아보았는데, 우리 몸에는 의지대로 조절되지 않는 부분들이 있다. 예를 들면 심장박동, 호흡, 체온, 땀, 내장운동과 기타 호르몬을 비롯한 내분비계들이다. 하지만 단전호흡이나 수련을 통해서 호흡뿐만 아니라 심장박동이나 혈류량을 증가 또는 감소시킬 수도 있으며 불가능하다는 수많은 불수의적인 생리적 기능들을 제어할 수 있다. 스트레스를 받으면 교감신경이 흥분되고 기분이 좋거나 안정되면 부교감신경이 흥분되는 것처럼, 우리 몸의 자율신경을 우리의 의지대로 충분히 컨트롤할 수 있다. 이러한 사실은 자율신경계의 부조화로 면역력이 떨어져 발생한 암이나 각종 난치성 질환의 치료에 충분한 가능성을 제시한다.

이러한 제어 시스템으로 호흡법과 명상법 그리고 기공수련이 충분한 대안이 될 수 있다. 아무리 뛰어나고 확실한 치료법으로 치료를 받더라도 환자의 마음에 나을 수 있다는 신념이 없어 죽을병이라고 포기하고 만다면 그 치료는 좋은 효과를 기대하기 어렵다. 그러므로 의사들은 별 생각없이 내리는 시한부 선고가 과연 환자에겐 얼마나 큰 공포와 스트레스가 될 것이며 암에 오히려 악영향을 줄 것인가 생각해보아야 한다. 마음이나 스트레스가 병을 만들 수도 있지만 반대로 긍정적 마음이 병을 낫게 할 수도 있음을 명심해야 한다.

호흡을 통해 암도 치료한다

자율신경계는 뇌의 기저부에 위치한 시상하부의 조절에 의해 호흡, 심장박동과 혈액순환, 소화작용과 내분비, 조혈과 면역 등의 생명유지에 필요한 기능을 무의식적 또는 반사적으로 조절하는 신경계이다. 자율신경계의 지배를 받고 있는 인체의 기능 중 소화나 심장박동과 같은 기능보다는 어느 정도 의지대로 통제할 수 있는 것이 호흡이다. 그런 의미에서 호흡은 정신세계와 육체를 이어주는 연결고리 역할을 해낼 수 있다. 해부학적으로도 뇌의 호흡을 관장하는 부위는 뇌의 기저부에 위치하며, 인간의 감정조절과 면역부분을 관장하는 부위와 일치한다. 정제된 명상과 호흡법을 통해 충분히 우리의 감정을 조절하며 면역력을 조절할 수도 있는 것이다.

호흡법과 바이오리듬과의 관계에 대해 다비드 세르방 박사의『항암』중에서 언급된 내용을 살펴보면 바이오리듬의 균형이 건강의 지표가 되고 그 리듬의 변화가 크고 규칙적일수록 건강하며 이러한 지표로 40년 후의 생존 여부까지 예견할 수 있다고 한다.

아주 작은 정신적인 활동도 바이오리듬에 즉각적인 영향을 미친다. 메르나르디 박사는 성모송을 라틴어로 암송하는 실험을 했다. 모든 바이오리듬이 나란히 늘어서더니 상호 증폭돼 공진현상을 일으켰다.

　기도문을 읊을 때 무의식적으로 1분에 6번 호흡을 하게 되었고 다른 맥박, 혈압, 뇌혈류 등의 리듬과 일치했다. 성모송이 바이오리듬에 안정된 변화를 가져온다면 다른 종교적 행위에서도 비슷한 효과가 나타날 것이라 생각하고 같은 실험을 한 결과 완전히 동떨어진 종교의 기도문이 똑같은 효과가 나타났다.

　바이오리듬의 진폭이 가장 클 때 면역력이 향상되며 염증이 저하되고 혈당수치가 저하되었는데 이들 모두는 암의 성장을 억제할 수 있는 주요 요인이다.

- 다비드 세르방의 「항암」 중에서

　요약하자면, 건강 유지 및 질병 예방과 치료에 있어서 자율신경계의 균형은 대단히 중요하며 이러한 균형은 바이오리듬과 밀접한 관계에 있다. 흔히 호흡을 그저 산소공급의 의미로 여기지만 호흡법을 통해 자율신경계를 조절할 수도 있다.

　기분 좋은 명상과 호흡법은 자율신경계의 균형뿐만 아니라 면역력의 향상과 암치료에 도움이 됨을 명심해야 한다.

분당 심장박동 측정치

자율신경의 균형은 심호흡 등의 의식적인 방법으로 어느 정도 제어할 수 있다. '프리즈 프레이머'라는 스트레스 레벨 측정기로 실험한 아래의 그래프에 따르면 혼란, 스트레스, 불안, 우울, 분노의 상태에서 심장 리듬의 변화는 불규칙적이거나 혼란스럽고 깊이가 덜하다. 반면 편안, 연민, 감사의 상태이거나 호흡에 집중했을 때에 변화의 폭이 깊고 조화를 이룬다.

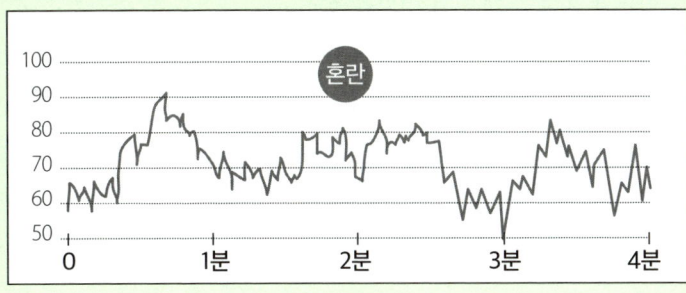

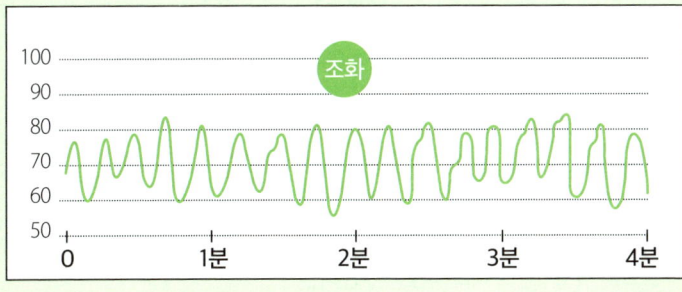

삶을 풍요롭게 하는 **명상**

캐나다 캘거리대학 암센터의 린다 칼슨 교수의 연구에 의하면, 암 환자들에게 치료를 하면서 명상을 실시한 결과 8주 후 환자들은 숙면을 취하고 스트레스도 훨씬 덜했으며 삶이 이전보다 풍요롭다고 느끼게 되었다. 또한 명상은 면역체계에 도움을 주며 NK세포나 백혈구가 정상수치를 되찾아서 암 투병에 훨씬 유리해졌다.

명상법은 한 가지만 있는 것이 아니다. 요가나 기공, 태극권, 택견, 검도 등에서 하는 각종 수련법에서 발견되는 공통점은 집중하는 시간을 갖는다는 것이다. 티베트의 승려처럼 완벽하게 명상을 해야 할 필요는 없다. 건강을 위해 가장 중요한 것은 매일 진지하고 너그럽고 편안한 마음으로 자기 내면에 있는 가장 아름답고 좋은 부분과 교감하는 것이다.

우리 뇌에서 나오는 뇌파는 아름다운 것을 보거나 즐거운 음악을 귀로 들을 때, 맛있는 향이나 맛을 혀로 느낄 때 알파파가 나오고, 반대로 시끄러운 데 있거나 스트레스를 받을 때는 베타파가 나온다.

잠자기 전 또는 조용히 자신을 바라볼 수 있는 상태, 감정이 일어나지 않는 평온한 상태가 명상인데, 이러한 상태가 되면 우리 뇌는 안정되고 알파파가 나온다. 뇌파가 안정되면 호르몬 활동도 안정되고, 우리 몸을 건강하게 하는 호르몬들이 분출된다. 명상을 하게 되면 감정적인 문제나 호르몬 불균형으로 오는 건강 문제들에 관해 큰 도움을 받을 수 있고, 건강하게 하는 호르몬이 나오기 때문에 면역력 증대에도 도움이 된다.

명상법은 다양하여 눈을 감고도 명상을 할 수 있고 눈을 뜨고도 명상을 할 수 있지만, 적당한 호흡법과 함께하는 것이 효과적이다.

03
자연치료와 디톡스

1장

암을 이기는 숲치료

흙에서 출발한 인류

예전에 딸기를 재배하는 환자분이 치료가 잘되어 고맙다며 인사로 병원에 딸기를 가지고 왔는데 맛을 보니 일반 딸기보다 향이나 맛이 썩 뛰어나지 못했다. 알고 보니 수경재배 딸기였다. 물속에 각종 영양분을 공급해 재배한다고는 하지만 땅속에 포함된 각종 미네랄과 밝혀지지 않은 성분들까지 공급하지는 못한다. 시골 출신인 나의 기억으로는 한곳에 같은 작물을 연작하지 않는다. 같은 작물을 한곳에 연속으로 심으면 그 작물에 필요한 영양분이 사라지는데 특히 흙의 영양분 중에 질소 성분이 가장 많이 없어진다. 그래서 뿌리혹박테리아가 있어 질소를 유일하게 생산해내는 콩을 한 번씩 심거나 가급적이면 한 작물을 오랫동안 경작하지 않고 돌려짓는다.

도라지는 한곳에서 2년 이상 재배하면 대부분 뿌리가 썩기 시작한다. 인삼도 마찬가지이다. 그래서 장수 도라지나 6년 근 인삼으로 키우려면 도중에 다른 곳에 옮겨 심어야 한다. 도라지나 인삼이 땅속의 필요한 영양분을 다 흡수해 버리기 때문에 영양분이 충분한 토양으로 옮겨 심는 것이다. 요즘 TV나 신문을 보면 산삼 배양근을 음료나 약으로 판매한다. 과연 효과가 있을까? 심마니들에 의하면 산삼은 자라는 곳에서만 자란다고 한다. 산삼이 자랄 수 있는 토양이 따로 있는 것이다. 산삼은 땅의 기운 즉 지력이 있어야 수십 수백 년을 살 수 있으며, 지력이 부족하면 자라지 않는다. 성분으로만 따지자면 사포닌 성분이 중요하겠지만 땅속에서 각종 미네랄과 영양분을 공급받고 자란 산삼과 그저 배양액의 영양분 흡수하고 자란 산삼의 효과가 같을 수 있을까? 배양해서 키운 산삼은 서두에 말한 향기 없는 수경재배 딸기와 같지 않을까 생각한다.

흙은 한방에서 오행과 방위로 볼 때 중앙과 토의 기운이며 오색으로는 황색, 장부로서는 비장과 위를 지칭한다. 중앙 토의 개념은 모든 사물을 받아들여 치우침 없이 중용을 만드는 역할을 한다. 즉 토는 음과 양, 그 중간에 위치하여 서로의 치우침을 조절하는 것으로 생각하면 이해하기 쉽다. 흙은 모든 만물의 종합체이다. 각종 동식물의 유해와 용암을 비롯한 것이 퇴적되어 형성된 암석이 오랜 기간 침식과 풍화를 거쳐 이루어진 것이 흙이다. 어떻게 보면 없는 것이 없는 것이며, 밝혀지지 수많은 무기물과 유기물이 포함된 천연 약재다. 요즘 농촌에서는 유기농 친환경 채소를 경작하는 농가가 늘고 있다. 단지 채소나 농작물에 농약을 사용하지 않고 재배했다는 데 의미가 있는 것이 아니라 인공 비료가 아닌 유기농 비료로 농작물에 영양분을 공급하는 것에 의미가 있다고 생각한다. 암, 성인병 그 외 여러 질병예방 목적에 유기농 친환경 농작물은 많은 역할을 하고 있다. 유기농을 경작하는 농민은 단순한 농사꾼이 아니라 성인병과 난치병을 예방하고 치료하는 훌륭한 의사 선생님이다.

필자는 도심에서 10여 년 정도 한의원을 하다가 담양 산중에 난치병과 암 환자들을 위해 황토로 만든 명문요양병원을 개원하였다. 산속에 무슨 병원이냐며 반대하는 사람도 있었지만, 편백과 소나무가 있는 산속 자연의 힘과 친환경 유기농 식단은 의술의 힘보다 훨씬 좋은 치료효과를 내고 있으며 반대했던 주위 식구들도 이제는 잘한 일이라 격려를 해주곤 한다. 창세기에 하나님이 흙으로 인간을 만들었다 함은 바로 인간의 근본이 흙에서 출발한 것임을 암시하는 것이며 인간은 흙을 떠나서는 안 된다는 메시지가 아닌가 생각한다.

암치료의 시작은 **황토집에서**

몇 년 전의 일이다. 고등학교 동창회 모임을 황토 펜션에서 하게 되었다. 오랜만에 친구들과 함께한 술자리인지라 과음을 했는데, 다른 때 같았으면 다음날 숙취 때문에 상당히 힘들었을 텐데 숙취를 전혀 느끼지 못하였다. 처음엔 술자리가 즐거워 그런 줄 알았는데 펜션 주인아저씨가 술을 아무리 많이 마셔도 황토방에서 자고 나면 숙취가 말끔히 없어진다는 이야기를 무용담처럼 하시는 것을 듣고 놀라운 황토의 해독능력을 알게 되었다.

한의학에서는 오행(목화토금수)중에서 흙의 기운은 어느 곳에도 치우치지 않는 중앙 토로 보았으며, 오색으로는 황색에 해당하는 것으로 보았다. 그래서 흙 중에서도 황색의 흙을 최고로 생각했으며 해독하는 효능이 있음을 강조하였고 실제로 흙을 약제로 사용하기도 하였다.

황토를 물에 섞어 가라앉힌 후 걸러 받은 물을 지장수라 하는데, 한의서인 『본초강목』에서 지장수는 반드시 황토로 만들어야 한다고 해서, 일명 토장수(土漿水) 또는 황토수(黃土水)라고도 한다. 동의보감에는 '그 맛은 달고 성질이 차고 독이 없으며, 중독·번민을 낫게 하며 어육독이나 채독, 약물중독 등에 해독기능이 있다'라고 하였다. 과학적으로도 지장수에는 인, 철, 아연, 칼슘, 요오드, 동, 나트륨 및 염소, 칼륨, 마그네슘 및 망간 등 인체에 필요한 미네랄이 풍부하게 포함되어 있다.

　예전 어머니들은 애를 평균 다섯 이상을 낳았는데도 부인병이 없었는데, 그 이유는 황토로 만든 아궁이에서 불을 지피고 부엌일을 했기 때문이다. 황토에서 발생하는 원적외선이 인체의 독소를 제거하고 자궁을 따뜻하게 하여 하체의 혈액순환을 돕는 작용을 했던 것이다.

　황토의 효능은 이뿐만이 아니어서 예전에 사용했던 황토 옹기와 황토 약탕기도 다시 재조명되고 있다. 전통 황토 약탕기는 일반 약탕기보다 약 8배 정도의 약효 추출 효과가 있다.

　우리의 전통식품인 된장, 간장, 고추장 등은 흙으로 만든 옹기에 보관하는데 흙이 숨을 쉬기 때문에 음식이 발효되는 데 최적의 역할을 하며, 황토의 해독작용으로 음식의 독성도 제거해주는 역할을 한다.

　황토로 만든 집은 벽돌집과는 달리 입자가 곱고 많은 산소를 함유하고 있어 정화능력이 뛰어나고 탁한 성분을 흡수하는 탈취, 탈지의 성질이 있다. 또한 원적외선을 방출하여 인체에 가장 유익한 에너지 곡선에 근접하여, 혈액순환을 도와 피로를 풀어 준다. 황토 1g 속에는 2억~2억 5천 마리의 미생물이 다양한 효소들을 만들어 해독·자정능력이 뛰어나다. 황토가 만병통치약이 될 수는 없겠지만 요즘처럼 오염된 환경 속에서 살며 늘어나 있는 아토피나 알레르기와 같은 면역질환 환자들에게 황토로 만든 황토집은 그 어떤 약보다도 좋은 효과를 내고 있다.

　암을 비롯한 모든 병은 몸에 있는 독을 없애지 못해 발생하는 것이기 때문에, 가장 좋은 치료는 치료에 앞서 병원 입원실부터 황토 방식으로 바꾸는 것이다.

　실제 임상적으로 새집으로 이사해서 아토피나 비염이 발생한 환자들에게 황토로 리모델링을 권하거나 시골 황토집에서 생활을 권유하여 치료한 경험을 많이 하였다.

편백나무 삼림욕의 효능

언제부터인가 암 환자들이 자주 찾는 숲이 있다. 바로 편백나무 숲이다. 편백나무는 측백나무과이며 침엽수 중에서 가장 많은 양의 피톤치드를 방출하는 나무로 유명하다. 피톤치드(phytoncide)란 나무가 병충해나 나쁜 환경으로부터 자신을 보호하기 위해 방출하는 일종의 분비물이며, 나무의 입장에서는 자신을 보호하는 면역물질인 것이다. 단어의 어원도 식물을 의미하는 phyton(=plant)과 살균력을 의미하는 cide(=killer,살인자)의 의미로, 식물이 분비하는 살균물질이라는 뜻이다.

각종나무들의 계절에 따른 피톤치드의 방출량 (단위 ml/100g)

	여름	겨울
편백나무	5.5	5.2
구상나무	4.8	3.9
삼나무	4	3.6
화백나무	3.3	3.1
전나무	3.3	2.9
향나무	2.1	1.8
소나무	1.4	1.7
잣나무	1.3	1.6
측백나무	1.3	1

피톤치드는 나무에게 유익한 역할을 하는 물질이지만 사람에게도 좋은 역할을 한다. 산림욕을 하면 기분이 상쾌해지고 면역력을 높여주는 역할을 한다. 피톤치드의 효과를 떠나서 삼림욕과 등산은 사람을 즐겁게 한다. 일주일 동안 격무에 시달린 스트레스를 한 번의 등산으로 풀 수 있다. 기분이 좋아지면 자율신경계의 부교감신경이 자극되어 면역력을 키워주는 역할을 한다. 산속의 나무들이 내뿜는 천연의 산소는 과립구가 만들어낸 독소를 해독하고 배설하는 데 도움이 된다. 편백나무 숲에서 하는 등산이나 운동은 암을 치료하고 예방하는데 1석 3조의 효과가 있는 것이다.

피톤치드는 편백나무에서만 나오는 것은 아니다. 대나무는 여름철에 편백나무보다 2배 많은 피톤치드를 내품고 있다. 하지만 대나무는 숲으로 조성하는 데 한계가 있어 가까운 곳에서 삼림욕을 하기엔 편백나무 숲이 용이하다. 편백나무의 피톤치드는 바이오리듬처럼 하루에도 분비되는 양이 다르다. 오전 10시부터 오후 2시 사이에 가장 많은 양이 나온다고 알려져 있다. 삼림욕을 하더라도 이 시간대가 가장 적격이다.

가장 흔하지만 가장 중요한 음식, 공기와 물

삶을 영위하면서 가장 많이 접하는 것이 무엇일까? 1위는 공기며 2위는 물, 3위는 쌀이다. 공기와 산소는 우리가 사는 공간에서 따로 보관하거나 공급받을 수 없는, 우리 모두가 공유한 공공재이다. 아무리 돈을 많이 가지고 있는 재산가라 할지라도 좋은 공기가 있는 산속이나 오염되지 않는 시골이 아닌 이상 좋은 공기를 따로 소유할 수 없다. 우리가 가장 많이 접하면서도 우리 주변에 가장 흔한 것이 공기와 물 그리고 쌀이기 때문에 그 중요성을 간과하여 고마움을 느끼지 못하고 생활하고 있다.

근래 들어 환경에 대한 관심이 높아지고 있으며, 특히 지구온난화와 탄소문제가 국제사회의 큰 이슈가 되고 있다. 얼마 전 일본 후쿠시마의 대지진으로 인한 원자력발전소의 폭발은 그동안 인식하지 못했던 부분을 일깨워준 사건이었다. 원자력발전소의 폭발로 인한 방사선 유출은 공기와 물 그리고 바다까지 오염시키고 원전 반경 30km 이내의 땅에서 살 수 없게 되었다. 단순히 공기와 물이 오염된 것이지만 생명체에게는 가장 중요한 요소이기 때문에 방사선에 오염된 공기와 물에 단 하루만 노출되어도 암이나 각종 질환에 걸리게 된다.

그렇다면 이렇게 인체에서 중요한 역할을 하는 공기와 물 그리고 쌀을 어떻게 섭취하는 것이 올바른 방법일까? 공기는 사서 마실 수 있는 것이 아니고 처한 환경에 따라 다르기 때문에 별다른 대처방법이 없다. 오염시키지 않고 깨끗이 보존하는 것이 가장 현명한 길이다. 인간이 할 수 있는 가장 효과적인 방법은 숲이 있는 곳에서 삼림욕이나 등산을 하는 것이다.

물은 사람은 물론 동식물에 이르기까지 없어선 안 될, 생명을 유지하는 데 꼭 필요하고 중요한 '생명 그 자체'이다. 우리 몸을 이루는 세포의 약 80%가 물로 구성되어 있다. 우리가 매일 섭취하는 물은 약 2ℓ인데 우리 몸에서 물이 20%만 빠져나가도 사망에 이르며, 5%만 부족해도 각종 질병이 발생한다. 반대로, 물만 잘 마셔도 각종 질병을 예방하고 치료할 수 있다. 몸속의 물과 필수 영양분이 부족할 경우 면역성 약화로 암 등 각종 질병에 걸리거나 각종 암과 인플루엔자 감염률이 높다는 것이 학계의 중론이다. 좋은 물의 중요성은 아무리 강조해도 지나치지 않지만 WHO에 따르면 질병의 80% 이상이 물과 관련이 있다고 한다. 그렇기 때문에 건강과 직결되는 좋은 물, 유익한 물을 어떻게 섭취해야 하는가가 우리 생활의 큰 관심사다.

물의 기능은 여러 가지가 있지만 갈증을 해소하며, 몸에 필요한 모든 성분을 실어 나르고 노폐물과 독소를 제거하며, 땀을 통해 체온까지 조절한다. 현대과학에서는 물 하면 H_2O로 보지만 한의학에서는 같은 물로 보지 않는다. 허준의『동의보감』논수품(論水品)에서는 물의 종류와 용도를 33종으로 나누어 물을 구하는 방법과 효능을 설명하였다.

그렇다면 어떤 물을 어떤 방법으로 마시면 좋을까? 사람마다 차이가 있을 수 있다. 속이 뜨거운 사람은 일반적으로 오염되지 않은 차가운 생수가 좋으며 속이 냉한 체질은 날씨가 아무리 덥더라도 따뜻한 물이나 숭늉이 좋다.

『동의보감』 논수품에 나오는 물의 종류

춘우수(春雨水)
정월의 빗물을 말한다. 이 물은 부부가 각각 한 잔씩 마시고 합방을 하면 잉태를 한다고 하며, 그릇에 담아두었다 약을 달여 먹으면 기운이 용솟는다고 한다. 이 물은 오르고 퍼지는 기운을 처음 받은 것이기 때문에 기를 보충하는 데 사용하는 약을 달이면 좋다. 청명이나 곡우에 내린 빗물은 맛이 단데 이 물로 술을 빚으면 술이 감빛이 나고 맛도 대단히 좋다.

정화수(井華水)
새벽에 제일 먼저 긷는 우물물을 말한다. 성질이 순하고 맛이 달고 독이 없다. 이 물은 약을 달이고 개고 마시는 데 쓰이며 술이나 식초에 넣으면 그 음식이 썩지 않는다. 특히 몹시 놀라 아홉 구멍으로 피가 나는 것을 치료한다. 또 입냄새를 없애고 안색을 곱게 하고 눈에 생긴 군살을 제거한다. 음주 후 신열과 배탈을 다스리는 데 쓰인다. 정화수는 칠성의 정기를 가득 품고 있는 물이므로 여기에 보음(補陰)약을 넣고 달여서 불로장생할 수 있는 약을 만든다.

납설수(臘雪水)
동지가 지난 뒤 셋째 술일(戌日)인 납일에 오는 눈이 녹은 물인데 성질이 차고 맛이 달며 독이 없다. 감기, 폐렴, 급성열병, 음주 후의 신열, 황달을 다스리며 일체의 독을 없애주고 이 물로 눈을 씻으면 눈의 피로가 가신다. 이 물은 하늘의 정기를 많이 받아 육각수로 이루어졌으며 이 물에 과일을 담가두었다 먹으면 좋다.

국화수(菊花水)
국화로 덮인 못이나 수원지의 물을 말한다. 물의 성질이 온순하고 맛이 달고 독이 없다. 중풍으로 마비된 몸, 어지럼증을 다스리며 풍기를 제거해 몸이 쇠약해지는 것을 보해준다. 오래 마시면 수명이 길어지고 늙지 않는다고 한다.

추로수(秋露水)
양이 많고 진한 가을 이슬을 말한다. 이것을 쟁반에 받아먹으면 배가 고프지 않고 오래 산다. 몸이 가볍고 살결이 고와지며 조갈증을 없애준다. 성질이 부드럽고 맛이 달며 독이 없다. 측백나무 잎에 맺힌 이슬은 눈을 밝게 한다. 백 가지 풀잎에 달린 이슬은 백 가지 병을 치료하고 얼굴빛을 좋게 한다.

하빙(夏氷)
여름에 쓰는 얼음으로 성질이 대단히 차고 맛이 달며 독이 없어 열을 제거한다. 얼음을 직접 넣어 차게 하지 말고 그릇 주변에 얼음을 두어 음식이 차지게 하여 먹어야 한다.

박(雹)
우박을 말하는데 장맛이 나쁠 때 두 되쯤 장독 속에 넣어두면 장맛이 좋아진다.

한천수(寒泉水)
좋은 우물물은 독에 붓지 않은 물을 말한다. 성질이 순하고 맛이 달고 독이 없다. 소갈증, 구역질, 열병과 이질, 임질 등을 다스린다. 또 생선가시가 걸린 것도 내려가게 하고 산초나무의 독을 풀어주기도 한다. 또 옻나무에 헌 살이나 변비에도 좋다.

동상(冬霜)
겨울에 내리는 서리로 음주 후의 열, 얼굴의 붉은 기운, 감기로 인한 코막힘 등을 다스릴 수 있다. 또 여름철 땀띠가 낫지 않아 짓무른 것을 동상에 진주조개를 갈아서 바르면 효험이 있다. 해 뜰 무렵에 닭의 깃털로 서리를 쓸어 모아 사기그릇에 담아두면 오랫동안 둘 수 있다.

방제수(方諸水)
방제(方諸)란 큰 조개를 말한다. 방제수는 이 조개껍질을 달빛에 비추어 물을 2~3홉 받은 것이다. 아침이슬의 일종으로 부스럼 독을 씻고 흉터를 없애며, 옷을 빨면 잿물과 같은 작용을 하고 성질이 차며 맛이 달고 독이 없다.

옥정수(玉井水)
산골짜기 옥이 있는 곳에서 나오는 물을 말한다. 산에 옥이 있으면 나무와 풀이 윤기가 돈다. 성질이 유순하고 맛이 달고 독이 없다. 오랫동안 먹으면 몸이 윤택하고 부드러워지고 모발이 검어진다.

옥류수(屋🗌水)
지붕 위에 물을 뿌려 처마 밑에서 받은 물을 말한다. 개에게 물린 상처에 옥류수를 섞은 흙을 바르면 효험이 있다. 독이 있으니 마시면 안 된다.

모옥누수(茅屋漏水)
초가지붕 위에서 흘러내린 물을 말한다. 운모, 널빤지나 돌비늘 모양의 규산염광물의 독을 없앤다. 운모를 갤 때 쓴다.

매우수(梅雨水)
5월의 빗물을 말한다. 성질이 차며 맛은 달고 독이 없다. 눈을 맑게 하고 정신을 진정시키고 어린아이의 열과 목마름 병을 없애준다.

벽해수(碧海水)
바닷물을 말한다. 큰 바다 가운데 맛이 짜고 색이 푸른 것을 쓴다. 성질이 약간 따뜻하고 맛은 짜고 독이 조금 들어 있다. 끓여서 목욕하면 가려움증과 옴을 낫게 하고 한 홉을 마시면 체하여 헛배 부른 것을 토하게 한다.

순류수(順流水)
조용히 흐르는 물로 성질이 순하고 아래쪽으로 조용히 흐르므로 방광병과 통변에 좋다고 한다. 또 허리와 무릎의 병을 치료하는 데 사용한다. 대변을 잘 나오게 한다.

급류수(急流水)
물결이 급하게 뛰놀고 흐르는 물을 말한다. 성질이 급하게 밑으로 내려가므로 변비를 없애준다.

반천하수(半天河水)
대울타리 끝과 높은 나무 구멍에 고인 빗물로, 성질이 약간 차며 맛이 달고 독이 없다. 마음의 병과 귀신들려 앓는 병을 다스리며, 귀신에 홀려 헛소리하는 등 사귀와 기정을 없앤다.

감란수(甘爛水)
물을 한 말 정도 항아리에 부어놓고 바가지로 그 물을 퍼올렸다가 쏟고 퍼올렸다가 쏟기를 계속하여 구슬 같은 방울이 5000~6000개 생길 때까지 한다. 이것을 일명 백로수(百勞水)라고 한다. 방광에 들어가 장과 경련으로 인한 복통을 다스린다.

역류수(逆流水)
도류수(倒流水)라고도 하는데 천천히 휘돌아 흐르는 물을 말한다. 파도를 일으키며 소용돌이친 물을 말한다. 성질이 거칠고 거스르며 뒤집혀서 흐르는 것으로, 가래가 많이 생기고 뱉는 증상에 약으로 쓴다.

지장수(地漿水)
황토를 파서 구덩이를 만들고 물을 붓고 저은 다음 한동안 지난 뒤 위쪽의 맑은 물을 이야기한다. 성질은 차고 독이 없으며 중독되어 답답함을 풀어주고 그 밖의 독을 없애준다. 신나무 버섯을 먹으면 계속 웃다가 죽는데 이때 지장수 이외의 약은 효험이 없다.

냉천(冷泉)
민간에서는 초수(椒水)라고 한다. 차가운 물을 말하며 편두통과 등이 차가운 사람, 울화, 오한 등에 이 물로 목욕하면 잘 낫는다고 한다. 냉천의 밑에는 백반이 있어 물맛이 시고 떫고 차다. 밤에 목욕하면 죽을 수 있다.

천리수(千里水)

천리 먼 곳에서 흘러온 강물을 이야기한다. 성질이 유순하고 맛이 달며 독이 없다. 병후 허약을 다스리는 데 쓰이며 무수히 약을 저어 달이면 잡귀의 침범을 막을 수 있다고 한다. 서쪽에서 흘러들어오는 물을 동류수라고 하는데 이 물을 쓰는 것은 성질이 급하여 막힌 곳을 뚫고 가름막 아래로 내려가기 때문이다. 대소변을 잘 나오게 하는 약을 달일 때 사용하며, 비가 온 뒤에는 사용하지 않는다.

온천(溫泉)

따뜻한 물을 말하는데 모든 풍, 근육과 뼈의 경련, 피부의 버짐, 수족의 불수 등 풍 맞은 사람과 옴 환자 등을 치료하는 데 좋다. 온수로 목욕하고 나면 몸이 허하고 피곤해지므로 약과 음식으로 보해야 한다. 끓는 유황물은 모든 종기류의 피부병과 풍냉을 다스린다,

증기수(蒸氣水)

시루나 솥뚜껑에 맺힌 물을 말하는데 이 물로 머리를 감으면 모발이 많이 나므로 탈모에 좋다. 또 모발이 검어지고 윤기가 난다.

요수(遙水)

산골짜기 인적 없는 곳에 흙구덩이 속에 고인 물로서 비위를 고르고 식욕을 돋워 준다. 황달 치료에 '마황연교탕'을 쓸 때 이 요수로 끓여야 한다.

열탕(熱湯)

끓인 물을 말하며 성질이 순하고 맛이 달며 독이 없다. 이 물은 많이 끓일수록 좋고 만약 백 번을 못 끓이고 반만 끓여서 마시면 창증(脹症, 배가 부어오르는 증세)에 걸릴 위험성이 있다. 경맥이 막혀 쥐가 난 곳에 사용하면 좋다,

생숙탕(生塾湯)

끓는 물 반 대접에 새로 길은 물 반 대접을 탄 것을 말한다. 맛이 짜고 무독하니 볶은 소금을 넣어 한두 되 마시면 체한 것과 독 있는 음식을 토해낸다. 일명 음양탕이라고 한다.

장수(漿水)

신 좁쌀죽 위에 뜬 맑은 물을 말한다. 성질이 미온하고 맛이 달고 시며 무독하다. 갈증을 멈추고 설사를 멎게 한다. 북쪽지방에서는 여름에 끓인 물에 생좁쌀을 담가 맛이 시어지게 한 후 우물 속에 두어 얼음같이 차게 한 후 더위를 막기 위하여 먹는다.

마비탕(麻沸湯)

생삼을 달인 물을 말하는데 기가 여리고 허열을 빼내어 소갈증을 다스린다.

조사탕(繰絲湯)

누에고치를 달인 물로 회충을 죽이거나 뱀독에 사용한다. 또 소갈증이나 입이 마르는 데 사용한다. 이 물은 화에 속하므로 음증에 사용한다. 또 방광에 있는 나쁜 기운을 소멸시키고 맑은 기운을 만들어 입으로 오르게 한다. 끓인 탕을 마시되 고치 껍질 실을 달여 먹어도 효과가 있다.

동기상한(銅器上汗)

놋쇠에 밥을 담고 뚜껑을 덮어두면 뚜껑에 맺혀 떨어지는 물을 말하는데, 이 물이 떨어진 밥을 먹으면 악성 종기, 부스럼, 등창 등이 생긴다.

취탕(炊湯)

하룻밤 묵은 숭늉을 말하는데, 얼굴을 씻으면 안색이 없어지고 몸을 씻으면 버짐이 생긴다.

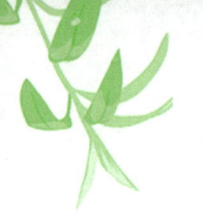

03
자연치료와 디톡스

2장
몸을 비우고
정화하는 디톡스

현대인은 해독이 필요하다

풍요롭지 못하게 생활했던 부모님 세대는 못 먹고 부족해서 오는 질병이 많았지만, 요즘엔 너무 많이 먹고, 먹지 않아야 할 음식인 햄버거나 탄산음료와 같은 패스트푸드를 함부로 섭취하면서 그 독소로 인해 혈액이 탁해져 발생하는 질환이 증가하고 있다.

건강에 대한 관심이 높아지면서 웰빙 생활과 먹는 음식에 대한 관심이 높아지고 있지만 정작 도시생활과 서구문화에 익숙해진 현대인들은 인스턴트 음식에서 자유롭지 못한 생활을 하고 있다. 포장 판매되는 거의 모든 식품들이 돈벌이에 관심을 둘 뿐 안심하고 먹을 수 있는 먹거리가 없는 것이 우리의 현실이다.

일반적인 도시형 맞벌이 부부인 김 씨 가정의 하루 먹는 음식을 살펴보자. 40대 초반의 김 씨는 하루 담배 1갑, 주량은 소주 2병 정도이며 회사 영업일로 주 3~4회의 술자리가 있다. 공무원인 부인 조 씨는 마트에 들려 이미 만들어진 김치와 밑반찬을 손에 들고, 유기농 농산물 코너에서 과일과 채소를 만져보기만 하고 일반 코너에서 같은 것을 들면서 잘 씻어 먹으면 되지 하며, 아이들을 위해 피자 한 판과 콜라를 고른다. 5학년 아들과 3학년 딸이 있는데 한 달 용돈으로 아이스크림과 군것질이 늘어나고 치킨과 라면, 탄산음료가 기호식품이다.

김 씨는 언제부터인지 체중이 증가하고 직장생활의 스트레스가 가중되면서 계단을 오를 때면 숨이 차고 뒷목이 뻣뻣해 병원에 가보니 고지혈증과 고혈압 진단을 받아 혈압약과 고지혈증약 그리고 아스피린을 처방받아 복용 중이다. 3학년 딸은 아토피 증상이 있었는데 더욱 심해지고 감기에 잘 걸려 아토피와 감기약 처방약을 일 년 내내 복용하고 있다. 김 씨와 그의 딸이 과연 먹는 약으로 치료를 할 수 있을까? 평상시의 식습관과 생활방식이 변하지 않는 이상 완전한 치료는 어렵다. 생활습관으로 인해 생긴 독소를 제거해주는 것이 근본적인 해결책이다.

최근 청소년들과 어린이들에게 아토피를 비롯한 각종 면역질환이나 비만질환이 증가하는 추세에 있다. 어느 어머니들은 『차라리 아이를 굶겨라』라는 책을 집필하여 아이들이 먹는 음식과 기호식품이 얼마나 많은 문제점을 가지고 있고 건강에 악영향을 주는지 밝히며 경각심을 일깨워주었다.

먹는 음식뿐만이 아니다. 우리가 호흡하고 마시는 공기와 물이 오염되어 있고, 심지어 입는 옷을 비롯한 각종 물건에 유해 화학물질이 포함돼 있다. 이 독성물질들이 우리 몸에 들어와 해독이 되지 않고 남아서 혈액을 탁하게 하고, 결국 세포와 조직을 자극하거나 전신기능을 방해하여 암을 비롯한 각종 질병을 유발하는 것이다.

환경이 오염되지 않았던 시대의 의학자인 히포크라테스, 인도의 전통의학 아유르베다 그리고 한의학에도 치료의 중심 개념으로 해독이 들어가 있다. 오염되지 않았던 시대에는 외부 독소의 문제가 지금처럼 심각하지 않았겠지만 인체 질병의 원인을 내부 독소의 문제로 접근하고 해독의 중요성을 인식했던 것이다. 각종 환경오염과 독성물질에 노출된 현대인의 건강은 해독에 의해 좌우될 것이다.

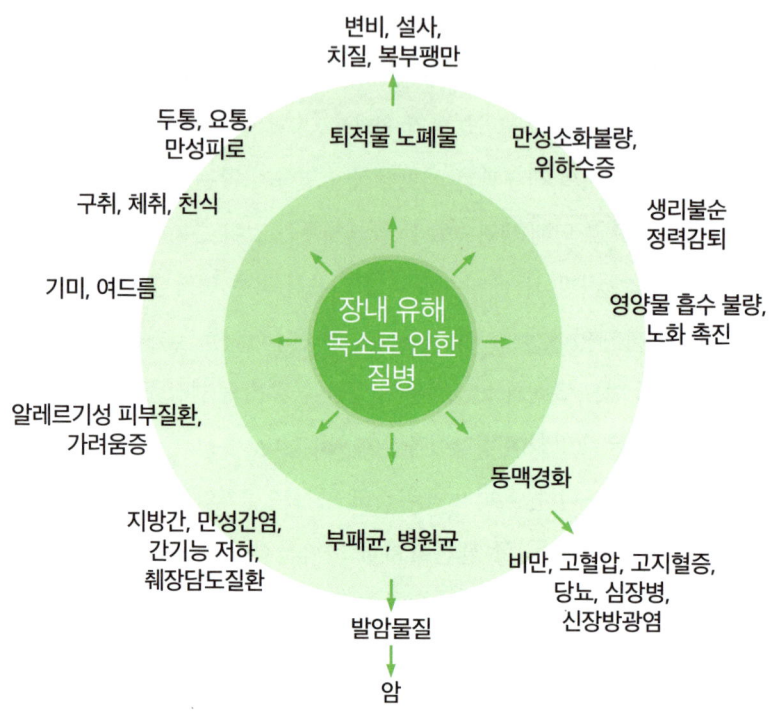

독소가 일으키는 질병

 해독에 유익한 음식과 생활습관

1. 천연 그대로의 물을 먹기 어려우므로 정수기나 약숫물 등 가능한 깨끗한 상태로 먹도록 노력하며 되도록 식후 바로 먹는 것보다 식후 30분~1시간이 지난 후에 먹는다.
2. 식사는 되도록 오래 씹는다.
 (침 성분에 해독하는 기능이 있으며 오래 씹으면 쓴 음식도 단맛이 난다.)
3. 주성장이 멈추는 시기인 20대부터 소식하는 습관을 갖는다.
4. 지방이 많은 음식이나 인스턴트, 밀가루 음식의 섭취는 가급적 줄인다.
5. 일주일에 2~3회의 운동이나 등산을 통해 노폐물을 배설하고 쌓인 스트레스를 풀어준다.
6. 항상 즐거운 생각을 한다.

해독의 으뜸은 **단식**

유기농 식단이나 독소가 없는 음식을 먹는 것도 독소를 없애는 데 도움이 될 수 있겠지만 체내에 쌓인 독소나 노폐물을 가장 쉽게 해독할 수 있는 방법은 단식요법이다.

성인이 하루 필요한 열량은 일반적으로 2000~2500kcal 정도인데, 하루 200kcal 미만으로 섭취 열량을 극도로 제한하는 것이 단식이다.

동물들은 설사병이나 다른 병에 걸리면 본능적으로 병이 나을 때까지 음식을 먹지 않음으로써 병을 스스로 치료한다. 종교적·정치적 목적으로 또는 단순히 다이어트의 목적으로 단식을 하는 경우도 있지만 장티푸스나 설사, 이질의 치료 목적으로 단식이 이루어지기도 한다. 이러한 단식요법에 대해 영양학자와 의사들은 영양 공급 부족으로 건강을 해치는 위험하고 미개한 치료법이라며 의미를 두지 않지만, 단식의 효능이 과학적으로 의미가 있음이 밝혀지고 있다.

음식 섭취를 제한하면 인체는 평소 체내에 축적됐던 영양분을 분해함으로써 필요한 열량을 얻어 생명을 유지하는데, 이때 중성지방이나 인체에 불필요한 노폐물까지 사용하게 된다. 바로 이 과정이 해독의 과정인 것이다.

우리 몸은 며칠 동안 혹은 그 이상 굶더라도 생명에 지장이 없으며, 그냥 단순히 굶는 것이 아니라 철저하게 준비된 단식을 한다면 몸이 망가지는 것이 아니라 오히려 과잉 축적된 중성지방을 제거해 혈액이 맑아져 비만이나 당뇨, 고혈압 등의 예방과 치료에 도움이 된다.

우리 몸은 각종 음식과 물 그리고 산소에서 에너지를 얻는데, 이 과정에서 에너지뿐만 아니라 노폐물이나 독소가 발생하게 된다. 이러한 독소는 어느 정도 대소변과 땀으로 배설돼 해독되지만, 발생하는 독소가 너무 많아지면 해독하는 한계를 넘어 체내에 쌓여 면역력이 떨어지거나 각종 성인병이나 만병의 원인이 된다.

넘쳐남으로써 발생하는 질병은 덜어내야 치료된다. 흔히 감기에 걸리면 나오는 재채기나 콧물은 비강이나 기관지에 발생한 염증이나 안 좋은 것을 배출하여 치료하려는 정상반응이다. 식중독에 걸리거나 지나친 과음으로 발생한 구토나 설사 또한 체내에 안 좋은 독소를 배설하려는 치료과정의 증상이다. 이때 설사나 구토를 억제시키는 항구토제나 지사제는 오히려 질병을 치료하는 데 방해가 된다.

단식 옹호자들은 일주일에 한 번, 한 달에 서너 차례의 단식이 건강을 유지하고 질병을 예방하는 데 가장 효과적인 방법이라고까지 주장한다. 하지만 단식이 좋다 하여 무조건 행하는 것은 위험할 수 있고 단식 방법도 다양하므로 전문가의 도움을 받거나 정확한 절차에 의해 행해야 한다.

저체온이 암을 만든다

사람의 체온은 저마다 조금씩 다르다. 36.5도가 평균이며 활동적인 사람은 이보다 조금 더 높은 편이고 내성적이고 조용한 성격의 소유자는 조금 낮은 경우가 많다. 보통 건강할 때보다 건강하지 않을 때 우리 체온은 평소보다 낮다.

현대의학에서도 입원환자를 상대로 체온을 체크하는데, 체온이 내려가는 것보다는 고열이 날 경우 해열제나 항생제를 쓰기 위해 체크한다.

체온은 기초대사량과 관련이 깊다. 체온이 내려가는 것은 부교감신경이 우위에 있는 경우인데 요즘 아이들의 평균 체온이 내려가고 있다고 한다. 이는 운동량은 줄고 책상에 앉아 있는 시간이 늘어난데다 과잉보호를 받으며 자라기 때문이다. 체온이 내려가면 면역력이 떨어지는데 요즘 아이들에게 면역질환인 아토피나 알러지 질환이 증가하게 된 이유다.

당뇨병은 여름철보다 겨울철에 심해지고 추운지방으로 갈수록 1형 당뇨환자가 늘어난다. 기온이 내려갈수록 혈당에 민감해지고 염증반응을 일으키기 쉬운 상태가 되는 것이다. 실제로 암 환자의 체온은 정상인보다 1~2도 낮다.

스트레스를 받을 때 일어나는 대표적인 증상은 고혈당과 저체온이다. 앞에서 살펴보았지만 스트레스를 받으면 교감신경이 흥분하고 과립구와 아드레날린,

코르티솔 등의 호르몬 분비가 증가한다. 교감신경이 흥분하면 혈관이 수축해 혈액순환이 원활하지 않아 체온이 떨어지게 된다. 떨어진 체온을 올리기 위해 해당계가 반응하여 혈당이 올라간다. 고혈당으로 당뇨에 걸리기 쉬운 상태가 되고 저체온으로 면역력이 떨어져 결국 암과 같은 질환에 걸리게 된다. 반대로 아주 느긋하거나 게으르게 생활해도 즉, 부교감신경이 너무 자극되어도 대사량이나 근육의 힘이 떨어지고 기력이 약해지고 피곤해져 저체온이 되고 만다.

대부분의 질환은 저체온 상태일 때 발병한다. 체온이 36도에 미치지 못하면 손발이 차고 아랫배가 냉하며 안색도 창백한 경우가 많다. 만성피로증후군이 있는 사람 중 저체온인 경우가 많은데 그럴 때는 가벼운 운동이나 반신욕 등으로 체온을 조금만 올려주면 호전될 수 있다. 한의학에서는 이러한 경우를 양허(陽虛, 양기가 허한 상태)로, 기운이 없고 매사에 의욕이 없으며 찬 것에 민감하고, 찬 것을 싫어하는 증상에 해당한다. 결국 양기가 부족하면 대사기능이 약화되고 면역세포의 기능이 떨어져 질병에 쉽게 노출되는 것이다.

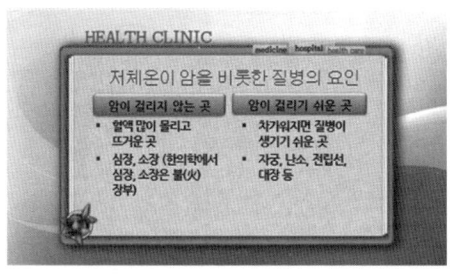

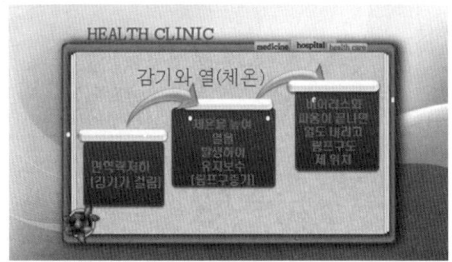

저체온증이 늘고 있다

한의원에 손발이 차고 아랫배가 차가운 36도 이하의 저체온 환자가 늘고 있다. 스트레스와 유해 환경에 노출되면서 우리 몸의 평균 체온이 지난 50년 사이 약 1℃ 가량 떨어졌다고 한다. 앞에서 살펴보았지만 스트레스는 저체온과 암의 가장 큰 원인이다. 스트레스를 받게 되면 교감신경이 자극되어 혈관이 수축하고 심박동이 증가하면서 결국 혈액순환이 되지 않아 저체온이 되고 만다.

감기는 면역반응의 좋은 예다. 감기에 걸리면 열이 나는데, 해열제를 처방하는 것보다 반신욕을 하거나 몸을 따뜻하게 해서 땀을 빼는 것이 감기를 더 빨리 낫게 하는 방법이다. 체온이 오르면 면역력도 같이 높아지기 때문이다.

우리 몸을 지켜주는 면역체계는 체온과 밀접한 관련이 있다. 체온이 1도 떨어지면 면역력은 30% 떨어지고, 반대로 체온이 1도 올라가면 면역력은 5배 증가한다. 여기서 면역력이 증가했다는 말은 백혈구나 림프구의 수가 증가했다는 의미이기도 하지만 하나의 백혈구가 가진 능력이 향상되었음을 뜻한다.

또한, 체온이 올라가면 혈액의 흐름이 좋아지고 효소작용이 활발해진다. 혈액의 흐름이 원활하면 백혈구나 림프구의 흐름도 좋아져 같은 수의 백혈구나 림프구라고 하더라도 능률이 향상된다.

이렇듯 체온이 중요한데, 저체온 인구가 늘어간다는 것은 갈수록 면역력이 떨어진다는 말과 같다. 그렇다면 저체온을 예방하려면 어떻게 해야 할까?

첫 번째, 신체리듬에 맞춰 생활해야 한다. 인체에는 생체시간이 있다. 그 생체리듬에 맞게 규칙적으로 생활한다. 먹어야할 때 먹고, 자야할 때 잠을 자야 자율신경을 균형 있게 유지할 수 있다. 매일 밤 계속되는 야간작업으로 수면이 부족한 사람, 연이은 과로와 스트레스에 노출된 사람은 교감신경이 지나치게 긴장해 백혈구 속의 면역기능을 담당하는 과립구가 증가한다.

앞에서 살펴보았지만 과립구는 죽어 없어질 때 활성산소가 발생한다. 이렇게 발생한 대량의 활성산소는 혈액을 산화시키고 끈끈하게 만들어 혈액순환을 방해한다. 혈액순환이 원활하지 않으면 체온은 떨어지게 된다. 저체온을 직접적으로 개선하는 방법으로 뜸요법과 반신욕을 권하고 싶다.

암세포는 고열에 약하다

가나자와 대학 암센터 오카모토 하지메 소장의 논문「단독이나 면종을 일으키면 전이된 암도 치료된다」에서 말기암 환자가 단독이나 면종에 걸려 고열을 앓고 난 후 암세포가 사라지는 예를 보고하였다. 단독은 용혈성 연쇄상구균에, 면종은 황색포도상구균에 감염되는 감염성 질환으로, 증상은 높은 열이 나고 감염된 부위가 부어오른다. 단독에 감염된 많은 예에서 고열로 암이 없어지는 사례가 종종 있었다. 아마 감염된 전신의 열을 암세포가 견디지 못하고 사멸하였던 것이다. 이에 착안해 박사는 용혈성 연쇄상구균을 약화시켜 인위적으로 감염시켜 발열을 유도하는 약을 개발하기도 하여 일본 후생성에서 인정받기도 하였다. 고열이 나면 암이 없어지는 증례 등에서도 알 수 있듯이 암세포는 다른 세포에 비해 열에 매우 취약하다. 이 점에 착안하여 암을 열로 고치려는 요법이 뜸과 온열요법이다. 몸의 온도가 39.5도 이상으로 올라가면 암이 사멸할 가능성이 높아지는 것이다. 하지만 밖에서 열을 쬐어도 몸의 내부까지는 여간해서는 따뜻해지지 않는다는 문제가 있다. 고열로 암세포를 제거할 수 있다고 하지만 고열 자체가 체력을 매우 소모시키므로 체력이 저하되었을 경우엔 효과를 기대할 수 없다. 고열 요법은 어느 정도 체력이 뒷받침되어야 하는데, 몸속의 림프구가 10% 남아 있는 정도라면 가능하다고 한다.

온열요법의 으뜸은 왕뜸과 비파뜸

 앞서 살펴보았듯, 암세포는 열에 굉장히 약하다. 보고에 의하면 암세포는 43도 이상이 되면 활동을 못하고 죽는다고 한다.

면역학의 석학 아보 도오루 교수는 『체온면역력』이라는 책을 통해서 '저체온이 암과 아토피, 만성피로를 비롯한 모든 병을 만든다'고 하였다. 그리고 말기암 환자 중에 말라리아나 댕기열과 같은 고열의 전염성 질환을 앓고 난 후 암세포가 말끔히 사라지는 것을 보고, 항체가 생기게 약한 균을 접종하는 백신처럼 인체에 무해할 정도의 균을 인위적으로 암 환자에게 투여하여 체온을 높이려는 시도까지 했던 것으로 그의 저서에서 고백하고 있다.

암치료에 다양한 온열요법이 있지만 그중에서도 한방치료의 비파왕뜸과 황토찜질을 추천한다. 특히 황토찜질은 발한요법으로 온열·고열 자극 효과와 더불어 땀을 통해 노폐물을 배출하는 해독기능을 동시에 갖춘 요법이다. 특히 황토가 가진 여러 효능 중에 우리 몸의 독소를 해독해주는 작용은 그 어떤 온열요법보다 효능이 뛰어나다.

인체 깊숙이 열을 전달함으로써 체온을 38~42도로 유지하게 하면 근육과 혈관을 자극해 혈액순환과 림프순환을 촉진하여, 결국 대사작용이 원활하게 이루어져 인체의 자연치유력을 증진시켜준다.

그밖에 필자는 암 환자들에게 왕뜸과 비파뜸을 권하고 또 시술해주고 있다. 비파뜸이 생소한 사람들이 많을 것이다. 비파뜸의 주재료인 비파는 잎이나 열매를 모두 약으로 사용하는데, 약효가 다양해서 예로부터 비파가 있는 집에는 아픈 사람이 없다는 뜻으로 무환자나무라고도 했다. 비파잎은 가래를 없애주고 기침을 멎게 하며 위를 도와 식욕을 증진시켜주기도 한다. 민간에서는 땀띠를 비롯한 피부질환에 바르거나 탕욕재로 사용되었으며, 동의보감에 '비파 열매는 성질은 차고 맛이 달며 독이 없어서 폐를 윤택하게 하고 갈증을 멎게 하는 효능이 있다'라고 하며, 특히 허준의 스승이 반위를 고치기 위해 사용했던 약으로도 유명하다. 왕뜸과 비파뜸은 암이나 기타 질환에 모두 효과가 있지만 임상적으로 효과를 빨리 얻을 수 있는 질환은 자궁질환과 방광질환 그리고 전립선질환, 변비나 설사, 체한 소화기 질환이다.

한의학에서는 '복부와 하체는 항상 따듯하게 하고 머리와 가슴은 항상 차갑게 하라[肚腹 恒要溫 頭胸 恒要寒]'라는 말이 있다. 따라서 비파뜸은 하복부에 뜨는 것이 가장 효과적이며, 차가워지면 병이 생기는 자궁병에 효과적이다.

tip 왕뜸과 비파뜸을 떠야 하는 사람

1. 손발이 차고 아랫배가 냉한 사람
2. 생리통이 심하거나 배란통, 자궁근종, 난소 물혹 등의 부인과 질환을 앓는 사람
3. 양기가 부족하거나 전립선이 약한 남자
4. 쉽게 피곤하고 소화가 안 되고 체하는 사람
5. 먹기만 하면 설사를 하거나 변비가 있는 사람
6. 특히, 암이 있거나 방사선치료나 항암치료 후유증이 있는 사람
7. 복부가 비만하고 잘 붓는 사람
8. 소변이 자주 마렵고 방광염에 잘 걸리는 사람

열과 추위, 질병의 상관관계

가을은 모든 동물의 식욕이 증가하고 살찌는 계절로 노출의 계절 여름보다 다이어트에 관심이 많은 계절이기도 하다. 가을철에 식욕이 증가하는 이유는 여름보다 기온이 떨어지면서 체온을 유지하기 위해, 여름보다 활동량이 늘고 많은 에너지가 필요하기 때문이다. 체온이 내려가면 뇌의 시상하부에 있는 포만중추를 덜 자극하므로 배고픔과 식욕이 증가한다.

　모든 생물은 추워지면 추위를 견디기 위해 몸속의 수분을 줄이고 당분을 높여 추위에 대처한다. 수영장 찬물에 입수하면 소변이 보고 싶어지는 것도 열량을 높이기 위해 혈관 내의 당을 높이려 수분을 배출하기 위해서다. 추워지기 시작하면 당이 올라가기 때문에 당뇨가 악화되는 계절은 늦가을과 겨울이다. 반대로 날씨가 따뜻해지는 봄과 여름은 당뇨 환자의 예후도 나아지며 당뇨병 발병률도 겨울보다 훨씬 낮다. 제1형 당뇨병은 유전적 경향을 띠는데 주로 소아들에게 많이 나타나므로 소아당뇨라 한다. 소아당뇨의 발병률을 보면 핀란드가 1위, 스웨덴이 2위, 영국과 노르웨이가 3위를 차지한다. 남방으로 내려올수록 발병률이 낮아지면서 아프리카나 순수 히스패닉계에서는 제1형 당뇨병을 찾아보기 힘들다. 실제로 당뇨병 환자들의 혈당 변화를 계절마다 측정해 본 결과 겨울철에는 높아진 반면 여름철에는 수치가 양호하며 예후도 가장 좋았다. 결국 당뇨는 추위, 저체온증과 관련이 깊다. 저체온증이거나 추워지는 계절에는 면역력이 떨어져 알레르기 비염에 걸리거나 암 환자들의 상태가 악화되는 경우도 많다.

암으로 고생하는 환자들의 체온은 오르내림이 심하며, 체열진단기로 촬영해보면 암 부위가 유독 차갑게 나타나는 경우가 많다. 암 환자뿐 아니라 손발과 아랫배가 차가운 체온 36도 이하인 저체온 환자가 늘고 있는데, 스트레스와 유해로운 환경에 노출되면서 몸속 평균 체온이 지난 50년 사이 약 1도가량 떨어졌다고 한다. 우리 몸을 지켜주는 면역체계는 체온과 밀접하다. 체온이 1도 떨어지면 면역력은 30% 떨어지고, 반대로 체온이 1도 올라가면 면역력은 5배 증가한다. 또한, 체온이 올라가면 혈액의 흐름이 좋아지고, 효소작용이 활발해진다. 찬 기온에 민감하게 반응하는 알레르기 비염의 치료에 폐의 기운을 따뜻하게 하고 면역력을 키워주는 온폐탕을 사용하는 이유다.

암세포는 다른 세포에 비해 열에 매우 취약하다. 이 점에 착안해 암을 열로 고치려는 요법이 뜸과 온열요법이다. 얼마 전 독일에서 열린 국제온열치료학회에 다녀왔다. 유럽에서는 고주파온열요법의 새로운 치료법을 개발해 항암과 방사선 치료를 병행, 암치료에 활용해 좋은 결과를 내고 있다. 임상치료에서도 입원 중인 암 환자 대부분이 시술을 받을 정도로 만족도가 높다. 필자가 치료 중인 한 중년의 암 환자는 4기 위암 진단을 받고, 항암치료를 포기한 상태에서 자연치유 프로그램과 고주파온열치료를 병행하고 있다. 입원 초기보다 통증이 줄고 식욕이 늘어 치유의 희망을 키우고 있다. 한방에서는 일찍부터 뜸을 이용해 암이나 기타 질환을 치료해 왔는데 고주파온열치료는 한방의 뜸과 같은 치료법을 현대식으로 개발한 것이라 하겠다.

암세포는 42도 이상이 되면 사멸하지만 암세포가 위치한 몸속의 온도가 42도 이상으로 올라가려면 밖에서 열을 쬐어 몸의 내부까지 갈 때 화상을 피할 수 없다. 하지만 이러한 단점을 보완하여 독일에서 개발한 제4세대 고주파온열치료기는 인체에 유용한 13.56㎒의 고주파가 암세포에만 선택적으로 42도까지 열을 가해 암세포가 괴사 또는 자살하도록 유도한다. 체온을 38~42도로 올려 인체 깊숙이 열을 전달하고 근육과 혈관을 자극, 혈액순환과 림프순환을 촉진해 인체의 자연치유력을 증진하는 역할도 한다. 특히 몸에 열이 가해질 때 정상 조직의 온도는 일정하게 유지하지만, 암조직은 혈관이 확장되지 않고 조직에 작은 혈전이 생기면서 종양으로 공급되던 영양분이 차단되어 파괴되는 원리를 이용한 것이다.

고주파온열치료는 항암치료나 방사선치료와 병행하면 더욱 효과가 좋은데, 혈관이 온열치료로 확장되므로 종양의 혈액순환이 좋아지고 산소의 농도가 높아진다. 혈당이 높아지면 암 발병률도 높아진다. 유방암 세포를 이식한 쥐의 한쪽 무리에는 고혈당 음식을 주고 다른 무리에는 혈당 증가를 막는 음식을 주고 관찰하였는데, 혈당이 높은 음식을 먹은 쥐는 두 달 반이 지나자 2/3가 죽었고 혈당 증가를 막는 음식을 먹은 쥐는 20마리 중 단 한 마리만 죽었다. 혈당수치가 높은 여성의 유방암 발병률은 정상인보다 7배가 높고, 남성이 전립선암에 걸릴 확률은 9배가 높다. 체온을 올려주고 혈당을 내려주는 가장 좋은 온열요법은 운동이며 햇볕을 많이 쬐는 것이다. 가을은 보약의 계절이다. 편백과 소나무가 있는 숲을 등산하며 햇볕을 쬐는 것은 당뇨병과 암을 예방하는 가장 좋은 보약이다.

감기치료법은?

한의학에서는 감기를 차가운 기운(寒邪)에 노출돼 발생한 것으로 본다. 그래서 성질이 따뜻한 약제로 땀을 나게 하여 치료한다(發汗解表). 한 번쯤 경험해보거나 들었을 것인데 예전에 감기에 걸리면 민간요법으로 콩나물국이나 소주에 고춧가루를 타서 먹은 뒤 이불을 둘러쓰고 땀을 빼고 나면 감기가 사라지는 경우가 많았다. 사우나 반신욕으로 땀을 빼는 것으로도 같은 효과를 얻을 수 있다. 한의원에서 쓰는 감기약의 성분 또한 땀을 빼고 고추처럼 성질이 매운 것으로 같은 원리이다.

일반적으로 감기에 걸리면 오한을 동반한 발열증상이 생긴다. 흔히 감기에 걸리면 우리는 열을 내리겠다고 옷을 벗고 이마에 얼음주머니까지 얹어놓는 경우가 흔하다. 그런데 이처럼 몸을 차갑게 하여 열을 내리는 것은 특수한 경우를 제외하고는 사실 현명한 치료법이 아니다. 열이 나는 것은 우리의 면역기능이 감기를 이겨내기 위한 생리반응이므로 그럴 때는 오히려 반신욕을 하거나 따뜻하게 이불을 덮어주어 땀을 내고 나면 열이 내려가면서 감기 증상도 자연히 사라진다. 하지만 39도 이상의 고열일 때는 그 열로 열성경기를 일으키거나 뇌에 영향을 줄 수 있기 때문에 해열제를 복용하거나 미지근한 물로 마사지를 해줄 필요가 있다.

MBC 창사특집 다큐멘터리 〈농업이 미래다〉라는 프로그램에서 토마토 농사를 짓는 미얀마 농부와의 인터뷰가 생각이 난다. 농부는 병충해를 막기 위해 언제부터인가 농약을 사용하였다. 처음 몇 해는 병충해의 피해를 보지 않고 수확량도 증가하였는데, 해가 갈수록 수확량은 줄고 해충도 없어지질 않아 농약을 뿌리는 횟수를 늘려야 했다. 하지만 병충해를 예방하기 위한 농약이 오히려 작물의 발육에 문제를 일으켜 계속해서 수확량이 줄었다. 결국 몇 해 전부터 농약 대신 미생물을 이용한 유기농법을 시작하고 나서 다시 수확량이 늘고 병충해도 줄기 시작했다는 내용이었다. 농약과 같은 인위적인 약이 농사를 지을 때만의 문제는 아니다. 우리 몸에서 농약과 같은 역할을 하는 것이 항생제인데, 항생제는 원래 세균성 염증질환에만 사용해야 한다. 하지만 무분별한 항생제의 오남용은 지나친 농약의 사용이 토마토 농사를 망친 것처럼 인간의 건강을 망가트리고 있다.

일교차가 심한 날씨에는 감기 환자가 늘어난다. 복지부의 발표에 의하면 단순 바이러스성 감기에 많은 병원에서 항생제 처방을 하는 것으로 나타났다. 보통 일반 감기의 80%는 바이러스로 인한 것으로, 항생제는 이런 감기에 도움이 되지 않는다. 오히려 감기가 걸릴 때마다 항생제를 쓰면 면역력이 약해지거나 내성이 생겨 나중에 항생제 자체가 효과를 보지 못할 수도 있다.

의사들이 빨리 치료하려는 생각에 항생제를 지나치게 많이 처방하는데 우리나라 소아과에서 처방한 약을 유럽의 한 의사에게 보여주었더니 "이 약이 정말 아이에게 처방한 약이 맞느냐?"며 놀라는 장면을 EBS의 어느 프로그램에서 본 적 있다. 대부분의 의사는 국내의 진료 환경이 항생제 처방을 부추긴다고 한다. 단순 감기인지 꼭 항생제를 처방해야 하는 질병인지 시간을 두고 지켜봐야 하지만 환자들은 빠르고 효과 있는 처방을 요구하며, 보통 사흘 안에 낫게 하지 않으면 '돌팔이'나 실력 없는 의사로 치부하기 때문에 항생제든 뭐든 가릴 여지가 있겠느냐는 항변이다.

1940년 인류는 페니실린의 발견으로 제2차 세계대전 때 많은 혜택을 보았지만 페니실린의 발견이 신의 가호였는지, 재앙의 씨앗이었는지 의심해 볼 상황에 부닥치게 되었다. 가장 강력한 항생제에도 끄떡하지 않는 슈퍼바이러스(Super Virus)가 1996년 일본에서 처음으로 발견되었고 최근 우리나라에서도 발견된 보고가 있다.

불명예스럽게도 사실 우리나라는 OECD 국가 중 항생제를 가장 많이 사용하는 나라로 발표되었다. 일반적인 감기는 그냥 두어도 1주일에서 보름이면 자연스럽게 낫는다. 하지만 지나친 항생제의 복용으로 면역력은 떨어지고 약에 대한 내성은 더욱 높아져 1~2달 치료해 겨우 낫게 되면 얼마 있지 않아 다시 감기에 걸리는 악순환을 거듭한다. 요즘 아이들은 배가 아프고 밥을 잘 먹지 않는다며 한의원을 찾는 경우가 많은데, 절반 이상이 장기간의 감기 치료를 위해 독한 항생제를 과다로 복용한 것이 원인이다.

건강보험심사평가원 약제급여적정성평가 자료에 따르면 2011년 하반기 감기의 항생제 처방률은 45.44%로 2002년(평가 초기)에 대비하여 38.3% 감소했으며 항생제 처방 절감 건수도 218만 건으로 보험재정에도 도움이 됐다고 한다. 그렇다면 감기에 걸리면 어떻게 하는 것이 가장 좋을까? 한방의 감기치료법은 몸에서 땀을 나게 하고 맵고 따뜻한 약인 신온해표약(辛溫解表藥)을 처방한다. 감기는 차가운 기운인 한사에 몸이 상한 것이기 때문에 따뜻한 약제로 땀을 나게 해야 치료할 수 있다. 몸에 열이 나는 것은 질병과 싸우는 면역반응이다. 39도 이상의 고열일 때는 열성경기를 유발할 수 있으니 이때는 해열제나 미지근한 물 마사지로 열을 내리는 것이 필요하다. 하지만 열이 난다고 옷을 벗기거나 얼음주머니를 해주는 것은 치료에 도움이 되지 않는다. 열이 날 때 오히려 반신욕을 하거나 따뜻하게 이불을 덮어 땀을 내고 나면 열이 내려가면서 감기도 자연히 없어진다.

감기에 걸렸을 때 챙겨야 할 가장 좋은 약은 바로 '물'이다. 물은 부작용이 없는 염증치료제이자 최고의 예방약이라 할 수 있다. 차갑지 않은 상온의 맑은 물을 충분히 자주 마시는 것이 기본이며, 칡이나 귤껍질, 도라지, 계피, 파, 깻잎 중 구할 수 있는 것으로 물을 끓여 수분을 공급해주면 훨씬 효과적이다. 감기뿐만 아니라 대부분 질병은 그에 맞는 적절한 환경을 유지해주면 스스로 치유된다. 이것이 자연치유능력! 바로 면역력이다. 올겨울엔 면역력을 키워 약이나 항생제의 도움 없이 건강하게 지내길 바란다.

면역력을 높이는 반신욕의 과학

1. 자신의 체온보다 5℃ 높은 온도가 알맞다

몸의 온도가 1도 상승하면 면역기능이 5배 증가한다고 했다. 체온을 올리는 가장 직접적인 방법은 더운물로 목욕을 하는 것이다. 더운물에 체온이 올라가면 말초혈관이 확장되어 혈액순환이 좋아져서, 산소나 영양분이 말초조직까지 공급되어 신진대사가 높아진다. 하지만 너무 높은 온도는 오히려 교감신경을 자극하여 역효과를 가져올 수 있다. 가장 이상적인 물 온도는 41℃이다. 체온보다 5℃ 이상 차이가 나는 것은 바람직하지 않다. 자신의 체온을 미리 체크해 거기에 5℃ 더한 온도에서 시작하는 것이 좋다. 이 온도는 우리 몸의 부교감신경을 활성화시켜 혈액순환과 신진대사가 원활하도록 한다. 단, 수족냉증이 심하거나 고령자인 경우에는 심장과 폐에 부담이 없는 온도에서 시작한다.

2. 수압을 줄여라

물의 높이는 배꼽 아래 5cm가 가장 좋다. 한의학에서는 이 부위를 관원이라 하는데 흔히 말하는 단전 부위다. 한의학에서는 머리와 가슴 부위는 항상 시원하게 하고 복부와 사지는 따뜻하게 하라고 하였는데, 그래서 머리에는 시원한 물수건을 두르고 하는 것이 좋다.

욕탕의 물이 너무 많으면 몸에 압력을 가해 혈액이 심장으로 몰리고 횡격막을 위로 올려 폐의 용량이 줄어 호흡수가 늘고 심폐기능에 부담을 줄 수 있지만 단전까지의 물 높이는 그런 부담을 줄여준다. 그래도 고령자나 심장병, 호흡기질환의 환자들은 조심하는 것이 좋다.

tip 반신욕 효과적으로 하는 방법

1. 식후 1시간 이내는 피하고 가능하면 공복 시에 한다. 식후엔 혈액이 소화기관으로 가야 하는데 반신욕을 하면 혈액이 피부로 몰려 소화가 잘 안될 수 있다.
2. 자신의 기초체온보다 약 5℃ 높은 물을 준비한다(36.5℃+5℃=41.5℃). 일반적으로 41℃가 적당하다. 한번 욕조에 있는 시간은 10분 이내로 하고 2~3회 반복한다.
3. 하루의 생체 리듬에 맞춰 취침 1시간 전에 하면 수면에 효과적이다.
4. 목욕에 의한 탈수를 보충하기 위해, 목욕 전후로 한 잔 정도의 따뜻한 물이나 녹차를 마신다.
5. 반신욕을 하는 도중 음악 감상이나 명상을 병행한다. 음악은 자신의 기분과 같은 곡을 선택하거나 마음을 안정시키는 곡을 선택한다. 클래식이나 조용한 음악에 한정할 필요는 없고 조금 빠른 템포인 적극적인 곡을 선택해도 되지만, 처음 하는 사람에게는 클래식 음악을 추천한다. 주위에 방해가 되지 않는다면 큰소리로 노래를 부르는 것도 스트레스 해소에 도움이 된다.
6. 마무리로 따뜻한 물로 샤워한다(여름철에도).

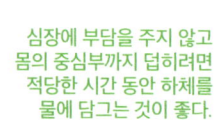
심장에 부담을 주지 않고 몸의 중심부까지 덥히려면 적당한 시간 동안 하체를 물에 담그는 것이 좋다.

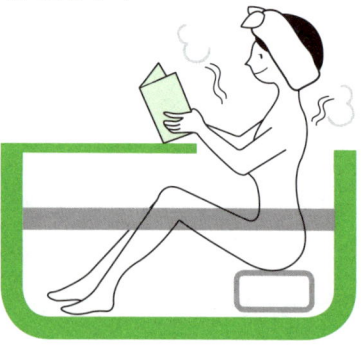

풍욕이 암에 좋은 이유는?

몸을 만드는 근본은 세포이다. 세포의 근원은 미토콘드리아와 ATP인데 산소 없이는 생성될 수 없다. 반대로 암세포는 이산화탄소에 근원을 두기 때문에 저산소 세포라 한다. 그래서 한때 암 환자를 고압산소통에 넣는 치료법을 시도했는데 고산소증으로 그대로 죽어버려서 그만두었다. 최근엔 당뇨병 괴저가 있을 때 산소주입요법이 각광받고 있다.

암세포는 무산소 해당을 하므로 2개의 젖산과 4개의 수소를 발생시킨다. 젖산은 운동 후 생기는 산성의 피로물질이다. 이와 함께 이산화탄소를 배출하므로 암 환자 말기로 갈수록 젖산, 수소, 이산화탄소는 증가하고 산소는 줄게 된다.

한의학에서는 피부도 폐의 부속기관으로 본다. 실제 피부도 호흡을 담당하고 있는데, 피부호흡을 못하게 도금을 한다면 호흡곤란과 천식으로 사망하게 된다. 앞에서 살펴본 것처럼 암 환자에게는 산소가 부족하다. 산에는 나무들이 배출하는 오염되지 않은 신선한 산소와 피톤치드가 가득하므로 산속에서 풍욕을 해야 하는 이유가 여기에 있다.

풍욕의 방법은 간단하다. 창문을 열어놓은 실내에서 옷을 모두 벗어놓고 이불을 덮었다 벗었다 하는 단순한 방법이다. 담요나 이불을 준비하고 방의 창문을 완전히 열어 환기가 되도록 한 다음, 속옷까지 완전히 벗고 건강한 사람은 앉아서, 환자는 누워서 해도 좋다. 준비가 되면 알몸으로 20초, 담요를 몸에 감싸고 60초, 2회에는 알몸 30초, 담요를 감싸고 60초 등으로 진행하여 알몸인 상태의 시간을 늘리면 된다.

	1차	2차	3차	4차	5차	6차	7차	8차	9차	10차	11차
탈(단위: 초)	20	30	40	50	60	70	80	90	100	110	120
착(단위: 초)	60	60	60	60	90	90	90	120	120	120	120

알몸인 상태에서는 모관운동이나 붕어운동을 하거나, 온몸을 흔들거나 비벼주며 최대한 움직인다. 풍욕은 보통 해 뜨기 전이나 해가 진 뒤에 하는데, 환자는 정오에 시작해서 오전이나 오후로 조금씩 시간을 이동해서 하는 것이 좋다. 풍욕을 일단 시작하면 최소 한 달 이상은 매일 해야 하며, 그 이후에는 가끔 쉬면서 해도 효과를 볼 수 있다. 풍욕은 하루에 1회 이상, 환자는 3회 이상 하면 좋고, 중환자의 경우에 하루 5~6회 이상 하는 경우도 많다.

tip 풍욕 시 주의사항!

- 풍욕은 시간을 지키고 한 차례 끝나면 반드시 30분은 쉬고 다시 한다.
- 식사 후 30분 뒤에 한다.
- 목욕 후는 1시간 뒤에 한다.
- 풍욕하는 중 땀을 흘릴 정도로 심하게 운동하지 않는다.
- 여름철에는 선풍기로 공기를 순환시키며 하고 선풍기 바람을 직접 맞지 않도록 한다.
- 풍욕이 끝나면 2~3분간 누워서 조용히 쉰다.

풍욕을 할 때 모관운동과 붕어운동을 함께

붕어운동과 모관운동은 잘 알려지고 하기 쉬운 운동으로 효과가 좋기 때문에 그만큼 대중화되었다고 볼 수 있다. 특히, 붕어운동은 대장질환과 변비 환자에게 좋은 운동인데, 붕어가 헤엄치는 것처럼 좌우로 진동을 주어 배 속과 척추를 바르게 하는 운동이다. 좌우 진동에 의해 내장이 자극되어 장유착이나 폐쇄가 방지되고, 내장의 연동운동을 도와 배설을 촉진하며, 이러한 자극은 신경의 부조화를 바로잡고 신진대사와 소화를 활성화하고 촉진시킨다. 또한 좌우 균형과 척추를 바로잡아서 척추신경에 대한 압박이나 말초신경의 마비를 풀고, 전신의 신경기능과 혈액 순환을 순조롭게 한다.

모관운동은 양팔과 양발을 하늘로 들어올려 온몸을 터는 운동으로, 혈액순환을 촉진시키기 때문에 고혈압이나 심장질환에 효과적이다. 우리 몸에서 산소와 영양이 잘 공급되고 세포의 활동 결과 생긴 노폐물이 제거되는 곳이 모세혈관이다. 손과 발은 모세혈관 중에서도 심장에서 가장 멀리 떨어져 있고, 가장 많이 분포되어 있다. 모세혈관운동은 손과 발을 심장보다 높은 곳에서 가볍게 진동시킴으로써 손과 발의 혈액순환을 원활하게 한다. 고혈압, 동맥경화와 같은 심혈관 질환과 저림 증상, 생리통과 같은 혈액순환장애를 개선하는 데 도움이 된다.

모관운동은 모세혈관운동의 줄임말로 아래사진과 같이 반듯이 누워 두 팔과 다리를 하늘을 향해 똑바로 뻗고, 구부리지 않고 가볍게 떨어주기를 아침과 저녁에 10~15분 동안 하면 된다.

이 같은 붕어운동과 모세혈관운동을 풍욕과 함께 매일 하면 건강을 유지하는 데 큰 도움이 된다.

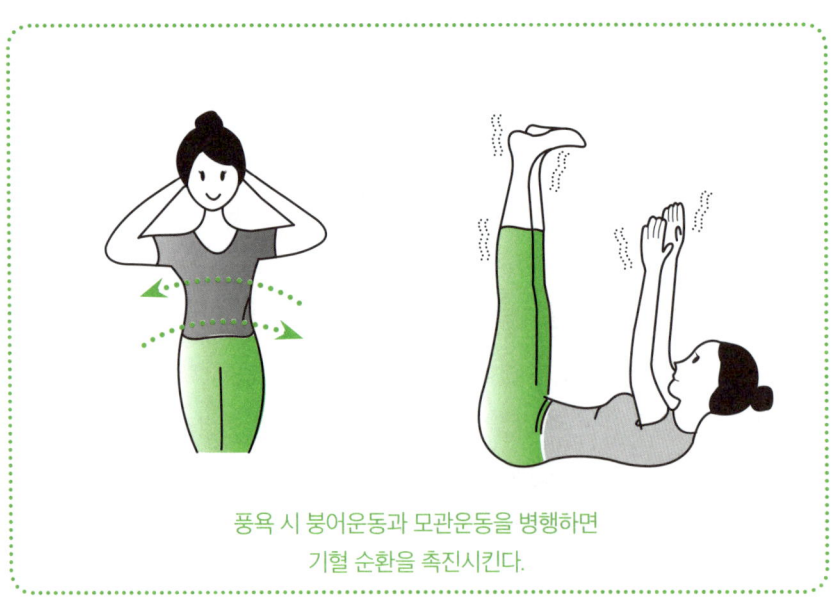

붕어운동과 모세혈관운동

풍욕 시 붕어운동과 모관운동을 병행하면 기혈 순환을 촉진시킨다.

운동과 면역

우리 몸의 노폐물은 대소변과 땀으로 배출된다. 인체에 쌓인 오염물질을 배출하고 해독하는 데 있어 가장 효과적인 방법은 운동을 통해 땀으로 배출하는 것이다. 운동은 호르몬에도 영향을 미치며 혈당을 줄여주기 때문에 당뇨환자에게 가장 중요한 치료법은 운동이다. 명상이나 호흡법처럼 운동도 면역체계에 직접 관여하여 염증을 일으키는 혈액 내의 사이토카인을 낮추기도 한다.

얼마 전까지만 해도 심장이 약한 심장병 환자들에게 운동은 무리가 가기 때문에 무조건 휴식만을 취할 것을 권장했다. 하지만 아무리 쉬어도 기력이 회복되지 않고 스트레스만 가중되었다.

암치료나 심장병 치료의 후유증으로 인한 피로감이나 무력감에 가장 효과적인 방법은 운동이라는 사실이 알려지면서, 오늘날은 심장병 환자에게도 하루 빨리 운동을 시작하게 한다. 특히 유방암이나 자궁, 난소암, 전립선암의 경우, 암세포를 자극하는 에스트로겐과 테스토스테론을 억제하기 때문에 운동이 더욱 필요한 질환이다.

운동을 하는 동안은 부정적인 생각이 줄어든다. 실제로 20~30분 정도 조깅을 하다 보면 자연스레 긍정적으로 생각하게 되고 황홀감을 맛보기도 한다. 실제 마라톤 마니아들은 하루라도 달리지 않으면 못 견딜 정도라 한다. 하지만 과격한 운동을 과하다 싶을 정도로 집착해서 하거나 하루라도 거르면 온몸이 찌뿌듯하다는 경우를 볼 수 있는데, 운동도 지나치면 해가 된다.

 나에게 맞는 운동은 끝나고 나면 기분이 좋거나 컨디션이 좋아지는 운동이다. 면역력을 기르기 위해 걷기 같은 유산소 운동을 꾸준히 하는 것이 가장 중요하다.

운동·즐거운 생활하면 암도 치유

암의 정확한 원인이 규명되지 않았지만 암 환자 절반 정도는 P53유전자에 문제가 생겼거나 제 기능을 하지 못하고 있는 것이 밝혀졌으며 기능이 제대로 되면 암이 억제된다는 공통점이 발견돼 P53유전자를 암 억제 유전자라 한다. 암 연구자들은 P53유전자의 연구를 위해 막대한 자금을 쏟아붓고 있는 가운데 P53유전자를 작동시키거나 멈추게 하는 새로운 핌트효소를 찾는 데 성공했다. 핌트효소는 P53유전자 기능에 대해 스위치 역할을 한다. 세포 내에 있다가 P53유전자에 메틸기(CH_3)를 붙여 작동을 멈추게 하거나 떨어져 나가 다시 작동하게 한다. P53유전자는 암 억제 유전자로 면역세포들과 함께 우리 몸에 있는 그 어떤 항암제보다 강력하고 부작용이 없는 자연항암제다. 하지만 핌트에 의해 메틸화되면 작동이 멈춰 결국 암세포를 물리칠 우군을 잃게 된다. 성균관대 한정환 연구팀에 따르면 폐암과 유방암 환자는 핌트 발현 정도에 따라 생존율이 크게 달라지는 사실을 확인했다. 핌트가 많이 발현되는 환자는 적게 발현되는 환자에 비해 6개월 이상 생존율이 20% 정도 낮은 것으로 나타났으며, 특히 암이 악성일수록 핌트 발현 정도가 높은 것으로 확인됐다. 핌트에 의한 메틸화는 P53유전자에만 일어나는 현상이 아니다. 우리 몸은 세포로 이루어져 있으며, 세포핵에 있는 염색체의 유전자에 의해 작동된다. 유전자 DNA 내부에 있는 일부 염기에도 메틸화가 일어난다. 유전자에 메틸기가 달라붙으면 유전자의 작동을 멈추게 하는 스위치 역할을 한다. 유전자의 메틸화는 어떤 경우에 잘 일어날까? 그 원인을 알게 된다면 꺼진 유전자를 다시 켤 수 있는 열쇠를 찾고 암을 비롯한 각종 질환을 치료할 수 있는 답을 찾을 수 있을 것이다.

사람은 환경의 영향을 매우 많이 받고 살며, 암을 비롯한 각종 질환은 삶의 결과물이다. 결국, 어떻게 살아왔느냐, 어떤 환경에서 살았느냐가 유전자의 메틸화나 유전자의 변형의 결정적 역할을 한다. 얼마 전 TV에서 일본의 일란성쌍둥이가 나왔는데 한 명은 위암으로 수술을 하고 또 한 명은 건강하게 지내는 모습이 나왔다. 일란성쌍둥이의 경우 유전적으로 같은 세포에서 출발하기 때문에 태어날 때는 유전자 구조가 거의 일치한다. 얼마 전까지만 해도 한번 가지고 태어난 유전자는 변하지 않는다는 것이 정설이었으며, 인간은 유전자에 의해 모든 것이 결정된다고 믿었지만 최근 그렇지 않다는 것이 밝혀지고 있다. 유전적으로 암에 걸리기 쉬운 유전자를 가지고 태어난다 해도 관리를 잘하고 좋은 환경이나 좋은 음식, 좋은 생각을 누리며 생활한다면 암의 발생률을 낮출 수 있다. 운명론자들은 사주나 운명이 결정돼 있다고 믿지만 사주가 사람의 인생을 결정하지는 않는다. 사주를 보는 명리학자는 사주보다 앞선 것이 관상이라 말하며 관상과 사주를 같이 본다. 관상은 마음이 움직인 대로, 환경에 노출된 대로 바뀐다. 웃으면 웃는 관상이 되고 슬프면 근심 어린 관상이 되는 것이니 결국, 관상이나 운명은 마음과 환경에 의해 바뀐다는 것이다. 일란성쌍둥이에게서 먹는 것이나 스트레스와 같은 주위 환경에 의해 암이 발생하고 반대로 발생하지 않을 수도 있다는 것을 알게 되었다.

메틸화에 의해 유전자가 작동하지 않는다는 것이 밝혀졌으니 메틸화가 일어나지 않게 하는 것이 유전자를 켜거나 질병치료를 하는 데 중요한 열쇠가 될 것이다. 그렇다면 어떤 것이 메틸화를 막을 수 있을까. 운동은 단순히 체중을 줄이거나 근력을 강화시키는 것뿐 아니라 유전자의 메틸기를 제거시킨다는 연구 결과가 스웨덴 카롤린스카 연구소의 줄린 지에라스 연구팀에 의해 밝혀져 세포대사 학지에 실렸다.

건강한 젊은 성인들에게 자전거 운동을 하게 한 후 허벅지 근육에 대한 생체조직 검사를 시행했는데, 그 결과 유전자 메틸화의 변화를 관찰할 수 있었다. 메틸기가 제거되는 양은 운동의 강도에 따라 달랐으며 자전거를 가장 열심히 탄 사람의 메틸기가 가장 적었다. 유전자의 특정 지점에서 메틸기의 존재 여부에 따라 유전자 발현에 영향을 주며, 특정 유전자의 메틸기는 각종 암을 유발하는 인자로 건강에 매우 해로운 상태를 의미한다. 운동이 암뿐 아니라 당뇨나 각종 성인병치료에 도움을 준다는 사실 외에 운동을 하면 암도 치료할 수 있다는 메커니즘을 충분히 설명하고 있다.

연구 책임자인 줄린 지에라스 박사는 "운동이 당과 지방 대사를 증가시키는 것을 비롯해, 근육 내 변화를 유발한다는 것은 이미 잘 알려져 있지만, 이번 연구에서 운동으로 인해 메틸화의 변화가 맨 먼저 발생하는 것으로 확인됐다."며 "근육은 쓰지 않으면 사라지는데 운동을 하면 DNA에 변화가 일어나서 근육을 새로 만들고 강화하게 된다. 운동은 약이기 때문에 우리들은 근육을 실제로 변경할 수 있다."라고 밝혔다. 메틸기가 유전자에서 어떻게 제거되는지에 대한 정확한 메커니즘은 아직 밝혀지지 않았고 유전자에서 메틸기가 없어지게 하는 효소를 밝혀낸 것도 불과 몇 년 전의 일로 이러한 연구는 아직 초기 단계다. 그러나 명확한 것은 운동이나 명상, 즐거운 생각을 하거나 좋은 음식을 먹으며 몸을 안정시키고 즐거움을 느낄 때 메틸기가 제거된다는 것이니 암치료의 해답이 여기서 서서히 풀릴 것이다.

유난히 추웠던 어느 겨울 췌장암 수술을 받고 항암치료를 하던 중 자연과 함께 힐링을 하기 위해 한 환우분이 입원했다. 그저 단순한 복통과 소화불량으로 병원을 찾았는데 암이라는 청천벽력 같은 진단을 받고 부랴부랴 일정을 잡아 항암치료를 진행하였는데 암 선고를 받기 전엔 멀쩡하던 체력이 급격히 저하되고 얼마 되지 않아 정말 암 환자가 되었단다. 수술과 항암치료 후 식욕이 없어지고 움직일 힘도 없어 병원에서 무리하지 말고 편안히 쉬라는 말에 편히 누워만 있는 것이다. 걸을 힘만 있어도 움직여야 한다고 했지만 움직이면 체력이 더 떨어지니 쉬어야 한다는 고집을 꺾기가 힘들었다. 성인병이나 난치병, 특히 암과 당뇨의 치료에 운동이 매우 중요함을 강조한다. 왜 운동을 해야 하며 운동이 치료에 어떤 역할을 하는지 병원에서는 설명해줄 시간이 없다. 하지만 항암치료나 방사선치료보다 중요한 것은 스스로 변하는 것이다. 그러면 왜 암이나 질병에 걸렸는지 그 답을 쉽게 찾을 수 있다.

  암을 비롯한 성인병은 생활습관병이며 그 잘못된 생활습관을 바꾸지 않으면 아무리 수술과 항암치료를 하더라도 암세포는 다시 생길 것이다. 암이 왜 생겼는지, 그리고 치료가 왜 필요하며 어떤 작용을 하고 있는지 알고 치료를 한다면 '이 치료를 하면 무조건 좋아질 것'이라는 단순한 접근을 했을 때보다 훨씬 좋은 결과를 얻을 수 있을 것이다.

  요즘은 암 진단에 MRI보다 PET(양전자 단층촬영)가 더 활용되고 있다. PET를 아침 일찍 찍으려면 전날 자정부터 금식해야 한다. 그리고 조영제에 대한 부작용 여부를 묻고 주사를 놓는데 이 조영제가 포도당의 일종이다. 주사를 맞고 침대에서 20~30분 안정을 취하고 촬영실로 향한다. 만약에 많이 움직이거나 음식물을 섭취하면 결과의 정확도가 떨어진다.

  많이 움직인다면 건강한 세포는 움직일 수 있는 에너지를 만들기 위해 포도당을 사용할 것이며 암세포로 가야 할 포도당이 정상적인 세포 속의 미토콘드리아로 향하게 되는 것이다. 그리고 음식물을 섭취한다면 음식물이 포도당이 되어 암세포에 충분히 공급되기 때문에 주사로 주입한 포도당이 의미가 없어진다. 암세포는 쉬는 시간 없이 무한 복제를 한다. 복제하기 위해서는 충분한 에너지가 있어야 하는데 포도당이 주식이 되는 것이다. 운동을 하지 않고 휴식과 안정만을 취한다면 먹은 음식물의 포도당이 모두 암의 주식이 되는 것이다. 암을 치료하기 위해서 걸을 힘만 있다면 움직이고 운동해야 하는 이유다.

물론 운동이 필요하다고 하여 무리하면 안 된다. 암 환우에게도 적당한 운동법이 있다. 운동은 암과 밀접한 관계가 있다. 면역력 증진, 수면의 질 향상, 호르몬 분비, 체력 향상, 컨디션 향상 등의 긍정적인 면이 너무도 많은 암치료 최고의 선물이다. 하지만 암과 관련하여 어떤 운동을 해야 하는지 또 어느 정도로 하는 것이 적당한지 잘 와 닿지 않아 답답한 경우가 많다. 간단하게 답하자면 수학에는 지름길이 없어 많이 풀어봐야 정답을 찾을 수 있는 것처럼 운동도 본인의 여건과 체력을 생각하여 다양한 운동 방법을 본인에게 적용해 보고 맞는 운동을 습득해 나가는 것이 가장 좋다.

병원에서는 운동하라고 권하지만, 막상 시작하려면 몸도 아프고 힘도 없을 뿐 아니라, 어떻게 운동해야 하는지도 모호하여 암 환자들이 가장 막막하게 여기는 것 중 하나가 운동이다. 수술과 항암치료의 부작용과 후유증으로 일상생활마저도 유지하기 어려운데 암 환자들이 현실적으로 운동한다는 것은 쉬운 일이 아니다.

암 수술을 비롯한 모든 수술 후는 통증으로 움직임이 힘든 시기이다. 그러나 누워 있는 시간이 길어질수록 회복은 늦어진다. 누워 있는 자세는 신체 전반에 걸쳐 나쁜 영향을 미칠 뿐 아니라, 심폐기능과 근력, 유연성을 감소시킨다. 그러므로 힘들더라도 조금씩 운동을 하려는 노력이 필요하다.

처음에는 낮은 강도의 스트레칭부터 시작해 보도록 하자. 눕거나 앉아서 하는 낮은 강도의 운동으로 근력을 먼저 확보해야만 걷기 운동도 무리 없이 시작할 수 있다. 낮은 강도의 운동이 어느 정도 익숙해지고, 수술 부위의 통증도 점차 가라앉으면 천천히 걷기 운동을 시작하는 것이 좋다. 최근 항암치료제와 수술의 발전과 유전자요법, 면역요법과 같은 치료의 개발로 암 환자들의 생존율과 생존기간이 연장되었다. 그에 따라 치료가 끝난 암 환자들에게 암이 재발하지 않으면서 최적의 건강 수준을 유지하고 일상으로 복귀할 수 있도록 돕는 프로그램이 필요하다.

> **tip 수술 후 운동 시 주의사항**
>
> - 수술한 부위에 지속적인 통증이나 구토, 설사 등의 증상이 있을 때는 운동을 자제한다.
> - 빈혈, 호흡곤란, 감염성질환 등이 있을 때는 운동을 자제한다.
> - 극심한 피로를 느끼거나, 운동이 부담스럽다면 침대 위에서 가벼운 스트레칭을 하며 몸을 움직인다.
> - 심한 골다공증이 있거나 뼈에 종양이 퍼진 경우, 또는 관절에 무리가 갈 땐 무거운 중량을 이용한 운동은 피한다.
> - 수술 부위에 삽관(카테터)되어 있다면 삽관된 부위를 많이 움직이는 운동은 피한다.

가장 빠른 해독법 커피관장

자동차를 움직이려면 휘발유를 넣어야 하고 아무리 좋은 차도 질이 나쁜 기름을 넣으면 오래가지 못하는 것처럼, 우리 몸도 움직이기 위해 음식물을 먹어야 하며 양질의 음식이 몸에 좋다는 것은 당연한 사실이다. 자동차를 어느 정도 운행하면 엔진오일을 갈아주고, 더 오래된 차는 엔진에 낀 때를 제거해줘야 하는 것처럼, 우리 몸도 영양분을 흡수하고 남은 노폐물과 독소를 어떤 형태로든 몸 밖으로 배출해야 건강을 유지할 수 있다. 우리 몸 안의 독소를 제거하는 방법으로 단식과 관장만큼 직접적이며 빠른 방법은 없다.

단식이나 관장에는 다양한 방법이 있겠지만 여기서는 의사 막스거슨(Max B. Gerson)에 의해 발달한 커피관장요법을 소개하고자 한다.

커피관장의 역사를 보면 제1차 세계대전 중 진통제가 부족한 상태에서 부상병에게 관장액에 커피를 부어 관장을 했는데 환자들의 통증이 멈추는 것을 보고 괴팅겐 의과대학의 교수들이 실험동물의 직장에 커피를 부어 넣었더니 담관이 열리고 담즙이 증가됨을 밝혀냈다. 이 내용을 본 막스 거슨 박사가 커피관장을 해독요법으로 적극 실시하였다.

거슨 박사는 성인병의 원인을 간의 독소로 보았다. 우리 몸에 있는 독소는 간에 의해 해독되어야 하지만 간의 해독기능이 떨어진 상태이기 때문에, 직접적인 독소 배출 방법으로 커피관장을 사용하였다. 내부적으로는 유기농 녹즙으로 몸에 쌓인 독을 푸는 과정을 함께한다.

거슨 박사의 사망 후 그의 셋째 딸 샬렛 거슨은 아버지의 거슨요법을 전수하여 각종 암이나 당뇨, 중풍, 간경화와 같은 난치병을 치료해오고 있다.

커피관장에 대한 최근의 연구에 의하면 커피관장 시 보통 때보다 간으로 지나가는 혈액량이 최소 5배 이상 증가하고 커피의 카페인, 티오브로민, 티오필린 성분이 혈관과 담관을 확장시켜 독소를 제거한다. 또한 직장을 통해 물의 일부는 직접 간으로 들어가 담즙을 희석하고 담즙량을 증가시킨다.

커피 속의 카페인은 지방분해 작용으로 지방 대사를 도와 지방간에 도움이 되며, 관장으로 대장의 숙변을 제거하기 때문에 변비에도 효과가 있다. 하지만 습관적으로 반복하는 것은 오히려 부작용과 탈수를 불러올 수 있으니 적당한 횟수와 방법을 전문가와 상의하는 것이 좋다.

커피관장 방법
1) 원두커피 한 수저를 믹서기로 잘게 갈아 물 1.2ℓ에 넣어 처음엔 강한 불로 끓이다 끓기 시작하면 약한 불에서 20분 정도 우려낸다.
2) 얇은 천으로 찌꺼기를 걸러낸 다음 체온보다 약간 높게 식힌다(약43℃ 정도).
3) 바닥에 수건을 깔고 오른쪽으로 눕고 양쪽 다리를 배 쪽으로 당긴다.
4) 항문의 삽입 부분을 바세린이나 오일로 발라 항문에 상처가 나지 않게 한 후 삽입하고 삽입 시 항문 괄약근을 이완시키고 입을 벌린다.
5) 관장액을 서서히 주입한다. 관장약이 흡수가 잘 되게 배를 살살 어루만져주며 약 10~20분간(가능하면 오래 참는다) 참은 후에 배변을 한다.

커피관장의 효과
1) **해독작용**: 담관을 확장하고 담즙 분비를 촉진하고 독소를 배출하며 간기능을 활성화하여 해독작용을 강화시킨다.

2) **통증 완화 작용** : 통증 질환이나 말기암 환자의 통증이 줄고 진통제의 양을 줄이거나 먹지 않아도 되게 한다.

3) **활성산소 배출작용** : 커피 중 카페인 성분인 팔미테이트(palmitates)가 간문맥을 통해 간으로 들어가 간의 전이효소(glutathione S-transferase)를 자극하여 활성산소와 결합해 방광으로 배출된다.

04
식이요법

1장
식습관이 중요하다

암치료는 음식에서부터

통계에 의하면 유방암, 전립선암, 대장암은 선진국, 특히 서구 국가의 질병이다. 아시아 국가인 중국, 한국보다 발병률이 9배 높고 일본보다는 4배 높다. 아시아인의 유전자가 특정 암에 면역이 있다는 것일까? 하는 의심을 품을 수 있지만 유전자의 문제는 아니다. 샌프란시스코나 뉴욕 등지에 거주하는 한인타운이나 차이나타운 등의 아시아 이민자들은 아시아의 암 발병률을 따르는 것이 아니고 미국인의 암 발병률을 빠르게 따라잡고 있기 때문이다.

아시아인의 암 발병률은 지역적 특성이나 유전의 문제가 아니라 생활방식이나 환경 그리고 식습관과 같은 외부 요인의 영향을 받는다. 하지만 식생활이 서구화되면서 한국도 미국처럼 유방암이나 전립선암, 대장암 발병률이 증가되고 있고, 한국에서 일본을 제치고 가장 많았던 위암과 간암은 B형간염 예방접종과 식생활 개선 등의 관리 덕분에 점차 줄어들고 있는 추세다.

인간은 물을 포함하여 하루에 1kg, 30년 동안이면 10톤이 넘는 양을 먹는다. 인간의 몸은 이렇게 먹은 음식물로 만들어지고 유지된다. 그래서 먹는 음식이야말로 건강한 신체를 만들기 위해 가장 중요한 문제이며 질병치료에 있어서도 가장 먼저 고려해야 할 부분이다.

편식하지 말고 **균형 잡힌 영양**을 섭취한다

면역력을 높일 수 있는 식사의 가장 기본은 균형 잡힌 영양을 섭취하는 것이다. 우리 몸의 세포는 끊임없는 세포분열과 소멸을 반복한다. 이러한 힘의 원천은 우리가 먹는 음식이다. 요즘 우리가 먹는 음식은 칼로리가 부족하기보다는 인체에 필요한 비타민과 각종 미네랄, 식이섬유가 부족한 것이 문제가 되는 경우가 많다. 음식을 골고루 먹어야 하는 이유다.

아무리 암에 좋다는 음식이라도 똑같은 식단을 되풀이해 먹지 않아야 한다. 식물들은 자신을 보호하기 위해 독소물질을 가지고 있다. 음식물로 섭취할 때 한 가지 음식물만 섭취한다면 독소로 작용할 수 있다. 여러 가지 음식을 고루 섞어 먹는다면 독성이 중화되고 상쇄된다.

알로에나 홍삼이 좋다고 알로에나 홍삼 식품만 장기적으로 먹게 되면 성질이 한쪽으로 치우치고 만다. 가끔 먹는 것은 걱정할 게 없지만, 장기적으로 매일 먹으면 약이 아니라 독으로 작용할 수도 있다.

또한, 전체식품을 먹어야 한다. 전체식품은 식품이 가지고 있는 모든 부분을 먹는 것으로, 부위마다 다르게 함유된 영양을 고르게 섭취하는 방법이다. 그 대표적인 식품이 바로 현미다. 당뇨병이나 암 식단에 자주 등장하는 것이 현미다. 현미는 벼에서 껍질만 벗겨낸 상태의 누런 쌀이다. 보통은 이 상태에서 한두 번 다시 도정한다. 그 과정에서 어렸을 때 닭이나 가축의 사료로 많이 사용했던 노란 가루인 쌀겨가 나온다. 쌀겨에는 세포의 원료가 되는 단백질과 면역에 도움이 되는 각종 미네랄 그리고 비타민이 다량 함유돼 있다.

다른 전체식품으로는 한의학에서 자양강장제로 쓰이는 오자(五子)가 있다. 오자란 구기자, 오미자, 복분자, 토사자, 사상자를 말한다. 이 약재들은 심으면 나는 씨앗류의 약재이다. 조그맣지만 그 안에는 그 식물 전체를 재생할 수 있는 유전정보가 완벽하게 들어 있다. 콩이나 씨앗류 음식에는 항암작용을 하는 폴리페놀이 많이 들어 있고 밀이나 보리, 쌀겨와 같은 곡류와 호두나 잣과 같은 견과류 등에는 항산화작용을 하는 비타민 E가 들어 있다.

균형 있는 식사를 해야 한다

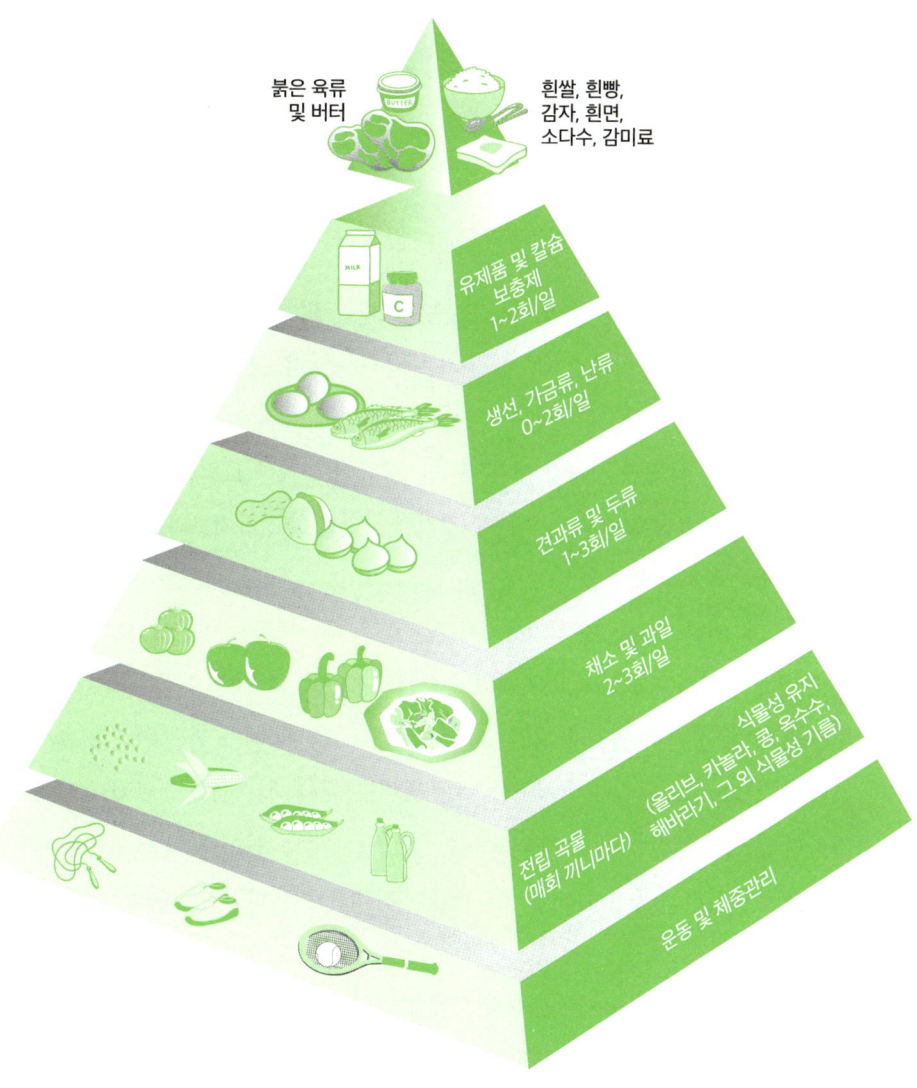

물은 충분히 마시되
밥 따로 물 따로 식사를 한다

현대인의 질환은 못 먹어서 오는 것보다는 먹지 말아야 할 음식을 너무 많이 먹고 과식하기 때문에 생기는 경우가 많다. 영양학적인 관점에서는 잘 먹는 것이 건강하게 사는 방법이라는 고정관념에 빠져 있다. 맛있게 많이 먹는 것이 건강의 상징인 것처럼 생각하지만, 식탐대로 먹다 보면 과음과 과식 때문에 성인병에 걸리게 되고, 성인병에 걸리면 식단을 조절하기보다는 과학적 치료에 얽매여 치료의 본질을 잃게 된다.

과식으로 인한 음식들을 처리하느라 세포들은 에너지를 소비하고, 또한 노폐물로 인해 산소가 부족해지고 기혈이 순환되지 않는다. 이러한 과정은 자동차가 기름을 땔 때 불완전 연소가 되면 그을음이 생겨 엔진에 때가 끼는 현상과 유사하다. 엔진의 때를 볼링해서 청소할 수는 있어도 다시 끼는 때를 근본적으로 해결하지 않으면 엔진에 때가 계속 쌓이는 것처럼, 우리는 몸에 쌓인 노폐물을 빼내겠다며 열심히 운동을 하지만 식습관을 근본적으로 개선하지 않는 한 절대 해결되지 않는다.

건강에 대한 관심이 높아지면서 건강에 유익한 음식에 대한 관심도 함께 높아졌다. 음식에 대한 부분을 살펴보면 대부분 "어떤 영양소가 많기 때문에 어디에 좋다"는 식의 영양학적인 부분에 중점을 두고 있다.

특정 질환에 특정 음식을 먹는 것도 중요하지만 어떻게 먹느냐가 훨씬 중요하다. 성형외과 의사 박경원 씨는 TV프로그램에 출연해 본인의 지독한 위장병을 밥 따로 물 따로 식사법을 통해 고친 내용과 이 식사법이 건강에 이롭다는 증거를 뒷받침하는 자료들을 공개한 바 있다. 그는 밥 따로 물 따로 식사법의 효과에 놀라 직접 동물실험을 해보았는데, 우리 몸의 에너지를 만드는 공장인 미토콘드리아가 훨씬 활동적이었다.

우리 인체는 소변이나 땀, 호흡 등으로 하루에 2.5L의 수분을 배출한다. 1.3L는 먹는 음식으로 흡수하기 때문에 나머지는 물로 공급해주어야 한다. 수분이 부족하면 몸이 건조해지기 쉽고 혈액이 탁해지기 쉬우므로 충분히 공급해야 한다. 하지만 밥을 먹고 바로 물을 섭취하면 위에서 물과 음식이 섞이고 음식을 소화하기 위해 분비된 소화효소나 위산이 희석돼 소화에 도움이 되지 못하고 오히려 소화장애를 일으킨다.

음식이 포도당으로 전환되는 시간은 약 두 시간 정도이며, 포도당을 만들어낼 때 발생되는 열 때문에 갈증을 느끼게 된다. 하지만 이때 물을 마시면 포도당이 아니라 지방이 주로 형성된다. 음식물이 위에 머무르는 시간이 30분에서 1시간이므로 물을 먹을 땐 가능한 한 식후 1시간 이후에 섭취하는 것이 이롭다.

즐겁게 **오래 씹어** 먹는다

한국인의 식사시간은 너무 짧다. 식사 도중 이야기를 하면 음식이 튀어나오는 경우가 있기도 해서 식사는 조용히 하는 것을 미덕으로 알았기 때문에 말없이 먹었다. 그리고 못 먹던 시절에 조금이라도 더 먹으려는 습관 때문에 그리고 군대에서 훈련 중 생긴 습관 때문에 급하게 먹는다. 하지만 급하게 먹는 습관은 건강에 매우 해롭다. 한두 번의 식사는 괜찮겠지만 습관적으로 급히 식사하면 위에 부담을 주고 소화력을 떨어뜨린다.

우리가 먹는 음식은 아무리 유기농 식단이라 할지라도 독성이 조금씩 있기 마련이다. 하지만 침 속에는 유익한 소화효소와 함께 해독기능이 있다. 어렸을 때 벌레에 물리거나 모기에 물리면 제일 먼저 침을 바르곤 했는데 침 속에 해독하는 성분이 있기 때문이다. 음식물을 오래 씹어 먹으면 식이섬유를 어느 정도 분해시켜 넘어가기 때문에 위의 부담을 줄여주고, 특히 음식을 씹는 저작운동은 뇌의 전두엽을 자극하여 기억력을 높여 치매예방에도 효과가 있다.

누구나 한 번쯤 심각한 고민이나 걱정이 있을 때, 또는 놀란 후에 밥을 먹고 체한 경험이 있을 것이다. 스트레스를 받으며 식사한다면 아무리 좋은 식단을 준비한들 효과가 없다. 어떤 음식이든 맛있고 즐겁게 먹는 식사 습관이 선행되어야 한다.

과식과 과음을 피한다

과식이 나쁘고 소식이 좋다는 것은 알지만 실제로 어느 정도의 음식을 먹는 것이 좋을까? 어떤 사람은 술을 한 잔만 먹어도 취하는 사람이 있는가 하면 1병을 먹어도 끄떡하지 않는 사람도 있는 것처럼 과식의 기준도 다르다. 옛 선비들은 아무리 배가 고파도 한 수저의 밥을 남겼다 한다. 배고픔을 참아내는 선비정신도 있었겠지만 소식이 건강에 이롭다는 것을 알고 실천했던 것이다.

얼마나 먹어야 하는가에 대한 정답은 없지만 배 속의 70%만 채우는 정도가 건강에 제일 유익하다고 한다. 욕심도 채우는 것이 쉽지 비우는 것이 어려운 것처럼 먹는 것뿐만 아니라 뭐든지 채우는 것보다 비우는 것이 어렵다. 그릇에 물을 계속 부으면 다 저장될 것 같지만 그릇이 차고 나면 넘치는 것처럼, 과식하면 우리 몸에 유익한 것이 아니라 타다 만 그을음처럼 우리 몸 곳곳에 쌓여 기혈 순환을 막고 결국 암이나 비만 등과 같은 질병의 원인이 된다.

이는 쥐를 통한 실험에서도 확인되었다. 먹고 싶은 대로 먹인 그룹과 식사량을 60% 정도로 제한한 그룹을 비교했는데, 식사를 제한한 그룹의 암 발병률이 낮았다. 따라서 과식을 피하는 것이 암을 예방한다는 점을 명심해야 할 것이다.

술도 마찬가지다. 포도주를 한 잔씩 먹는 것은 부교감신경을 자극하여 혈액순환을 촉진하며 림프구 생성에 도움이 되지만 과음 시에는 오히려 교감신경이 자극돼 과립구가 증가되고 암치료에 도움이 되지 않는다.

많이 먹으면 그만큼 소화, 흡수, 저장, 소비하는 과정에서 내 몸속 장기들이 많은 일을 해야 한다. 그 결과는 뻔하다. 그만큼 빨리 늙게 된다. 장기의 노화를 촉진시킨다는 말이다. 특히 과식을 하면 소화되는 과정에서 많은 양의 활성산소를 발생시키는데 이 또한 장기에 손상을 입히고 기능을 약화시키면서 장기를 힘들게 하는 주범이다. 따라서 내 몸속 장기를 오래오래 생생하게 작동하게 하려면 과식은 절대 금물이다.

탄 음식을 먹지 않는다

탄 음식이 건강에 해롭고 암을 유발한다는 것은 상식이지만 모든 음식에 다 해당하는 것은 아니다. 유해한 이유는 탄 고기나 육류에 들어 있는 '벤조피렌'이란 발암물질 때문이다. 식약청에서 최근 발간한 책자에 의하면 식품 가열 과정에서 발생하는 벤조피렌은 발암물질 중에서 발암성 그룹 I 에 포함된다. 그룹 I 에 포함된 발암물질은 모두 102종으로 석면도 여기에 해당한다.

벤조피렌은 조리하는 과정에서 탄수화물, 단백질, 지방 등이 불완전 연소할 때 생기는 유해물질인데, 특히 지방이 불에 직접 접촉할 때 가장 많이 생성되기 때문에 고기의 검게 탄 부위에 많으며 담배연기나 자동차 배기가스 등에도 들어 있다. 탄 음식은 다른 암보다 위암을 유발하는 것으로 밝혀졌다. 서울대 예방의학교실 안윤옥 교수는 서울과 미국 LA의 한국인, 일본 미야기현의 일본인, 미국의 백인 등을 대상으로 위암 연구를 했는데, '육류나 생선을 불에 직접 구워 먹는 식습관'이 위암 발병과 상관관계가 있었고, 반면 프라이팬이나 전기 브로일러에서 조리한 경우에는 위암 발병 위험이 높지 않음을 밝혀냈다.

위험성을 줄이려면 고기를 구워 먹을 때 불꽃이 고기에 직접 닿지 않는 불판을 사용하거나 고기가 탄 부분은 떼어 먹는 것이 좋다.

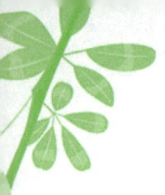

04
식이요법

2장

체질과 음식

음식 꼭 가려먹어야 하나

한의학에서는 같은 감기에 걸려도 개개인의 체력이나 체질에 따라 처방도 다르고 치료법도 다르다. 우리가 먹는 음식도 체질에 따라 어떤 사람에게는 약이 될 수도, 독이 될 수도 있다. 체질에 따라 식사를 달리 하라고 하면 음식을 고루 먹어야지 왜 편식을 주장하느냐고 반문할 수도 있겠지만 한두 가지 음식을 장기간 먹고 영양상태의 불균형을 만들자는 이야기가 아니다.

물론 음식을 골고루 먹는 것이 좋다. 하지만 한편에서는 푸른잎 채소, 등푸른 생선을 많이 먹고 육식은 피해야 된다는 사람도 있으며, 육식을 해야 된다는 사람도 있고, 자기 몸에 필요한 것이 당기므로 먹고 싶은 대로 먹어야 한다는 사람도 있다.

야생동물은 자신에게 이로운 것과 해로운 것을 본능적으로 알고 있다고 한다. 지금은 공해 등으로 병사하기도 하지만, 원래 야생동물은 자연상태에서는 병사하지 않고 자연사하는 경우가 많다고 한다. 본능적으로 먹고 싶은 대로 먹으니까 건강하다는 것이다.

초식동물의 경우 젖 뗀 후 바로 본능적으로 어떤 풀은 먹어야 하고, 어떤 풀은 먹지 말아야 하는지를 알며, 어떤 동물은 다쳤을 경우 상처에 효과가 있는 풀을 본능적으로 찾아서 먹는다고 한다. 동물과 마찬가지로 원래는 인간에게도 자기에게 알맞은 음식을 본능적으로 아는 능력이 있다고 한다.

몸이 건강할 때는 이러한 능력도 정상적으로 발휘되므로 자기에게 맞는 것이 주로 먹고 싶어지지만 건강이 좋지 않을 때는 몸의 기능이 떨어지는 만큼 이러한 능력도 떨어지므로 반드시 자신의 몸에 필요한 것만이 당기지는 않는다. 오히려 몸이 나쁜 만큼 해로운 것이 더 먹고 싶고 더 당기는 수가 많다.

일상생활에서 우리는 흔히 평소에는 잘 먹지 않는데 어떤 음식이 몹시 먹고 싶어서 먹었더니 그만 탈이 나거나 병이 악화되는 것을 종종 경험한다. 병이 나려거나 악화되려면 유달리 해로운 것이 많이 당기는 경우가 종종 있다. 그러므로 몸이 좋지 않을 때는 음식을 체질에 맞게 가려먹는 것이 좋다.

그러나 체질을 모를 때는 함부로 가려먹지 않는 것이 좋다. 그냥 골고루 먹는 것이 손해 보지 않는 방법이다. 체질에 상관없이 모든 사람에게 적용되는 것은 소식해야 하며, 천천히 식사하고, 싱겁게 먹으며, 저녁 늦게 음식을 먹지 않는 것이 좋다는 것이다. 또한 인스턴트식품은 가급적 피하는 것이 좋다.

결론적으로 아주 건강한 사람이라면 구태여 음식을 특별히 가릴 필요는 없으며, 단지 자신에게 해로운 것이 무엇이고 유익한 것이 무엇인지를 알고 있기만 하면 된다. 몸이 좋지 않으면 가려먹는 것이 좋으며, 병이 심할수록 가려야 한다. 해로운 것이 당길 확률이 많기 때문이다.

장이 길면 채식, 장이 짧으면 육식?

동물을 예로 들어보면 육식동물은 장이 짧고 간이 큰 편이고, 초식동물의 장은 아주 긴 대신 간이 작다. 사람도 장이 짧은 사람은 육식이 좋지는 않지만 어느 정도의 육식은 해주어야 건강할 수 있고, 장이 긴 사람은 채식 위주로 식생활을 해야 한다.

광우병은 채식동물인 소에게 뼈나 머리와 같은 부분을 골분으로 만들어 사료에 넣어 먹여 발생한 인재이다. 물론 반대로 육식을 하는 사자에게 풀을 먹일 수 없고 억지로 먹인들 좋을 리 만무하다. 광우병뿐만 아니라 신종플루, 구제역, 조류독감, 싸스 등의 동물 질병은 인류가 만든 재앙이다.

미국 캘리포니아대학의 연구에 의하면 동맥경화 환자에게 육식을 금하는 저콜레스테롤식만을 하게 했더니 61%가 악화되고 3%만 호전되었다고 한다. 이외에도 많은 연구들이 기름기가 적은 저콜레스테롤식이 오히려 증상을 악화시킨다고 보고하고 있다. 이러한 모순에 대해 많은 학자들은 무척 난감해한다. 사람에 따라서는 콜레스테롤이 많은 음식을 먹어도 혈중콜레스테롤 수치가 낮은 경우가 있고, 반대로 저콜레스테롤식을 해도 혈중콜레스테롤이 높은 경우가 있다. 이러한 것은 모순이 아니라 사람의 체질 때문에 나타나는 현상이다.

사상의학을 만든 이제마 선생은 『동의수세보원』에서 정신적 불균형이나 옳지 못한 마음가짐이 장부의 크기를 결정하여 그에 따라 4체질로 나누어진다고 했다. 결정된 장부 크기에 따라 폐대간소형인 태양인, 간대폐소형인 태음인, 비대신소형인 소양인, 마지막으로 신대비소형인 소음인의 네 체질로 나누었다.

하지만 체질감별은 전문가들조차도 어렵고도 어려운 일이다. 체질감별이 어렵기 때문에 한때 '오링테스트'가 유행하던 때도 있었다. 오링테스트를 하기 위해 오링테스트에 자주 쓰이는 무, 오이, 감자, 당근 등이 야채가게에서 불티나게 팔리기도 했다. 하지만 오링테스트는 누구나 간단하게 할 수 있으므로 체질의학이 웃음거리로 전락하는 일이 벌어지기도 하였다. 원래 이 오링테스트는 중세 유럽의 기사들이 싸우거나 대련할 때 칼을 쥔 반대 손에 어떤 물건을 잡으면 칼의 힘이 세지거나 반대로 힘이 떨어지는 현상을 체험한데서 비롯되었다.

이러한 오링테스트로 체질을 감별할 때의 문제점은 우리가 먹어서 좋은 것과 손에 쥐어서 좋은 느낌이 드는 것은 엄연히 다른 것이며 그 외에도 오른손에 들었을 때와 왼손에 들었을 때 반응이 다르게 나올 때가 많다는 점이다. 손등일 때와 손바닥일 때, 눈을 감고 했을 때와 눈을 뜨고 했을 때가 다른 경우도 있다. 매번 그때마다 체질이 바뀌진 않을 것이기 때문에 한계가 있는 감별법이다.

사상체질과 골프의 상관관계

골프는 체력이나 운동신경도 중요하지만 정신력과 집중력을 요하는 스포츠 종목이라서 성격에 따라, 사상체질에 따라 운동에 임하는 자세나 실력향상의 속도, 결과 등 여러 면에서 차이가 발생한다. 사람은 체질마다 오장육부의 크기나 강약이 다르다. 이러한 면에서 볼 때 골프를 잘 치는 체질이 따로 있다고 단정하기는 힘들지만, 분명히 체질에 따라 골프를 대하는 태도나 스타일이 다르다. 골프를 시작한 지 1년도 채 되지 않아 싱글이 되는 사람이 있고, 몇 년을 연습장에서 수련해도 안 되는 사람이 있다. 물론 기본적인 운동신경에 따라 골프 실력이 좌우되지만 연습장에서는 잘되던 샷이 필드만 가면 긴장해서 미스샷이 되는 경우도 있다. 흔히 말하는 멘탈게임에 강한 사람이 있고 조금만 실수해도 긴장하거나 평소에는 잘 치다가도 큰 게임에서는 약해지는 사람도 있다. 심리적인 요인과 신체의 특성상 나타나는 골프 스타일을 사상체질로 분석해보면 장단점을 이해하기 쉽고 여러 가지 면에서 쉽게 경기를 풀어나갈 수 있다.

내성적이고 자기 스타일을 고집하는 편인 소음인은 타인의 간섭을 싫어해 주위 사람과 캐디의 조언보다는 자신의 판단을 믿고 플레이하는 스타일이다. 매사 자기위주이고 실리를 얻는 것이면 지조를 버리는 경향이 있어 내기에 강하다. 연습을 중시하고 꼼꼼하기 때문에 싱글 골퍼 중 소음인이 많다. 단점은 마음이 다소 편협해 한번 꽁하면 풀어지지 않는다는 것인데 OB를 내거나 3퍼팅을 하면 그 홀을 쉽게 잊지 못한다. 장타자가 소음인인 경우는 드물지만 샷이 정확하여 쇼트게임에 강하며, 체력이 약해 전반보다 후반에 스코어가 나오지 않는다. 소심하여 배판이나 큰판 같은 내기에서 쉽게 무너지고, 퍼터가 짧아 홀컵에 미치지 못하는 경우가 많다.

몸에 열이 많아 더위를 잘 타는 소양인은 특히 여름에 치는 골프에 지치기 쉽다. 상체가 발달하였고 하체는 비교적 약하다. 열이 많아 매사에 서두르고 조급한 경향이 있으며, 칭찬하면 금방 우쭐해지고 분발하는 유형이다. 반대로 미스샷을 하면 화를 잘 내고, 잘 친 샷엔 자신의 실력을 과신하는 편이다. 허세 부리기를 좋아해 상대를 가르치려는 경향이 있고, 판단력이 빨라 동반자의 타수를 정확히 계산하는 것도 특징이다. 임기응변에 강하여 트러블 샷을 잘 치기도 하지만 때로는 성격이 급하기 때문에 상대에 따라 기복이 심하고, 샷이 급해 OB도 잘 내며 헤드업이 많다. 내기를 하면 돈을 잃은 확률이 높은 체질이지만, 뒤끝이 없으니 차분하게 감정을 억제하고 인내심을 키우면 최고의 골퍼가 될 수 있는 체질이다.

간기능이 좋고, 폐기능이 약한 태음인은 손발이 크고 기골이 장대한 사람이 많고 하체가 발달하고 상체는 약한 편이다. 게으른 편이라 티오프 시간에 지각하거나 임박해 골프장에 도착하는 경우가 많다. 고집이 세며, 자기주장이 강해 승부에 대한 집착이 어느 체질보다 강한 편이다. 롱기나 장타는 많지만, 섬세함을 요하는 쇼트게임에서는 약한 편이다. 클럽 선택이나 볼 마크, 퍼팅 라인 살피기 등을 캐디에게 의존하는 경향이 있다. 욕심이 많아 욕심을 부리다 스코어를 엉망으로 만드는 경우도 있지만 동반자들의 방해 멘트에 흔들림을 보이지 않는 편이다. 땀을 흘리면 몸이 개운해지는 체질이라 여름 골프에 강하지만 라운드 후에 어깨 결림이나 목이 뻣뻣해지는 일이 많다. 지구력이 좋고, 생김새와 달리 소심한 플레

이를 하며 스코어 관리는 좋으나 발전 속도가 늦은 것이 흠이다.

여름 골프에 가장 약한 체질은 태양인이며 한국인에게는 드문 체질이다. 몸이 더운 탓에 쉽게 흥분하고 불같은 성격에 스코어 관리가 안 되는 스타일이다. 장타자가 아님에도 장타를 내겠다고 온몸에 힘을 넣거나, OB를 내고도 다시 모험을 하는 스타일이다. 동반자들의 방해성 멘트에 가장 취약하며 기분 상할 말 한 마디면 스스로 자멸하는 스타일이다. 영웅심과 우월감이 강해 물러섬이 없고 추진력도 강해 내기에 지더라도 배판을 부르는 경우가 많다. 캐디가 놓아준 대로 퍼팅을 했다가 들어가지 않으면 '내가 본 것이 맞다'며 주장한다. 영웅심과 자존심을 버리고, 남들을 이해하고 배려하는 마음으로 골프를 즐긴다면 더욱 좋은 골퍼가 될 것이다.

골프는 온 힘으로 드라이버를 치면서도 마지막에는 지름 108㎜짜리 구멍에 공을 넣어야 하는 섬세함이 필요한 운동이다. 체질별 장단점을 알고 동반자의 체질을 고려해 배려하면서 샷마다 최선을 다한다면 훌륭한 골퍼가 될 수 있을 것이다. 또한, 체질의학에서 말하는 자기 컨트롤을 잘 해내어 건강도 잘 관리할 수 있을 것이다.

똑같은 음식을 먹어도
저마다 다르게 반응한다

상추와 커피는 사람에 따라 민감도가 다를 수 있다. 상추를 아무리 많이 먹어도 멀쩡한 사람이 있는가 하면, 조금만 먹어도 잠이 쏟아지는 사람이 있고, 커피를 여러 잔 마시고도 누우면 바로 자는 사람이 있는가 하면, 한낮에 조금 마셨는데도 밤에 잠을 전혀 못 자는 사람도 있다. 커피를 체질에 맞는 사람(태음인)이 마시면 피로를 없애고 잠을 쫓아 정신을 맑게 하고 활력이 나게하는 반면, 체질에 맞지 않는 사람(소음인, 태양인)에게는 다양한 부작용이 나타난다. 커피가 맞지 않는 사람에게는 잠을 못 이루는 것 외에도 속이 쓰리거나 아프고 신경이 예민해져 짜증이 잘 나며, 불안하고 가슴이 두근거리는 증상이 나타나기도 한다. 상추를 먹으면 어떤 때는 잠이 오고, 커피는 맞지 않는 것 같은데 녹차나 홍차는 몇 잔이나 먹어도 아무렇지도 않다면 소양인일 가능성이 많다.

위장병 하면 소음인을 연상하는 수가 많다. 소음인 중에서 평생 위장병으로 고생하는 사람이 많고, 또 원래 위를 약하게 타고난 체질로 알려져 있기 때문이다. 그러나 실제에 있어서는 소음인 중 약 반수 정도만 위를 약하게 타고난다.

'생긴 대로 살고 생긴 대로 논다'는 말이 있다. 얼굴 생김새에 삶이 반영된다는 말이다. 사람의 마음이나 생각은 그대로 얼굴에 나타나며, 지금까지 살아온 인생의 과정도 얼굴에 배어 있기 때문에 관상으로 그 사람의 길흉화복을 알아맞히는 관상학이 나름대로 객관성이 있는 것이다. 사람의 지문과 얼굴이 각각 다른 것처럼 인체 오장육부의 기능과 크기가 모두 다르며, 마음과 삶뿐 아니라 오장육부의 건강상태까지 얼굴이나 겉모습에 나타난다. 중국의 전국시대 후기에 활동했던 명의 편작도 병이란 내부의 반응이 밖으로 드러나는 것이어서 체표의 사소한 증상으로도 먼 미래의 예후를 알 수 있다고 했다. 환자의 얼굴에 나타난 색이나 생김새를 통해 그 사람의 질병을 진단하고 치료하며 앞으로 어떻게 예방할지를 연구하는 분야가 한의학에서 발달하였는데 이 분야의 학문을 장상학이라 하며, 요즘에는 좀 더 구체적으로 형상의학이라는 한의학의 한 분야로 발전하였다.

　보이는 것을 직접적으로 관찰하는 현대의학의 진단법에 비하면, 비과학적으로 보이지만 수천 년간 쌓인 경험의 통계로 만들어진 귀납적이고 매우 합리적인 진단법이다. 얼마 전 자주 어지럽고 눈이 침침하며, 어깨와 뒷목, 무릎에 고통을 호소하고 피곤하다는 말을 입에 달고 사는 환자분을 진찰한 적 있다. 또한 밤이면 날마다 꿈으로 비몽사몽 깊은 숙면을 취하지 못하고 있었다. 증상대로 내과, 안과, 신경외과, 정형외과를 다 다녀보고 검사를 해보았지만 특별한 문제는 없다는 것이다. 하지만 얼굴형이 갸름한 달걀형이며 체형도 날씬하여 누가 보아도 신경이 예민한 분이었다. 형상의학에서는 혈과에 해당하는 경우로 이러한 경우 두통이나 여성이라면 생리통과 같은 다른 어혈성질환이 생길 수 있다. 혈액을 보충하는 보혈약과 혈액순환을 촉진하는 한약을 처방한 후에 신기하게도 증상이 서서히 사라졌다. 같은 증상이나 질병이라 할지라도 원인이 생김새에 따라 다를 때가 있다. 한의학에서는 같은 질환에도 치료법이 다르며 다른 질환에도 치료법이 같을 수 있을 때가 있는데 그 이유가 환자분들의 생김새가 모두 다르기 때문이다.

　생김새에 따라 잘 걸리는 질환이 있다. 예를 들어 뚱뚱한 사람은 아무래도 비만으로 인한 고지혈증이나 동맥경화, 심장병과 같은 질환이 많이 발생한다는 것은 이미 과학적으로 증명된 사실이다. 얼굴색이 항상 붉은 사람과, 하얗고 창백한 사람, 누런 사람, 시퍼런 사람 등 여러 사람이 있는데 모두 질환이 다르거나 얼굴색에 따라 어떤 질병이 올 거라는 것은 조금만 아는 사람이라면 인정할 것이다. 현대의학에서도 눈으로 시진하는 예가 많다. 응급한 상황 판단에 눈 홍채의 반응을 보고 빈혈을 판단할 때도 눈꺼풀을 뒤집어 하얀 경우 빈혈로 판단하며, 눈의 흰자가 노란색이면 황달로 진단한다. 심장기능이 매우 불량하거나 산소가 부족하면 얼굴이나 사지말단이 청색으로 변할 것이다. 각각의 생김새에 따라 잘 걸리는 질환을 더욱 더 전문적으로 나누어 놓은 것이 형상의학인데 좀 더 자세히 살펴보자. 사람의 생김새는 1만 3500여 개의 유형으로 분류할 정도로 복잡하지만, 형상의학에서는 크게 생긴 모습에 따라 화체형, 수체형, 목체형, 금체형, 토체형으로 분류하거나 얼굴형에 따라 정과(精科), 기과(氣科), 신과(神科), 혈과(血科)로 나누어 설명하는데, 각각의 특징적인 면을 살펴보면 다음과 같다.

 수체형은 그 생김새나 성질이 물고기와 비슷하다고 해 붙여진 이름으로 탤런트 전원주 같은 스타일이다. 대체로 얼굴색이 검고 입이 튀어나온 편이며 걸을 때 엉덩이를 약간씩 흔들면서 걷는 특징이 있다. 성격이나 기질이 영특하여 똑똑하다는 소리를 많이 듣는 편으로 겁이 많고 잘 놀란다. 냉정한 성격으로 일의 맺고 끊음도 분명하며, 건강은 신장과 관련된 병을 조심해야 하고 어지럼증이 자주 나타날 수 있다. 또 뒷목이나 어깨, 허리가 아플 가능성이 많다.

 화체형은 새와 비슷한 생김새와 특성을 가졌다고 해 붙여진 이름으로 연극인 손숙이나 개그맨 김국진 같은 스타일이다. 입술이 얇으며 하관(얼굴의 아래쪽)이 좁고 뾰족하고, 눈은 동그랗고 눈동자가 반짝반짝 빛난다. 무언가 일을 하고 있어야 하며 만족을 잘 못 느끼는 편이다. 예의가 바른 편이고, 새가슴처럼 가슴이 앞쪽으로 불거져 있는 경우도 있다. 얼굴이 붉은 편이고 성격도 불같이 급해 꾸물대는 법이 없고 신속 정확해야 하기 때문에 마음이 편치 못할 때가 많다. 가슴이 자주 두근거리기 때문에 신경성이나 심장 쪽 질환을 조심해야 한다.

목체형은 달리기를 잘하며, 마르고 날씬한 편이다. 눈꼬리가 올라가 있으며 코가 길며 끝이 내려와 있다. 또 눈썹이 진하며 몸에 털이 많다. 겁이 없고 큰일을 잘 해내지만 성질이 급하고 화를 잘 내는 편이다. 간이 약해 근육질환이나 옆구리에 통증이 오기 쉽다.

금체형은 사업인 이건희 같은 체질로 두꺼비상이다. 행동이 늦고 영감이나 상상력, 기억력이 뛰어나고 따지길 좋아하며, 쉽게 우울해진다. 혼자 있길 좋아하고 잘 울기도 하지만 새로운 일을 잘 기획하고 추진력이 강하다. 피부가 두꺼워 피부병이 나면 잘 낫지 않으며 폐질환을 조심해야 한다.

생긴 대로 병이 온다는 것은 뚱뚱한 사람은 뚱뚱한 대로, 마른 사람은 마른 대로 각자의 생활습관이 다르며 건강을 유지하는 방법도 다르다는 것이다. 예를 들면 스트레스를 많이 받는 사람은 따로 있다. 뚱뚱한 사람보다 마른 사람이 신경이 예민해 스트레스에 약하며, 눈이 큰 사람은 간담(肝膽)이 약한 체질로 두려움과 겁이 많아 유난히 스트레스에 민감하다. 이렇게 자신의 생긴 모습과 체형에 따라 잘 걸리는 질환이 있다면, 그에 맞게 생활하여 누구든 병을 예방하고 치료할 수 있다.

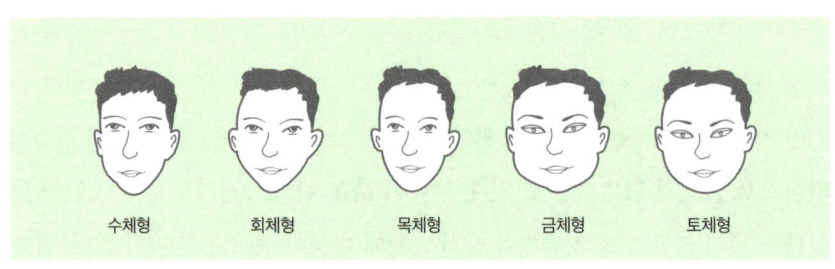

한약 처방의 궁합과 효소

오전 11시면 암 환우들과 편백 숲을 등산하며 회진을 대신한다. 앞서거니 뒤서거니 하며 환우들의 몸 상태를 파악하거나 대화를 나눈다. 200m 고지에 위치한 병원이라 겨울에 유독 추웠던 편백 등산로에도 어느덧 봄의 전령인 새싹들이 돋아나고 있다. 암 환우들의 몸짓도 봄기운을 받아서인지 겨울보다 훨씬 가벼워 보인다. 식물이나 인간이나 몸의 영양분을 공급받아야 정상적인 성장이 가능하다. 또한, 모든 식물엔 자신을 분해하기 위한 효소가 있다. 이러한 효소는 열에 약하기 때문에 불에 익히면 곧바로 파괴된다. 그렇다고 효소를 먹기 위해 모든 음식을 생식할 수는 없다. 모든 열매나 씨앗은 종족을 번식시키기 위해 자신을 방어하기 위한 수단으로 독을 품고 있기 때문이다. 날것으로 먹을 때 돌아오는 이득보다 실이 많은 이유가 여기에 있다. 한때 건강과 질병치유를 위해 생식이 유행한 적이 있다. 생식을 해서 건강을 되찾은 경우도 있지만 소화장애와 각종 부작용으로 유행은 오래가지 못했다.

우리 몸속에는 탄수화물, 지방, 단백질을 분해할 수 있는 소화효소가 존재하고 있어서 하루 세끼 정도의 음식물을 소화해낼 수 있게 프로그램화되어 있다. 소화효소나 대사효소의 생산이 줄거나 과식, 과로 등의 잘못된 생활습관 때문에 질병이 발생한다. 치료의 목적이나 효소의 효과적인 흡수를 위해 고안된 것이 발효다. 발효시키면 날것을 먹는 부담도 줄지만 독소가 제거되고 효소량도 날것보다 몇 배 더 많아진다. 인체의 소화나 신진대사는 효소의 작용 없이는 이뤄지지 않는다. 효소는 음식물이 잘 흡수되도록 잘게 분해하고 흡수된 영양분을 에너지로 바꾸거나 저장한다. 또한 각종 유해물질을 제거하거나 해독하며 포도당에서 에너지를 만들고 발생한 활성산소를 물과 산소로 환원시키는 일 등등을 해낸다.

또한, 따뜻한 약재와 찬 약재는 효능이 다르다. 혈을 보강하는 약, 기를 보강하는 약 등도 다 효능이 다르다. 한의학에서는 약재 하나하나의 성분과 효능, 성질에 대해 배우는 과목을 본초학이라 한다. 약재를 개개인의 증상과 체질에 따라 배합해 처방하는데 이를 방제학이라 한다. 김장할 때 배추, 무, 당근, 생강, 마늘, 고춧가루, 멸치젓, 새우젓, 소금 등이 하나하나의 재료인 본초이며 이를 잘 배합하는 것이 방제이다. 맛있는 김치를 담그기 위해선 각 재료 적당량 넣어 배추김치는 배추김치에 맞는 양념을, 동치미는 동치미에 맞는 양념을 해야 제맛을 낸다. 재료를 이것저것 구분 없이 많이 넣는다고 더 맛있어지지 않는다. 소금을 조금만 더 넣어도 짜서 못 먹고 고춧가루를 너무 많이 넣으면 너무 매워서 먹지 못하게 되는 경우가 있는 것처럼 효소도 무조건 많은 종류를 넣었다고 꼭 좋은 효소가 되지는 않는다. 한약을 지을 때 한두 가지 이상의 약재를 배합하면 각 약재가 만나면서 생각지도 않았던 반응이 나타난다. 이러한 상호작용을 방제학에서는 단행(單行), 상수(相須), 상사(相使), 상오(相惡), 상외(相畏), 상반(相反), 상살(相殺) 등 일곱 가지로 나눠 설명하는데 이렇게 약을 짓는 원리를 칠정이라 한다. 즉 경우에 따라 약을 섞어 쓰면 그 효과가 강해지거나 약해지며, 독성을 유발하거나 제거해주는 작용을 한다. 그래서 약을 지을 때는 최대의 효과를 내는 배합과 피해야 할 배합을 예측해 처방하는 지혜를 발휘해야 한다.

한약을 처방하는 방제학의 원리 중 하나가 칠정 외에 군신좌사의 원칙이다. 옛날 정치제도를 빗댄 원리인데 군(君)은 임금에 비유해 군약(君藥)을 뜻하며 하나의 처방에서 가장 주된 작용을 하는 약으로 주 증상을 치료하기 위해 사용한다. 신(臣)은 임금에게 조언을 주는 신하에 비유돼 신약(臣藥)을 뜻하며 군약의 효력을 보조해주고 강화시키는 약물이다. 좌약(佐藥)은 군약에 독성이 있는 경우 그 독성을 완화해주거나 주 증상에 수반되는 가벼운 증상들을 제거할 목적으로 사용하는 약물로 임금의 정책의 위험성을 알리고 대책을 마련하기를 원하는 신하의 무리로 비유된다. 사(使)는 말단 신하의 뜻으로 약의 기운을 질병 부위로 인도하는 작용(인경작용)과 여러 약을 조화롭게 중화하는 역할을 한다. 이렇게 한약을 처방하는 원리가 체계적으로 확립된 학문을 방제학이라 부르며 이러한 원리에 따라 구성된 처방을 한의사들이 하고 있다. 효소도 방제학의 원리에 따라 만든다면 더욱 좋은 효소를 만들 수 있을 것이다.

한의학에서는 같은 감기에 걸려도 개개인의 체력이나 체질에 따라 처방도 다르고 치료법도 다르다. 반대로 다른 병이라 할지라도 치료법이 같을 수도 있다. 이를 동병이치(同病異治), 이병동치(異病同治)라 한다. 우리가 먹는 음식도 체질에 따라 어떤 사람에게는 약이 될 수도, 독이 될 수 있다. 음식은 암을 일으키는 발암 물질로도 작용할 수 있고 암을 치료하는 역할을 할 수도 있다. 예전엔 미국의 절반도 안 되던 대장암 발병률이 이미 미국을 앞선 것은 잘 알려진 사실로 육식 위주의 식단이 가져온 결과이다. 좀 더 구체적으로 말하자면 대장암은 고기를 조리할 때 발생하는 헤테로사이클릭아민이 정상세포의 유전자를 비정상적인 돌연변이 유전자로 바꿔 암세포가 된 것이다.

요즘 관심사는 힐링이다. 그와 더불어 웰빙식단이 주목받고 있다. 색깔 있는 과일이나 채소 위주의 식단이 바로 그것이다. 모든 식물은 움직일 수 없기 때문에 해충이나 각종 천적으로부터 자신을 보호하기 위해 독특한 향이나 색깔을 갖고 있는데 최근 그 향이나 색소에 항산화물질이 있어 항암작용할 수 있음이 밝혀지고 있다. 이러한 물질을 총칭해 파이토케미컬이라 부른다. 제철과일이나 채소에 들어 있는 파이토케미컬은 암 억제 유전단백질과 효소를 만들고 암의 신생혈관이 생기는 것을 억제한다고 밝혀졌다. 미국 메디컬스쿨의 마이클 스콘 교수는 쥐에게 발암물질을 투여한 뒤 사과, 배, 아몬드의 껍질에서 추출한 파이토케미컬 물질을 투여했다. 그 결과 파이토케미컬을 투여하지 않은 쥐들보다 투여한 쥐들에게서 종양이 훨씬 드물게 발생했고 암세포가 주변조직으로 침입하는 경우도 적었다. 마이클 스콘 교수는 앞으로 파이토케미컬 물질을 예방과 치료에 모두 사용할 수 있도록 개발하는 것이 지상과제라고 말했다. 이러한 식품의 항암물질에 대한 실험은 다양하게 이루어졌다. 그 대표적인 결과가 마늘, 양파, 브로콜리, 포도, 복분자 등의 과일이나 녹황색 채소의 색소에 들어 있는 성분인 파이토케미컬이 항암작용을 한다는 것이 밝혀졌다.

색깔별로 파이토케미컬 성분을 살펴보면 청보라색엔 안토시아닌과 레스베라트롤 등이 함유되어 있는데 항산화작용과 발암물질을 해독하는 기능이 있다. 포도나 가지가 대표적이다. 토마토나 수박과 같은 붉은색엔 라이코펜이 함유되어 있어 전립선암과 폐암 억제 효과가 뛰어나다. 대장암에 특히 효과가 있는 녹색엔 설포라판이 함유되어 있다. 노란색엔 플라보노이드 성분이 있어 유방암 예방효과가 뛰어나다. 흰색엔 알리신이 들어 있는데 강력한 살균작용을 하며 위암에 가장 효과적이고 유방암과 전립선암에도 효과가 있다.

실제 미국암연구협회가 조사한 결과 채소와 과일을 하루 400g 섭취한 경우 대장암 발병률이 최대 31%까지 감소했다. 하지만 대부분의 암 환우들은 보이는 암을 제거하는 데만 관심을 두고 먹는 문제엔 관심이 부족하다. 암이 사망원인 1위지만 영양결핍도 한 원인이라는 사실을 아는 사람은 별로 없다. 국립암센터가 조사한 결과를 보면 암치료 환우 10명 중 6명이 영양결핍이며 그중 절반은 심각한 상태이다. 암 환자 중 20%의 직접적인 사망원인이 영양실조라니 놀라지 않을 수 없다. 입원한 암 환우분들은 대개 6주, 길게는 3달 정도 항암치료를 하는데, 중간

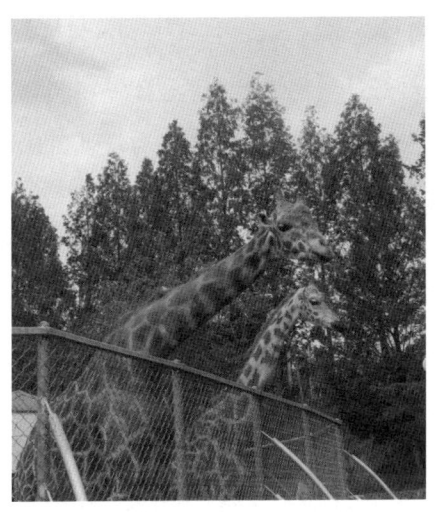

에 체력적으로 견디지 못해 치료를 쉬는 분도 있고 아예 식사를 못하는 분들도 있다. 반대로 치료기간에도 열심히 식사를 하고 자기 체력도 유지하는 분도 있는데, 특히 원래 몸무게를 유지하는 분들은 대개 치료 경과가 상당히 좋으면서 긍정적이다.

　초식동물인 기린이 동물의 뼈를 먹는 것이 카메라에 잡힌 적 있다. 상상할 수 없는 일이지만 과학자들이 밝힌 바에 의하면 산성비로 인하여 나뭇잎의 칼슘과 인이 부족해져 기린은 나뭇잎에서 보충하지 못하는 인과 칼슘을 동물의 뼈에서 보충한다는 것이다. 야생동물은 본능적으로 자신에게 이로운 것과 해로운 것을 알고 있다고 한다. 그래서 야생동물은 자연상태에서는 병사하지 않고 자연사하는 경우가 많다고 한다. 본능적으로 먹고 싶은 대로 먹으니까 건강하다는 것이다. 초식동물은 젖 뗀 후, 바로 본능적으로 어떤 풀은 먹어야 하고 어떤 풀은 먹지 말아야 하는지를 안다. 어떤 동물은 다쳤을 때 상처에 효과가 있는 풀을 본능적으로 찾아서 먹는다고 한다. 동물과 마찬가지로 인간도 자기에게 알맞은 음식을 본능적으로 아는 능력이 있다고 한다.

하지만 건강이 좋지 않을 때는 몸의 기능이 떨어져 자신의 몸에 필요한 것이 당기지는 않는다. 오히려 몸이 나쁜 만큼 해로운 것이 더 먹고 싶고 더 당기는 수가 많다. 일상생활에서 우리는 평소에는 잘 먹지 않는데 어떤 음식이 몹시 먹고 싶어서 먹었더니 그만 탈이 나서 병이 나거나 병이 악화되는 경우를 종종 경험한다. 병이 나려거나 병이 악화되려면 유달리 해로운 것이 많이 당기는 경우가 있다. 그러므로 몸이 좋지 않을 때는 음식을 체질에 맞게 가려 먹는 것이 좋다. 하지만 자신의 체질을 모를 때는 함부로 가려 먹지 않는 것이 좋다. 그럴 땐 그냥 골고루 먹는 것이 손해 보지 않는 방법이다. 체질에 상관없이 모든 사람은 소식해야 하며, 천천히 식사하고 간은 싱겁게 하는 것이 좋다. 저녁 늦게는 음식을 먹지 않는 것이 좋고 인스턴트식품은 가급적 피하는 것이 좋다. 결론적으로 아주 건강한 사람이라면 구태여 음식을 특별히 가릴 필요는 없으며, 단지 자신에게 해로운 것이 무엇이며 유익한 것이 무엇인지를 알고 있기만 하면 된다. 몸이 좋지 않으면 가려 먹는 것이 좋으며, 병이 심할수록 가려야 한다. 해로운 것이 당길 확률이 높기 때문이다.

음식으로 알아보는 **체질 감별법**

체질은 맥, 얼굴 생김새, 성격, 정서, 체격, 약물과 음식에 대한 반응성을 종합적으로 보아 판단하여야 하나, 얼굴 생김새는 사람마다 다르고 성격과 정서도 환경과 교육에 의해 많이 바뀌며, 체격도 운동이나 직업, 영양 상태에 따라 달라지므로 숙련된 전문가가 아니면 체질을 알기 어렵다. 그러나 약물과 음식에 대한 반응성은 거의 일정하므로 자세히 관찰한다면 본인 스스로 체질 판단이 가능하다. 일반인들이 쉽게 접하는 것은 음식이므로 음식에 대한 반응성으로 체질을 판단해보면 아래와 같다.

태양인

무슨 약을 먹어도 효과가 나지 않고 부작용이 잘 나는 편이며, 커피를 한 잔만 마셔도 맞지 않고, 상추를 먹어도 잠 오는 것이 없다면 태양인일 가능성이 있다.

자세히 확인하는 방법으로는 순전히 배추 위주의 반찬으로 2~3일 식사 후 속이 편하고 대변이 정상이며 기분도 괜찮으나, 쇠고기 위주의 반찬으로 2~3일간 식사한 후 대변이 시원찮고 변비가 되거나 몸이 무겁고 찌뿌드드하고 속이 거북하다면 태양인이 거의 틀림없다.

참고로 유명인사 중 태양인에 해당되는 사람으로 황영조, 레이건 전 미국 대통령,

박정희 전 대통령, 이승만 전 대통령, 권투선수 알리, 등소평, 정주영 등이 있다.

태양인에 이로운 것 : 모든 조개 종류, 쌀, 메밀, 보리, 팥, 계란 흰자, 오이, 배추, 청포도, 앵두, 겨자, 후추, 양배추, 기타 푸른 채소, 고사리, 게, 새우, 굴, 젓갈, 기타 대부분의 생선, 코코아, 초콜릿, 바나나, 파인애플, 딸기, 포도당 주사, 심호흡 운동은 내뱉는 숨을 길게

태양인에 해로운 것 : 모든 육류와 기름, 커피, 차류, 인공조미료, 가공음료수, 술, 밀가루, 수수, 콩, 우유, 고추, 마늘, 버섯, 설탕, 무, 율무, 당근, 연근, 도라지, 밤, 사과, 수박, 은행, 잣, 인삼, 모든 약물, 영지버섯, 금니, 아트로핀 주사, 담배

소양인

일반적으로 소양인의 체격은 상체가 발달하고 하체가 약하며 가슴이 넓은 편이다. 머리는 앞뒤가 나온 사람이 많고 눈빛이 강렬하다. 무엇이나 잘 먹는 편이고, 밖의 일을 좋아하고 가정에는 소홀한 경향이 있다. 또 감정의 변화가 심하고 성격이 급한 편이라고 알려져 있다.

매운 것을 먹으면 위장병이 없는데도 속이 거북하거나 딸꾹질이 난 적이 있고, 찰밥(다른 잡곡을 섞지 않은 것)을 먹으면 속이 오히려 불편하고, 사과를 먹으면 알레르기가 일어나거나 기침을 더 많이 하고, 커피는 맞지 않으나 홍차와 녹차는 별 탈이 없다면 소양인일 가능성이 많다.

확인할 수 있는 방법으로는 싱싱한 참외를 매일 3~4개씩 며칠 계속 먹고서 설사하거나 속이 서늘하거나 몸이 무겁거나 하지 않고 속이 편하고 오히려 좋은 기분이 든다면 소양인이 거의 틀림없다.

더 확실히 알아보려면 돼지고기 위주의 식사를 2~3일 계속한 후 속이 편안하고 기분이 좋은 편이라면 소양인에 해당한다. 대변이 가늘고 변비가 오거나 혹은 설사 기미가 있거나 속이 느끼하고 불편하거나 얼굴에 무엇이 난다면 소양인이 아

닐 가능성이 많다. 대체로 소양인은 활동적이며 손재주가 좋고 봉사하는 마음이 많은 편이어서 운동선수, 예술가, 종교인 등에 이 체질이 많다. 소양인은 항상 서둘지 않고 여유 있는 마음을 가져야 건강할 수 있으며, 특히 맵고 짠 음식은 당뇨병을 유발할 수 있으므로 주의해야 한다. 냉수욕은 맞지 않으므로 피해야 하고 저혈압이라도 건강한 사람이 많으므로 저혈압이라고 걱정할 필요가 없는 체질이다.

<u>소양인에 이로운 것</u> : 쌀, 보리, 통밀가루, 콩, 팥, 배추, 무, 오이, 당근, 배, 쇠고기, 돼지고기, 장어, 계란, 생굴, 새우, 게, 감, 참외, 수박, 바나나, 비타민 E군, 구기자차, 결명자차, 영지버섯

<u>소양인에 해로운 것</u> : 찹쌀, 현미, 감자, 파, 미역, 닭고기, 염소고기, 노루고기, 개고기, 후추, 겨자, 계피, 카레, 생강, 참기름, 사과, 귤, 오렌지주스, 인삼, 벌꿀, 비타민 B군, 소화 효소제, 스트렙토마이신, 붉은색의 방 꾸밈

태음인

태음인의 꼼꼼함은 소음인과는 다른데 소음인은 매사 생활 자체가 꼼꼼한 편이고, 태음인은 몰두하는 한 가지 일에만 꼼꼼하다. 특히 태음인 중에서 한 가지 일에 열심인 사람은 워낙 꼼꼼하게 일하기 때문에 소화기관이 항상 약해지는 경향이 많다.

이러한 태음인을 음식의 반응성으로 확인할 수 있는 방법은 상추를 많이 먹으면 잠이 오고, 배추 위주의 반찬으로 2~3일 계속 식사한 후 잠 오는 기분이 들고 몸이 무겁거나 속이 부글거리고 대변이 묽어진다면 태음인일 확률이 높다. 특히 고구마를 웬만큼 먹어도 체하거나 신물이 넘어오거나 쓰린 것이 없다면 거의 태음인이 틀림없다(위장병이 있는 사람은 예외이다).

태음인에 이로운 것 : 대부분의 육식(주로 쇠고기), 쌀, 콩, 통밀, 수수, 두부, 연근, 콩비지, 장어, 미꾸라지, 우유, 무, 도라지, 당근, 버섯, 호박, 들깨, 콩나물, 마늘, 양파, 배, 밤, 호두, 잣, 수박, 레몬, 자몽, 자두, 흑설탕, 율무, 비타민 AD, 녹용, 스쿠알렌, 심호흡 운동은 들이마시기를 길게

태음인에 해로운 것 : 모든 종류의 조개, 새우, 게, 오징어, 생선회, 고등어, 배추, 상추, 시금치, 메밀, 망고, 초콜릿, 인삼, 포도당 주사, 모과차, 술, 수영, 푸른색의 벽지

소음인

 일반적으로 소음인은 아담하고 체격이 작은 편이며, 성격이 내성적이고 항상 위가 좋지 않아서 잘 먹는 편이 아니다. 태음인이 체격이 크고 항상 잘 먹으며 비만이 잘 오는 체질인 것과는 반대다.

 음식의 반응성으로 소음인을 살펴보면, 위가 아주 좋은 사람은 별 느낌이 없을 수도 있으나 자세히 관찰해보면 어느 정도는 느낄 수 있다. 밀가루 음식을 많이 먹으면 신물이 나거나 속이 거북하고, 고구마나 계란 노른자를 먹으면 신트림이 나거나 체한 것 같으며, 양약을 먹으면 쉽게 속이 쓰리거나 불편하고, 오징어를 먹으면 잘 체하고 소화가 되지 않는 편이며, 찰밥을 먹으면 오히려 속이 편안하고 소화가 잘 되며, 상추를 많이 먹어도 아무렇지도 않다면 소음인일 가능성이 많다.

 확인할 수 있는 방법은 말린 인삼을 1회에 8~10g 정도 달여서 하루 3번씩 5~6일 동안 복용하여 편안하고 식욕이 좀 좋아지는 것 같고 기운도 난다면 소음인이 거의 틀림없다. 단, 폐질환이 있거나 감기 기운이 있을 때는 복용하지 말아야 한다. 복용 후 머리가 아프거나 속이 불편하며 열이 오르는 느낌이 있으면 소음인이 아닐 수 있으므로 즉시 복용을 중단하여야 한다. 혈압이 높거나 당뇨가 있는 사람은 특별히 더 주의하여야 한다.

소음인은 땀을 많이 흘리면 기운이 없어지고 몸이 허약해지므로 땀을 많이 흘리지 않는 것이 건강에 좋다. 그러므로 냉수욕이나 냉수마찰, 수영 등이 좋은 건강법이 된다. 소음인 여자 중에서 찬물에는 근처에도 못가는 사람이 있는데, 이는 산후조리를 잘못하여 비정상으로 바뀐 사람이므로 반드시 전문 한의사의 치료를 받는 것이 좋다.

소음인 중에서 체격이 좋고 무엇이나 잘 먹는 사람 중에서 의외로 고혈압인 사람이 많다. 이것은 무슨 일이든 지나치게 오래 생각하는 경향과 너무 잘 먹기 때문에 오는 것이 아닌가 한다. 그러므로 이러한 사람은 생각을 너무 깊이 하지 말고 소식하여야 하며, 체질에 따라서 치료한다면 좋은 결과를 기대할 수 있다.

소음인 중에서 반수 정도는 항상 소화력이 좋지 않아서 고생을 하는 경우가 많다. 이러한 사람은 항상 체력이 약한 편이며, 위가 나빠지면 건강이 더욱 나빠지고 불안감이 심해지며 공상이 많이 생기게 된다. 그러므로 항상 따뜻한 음식을 먹되 소식해야 하며, 제시간에 반드시 식사를 하여야 하고 지나친 과로는 피해야 한다.

소음인에 이로운 것 : 찹쌀, 현미, 감자, 옥수수, 미역, 김, 상추, 시금치, 무, 쑥갓, 파, 마늘, 양파, 생강, 참기름, 닭고기, 염소고기, 개고기, 노루고기, 소고기, 토마토, 귤, 오렌지, 사과, 벌꿀, 인삼, 대추, 비타민 B군, 밝은 색깔, 산성 약수

소음인에 해로운 것 : 보리, 팥, 오이, 돼지고기, 계란, 생굴, 게, 새우, 조개, 참외, 바나나, 맥주, 얼음, 비타민 E, 담배, 사우나, 알칼리성 약수

04
식이요법

3장

항암에 좋은 음식

좋은 말은 귀에 거슬리고
좋은 약은 입에 쓰다

부모님과 선생님의 잔소리는 분명 나에게 이로운 말임에도 귀에는 거슬리고 괜히 듣기가 싫을 때가 있다. 그것도 매일 반복해서 같은 말을 들을 때는 더욱 그렇다. 하지만 반대로 '학원 빠지고 영화보러 가자'는 등 나를 유혹하는 친구의 말은 내게 해가 되는 것임에도 더 맘에 와 닿는다.

음식도 그렇다. 감칠맛 나는 음식을 먹고 싶을 때가 있지만 아주 쓴 음식을 먹고 싶어질 때는 거의 없다. 인간의 미각은 쓰디 쓴맛에 예민하게 진화하였기 때문이다. 하지만 식물 입장에서도 쓴맛을 내어야 자신을 보호할 수 있기 때문에 쓴맛을 무기로 진화하였다. 하지만 쓴맛을 내는 식물에는 몸에 좋은 성분이 많이 포함돼 있다.

한의학에서 모든 약물에는 약성이 존재하며 그중 특징적인 것을 다섯 가지 맛으로 표현하였다. 한의학에서 약물의 다섯 가지 맛은 그 약물의 성질, 효능과 깊은 상관관계가 있다.

좋은 말은 귀에 거슬리고 좋은 약은 입에 쓰다고 했다. 오미 중에 쓴맛은 위의 활동을 돕기 때문에 특별히 쓴 약을 고미건위제(苦味健胃劑)라 한다. 특히 봄철이나 여름철에 입맛이 없고 기운이 없을 때 익모초를 즙내서 먹어보라는 이야기를 한 번쯤 들어보았을 것인데, 쓴맛을 내는 익모초를 다른 말로 더위지기라고 부르는 것도 여름철 더위 먹고 힘들 때 효과가 있기 때문에 붙여진 이름이다. 영약이라는 산삼도 쓴맛이 많을수록 효과가 있다. 화상에 사용하는 알로에는 아라비아어로 '쓰다'라는 뜻이다. 녹차는 쌉쌀하고 쓴맛이 나는데 암세포를 억제하는 카테킨 성분이 바로 쓴맛을 낸다. 한편 봄철 신진대사가 겨울보다 많아지면서 춘곤증을 겪을 때 봄에 나는 냉이나 씀바귀, 달래, 머위 등의 나물이 입맛을 돋우고 원기를 보강해주는데, 이 또한 쓴맛과 관련이 있다.

쓴맛은 몸과 마음을 가다듬게 만든다. 오나라와 월나라의 전쟁 중에 생긴 고사 '와신상담(臥薪嘗膽)'에서 보듯, 오왕의 노예로 있으면서 쓰디 쓴 쓸개를 맛보던 월왕 구천이 결국 오왕 부차를 속이고 이긴 걸 보면 쓴맛의 힘은 정신을 통일하고 인내하게 하는 최고의 명약이 아닌가 싶다. 월왕 구천이 쓴맛을 이겨내고 결국 인생의 단맛을 본 것처럼, 지금의 상황이 아무리 힘들어도 참고 이겨낸다면 단맛을 음미할 시간이 오지 않겠는가?

미네랄이 많이 들어 있는 음식을 섭취한다

얼마 전까지만 하더라도 짜게 먹으면 고혈압과 비만의 원인이 된다 하여 대부분의 의사들은 저염식이나 소금 섭취를 줄이는 것을 권고하였다. 우리나라 국민의 나트륨 섭취량은 권장량의 2배 이상인 것으로 조사됐다. 나트륨은 고혈압 등 성인병의 주요 원인으로, 이를 개선하기 위해 '나트륨 섭취량 저감화' 사업을 벌이고 있다.

하지만 우리나라와는 반대로 일본에서는 천일염인 소금이 오히려 당뇨와 고혈압을 억제한다 하여 매일 일정량의 천일염 섭취운동이 활발히 전개되고 있다. 날것과 생것을 싱겁게 먹는 일본인은 장염과 이질이 많다. 성질이 차가운 음식은 위의 기능을 냉하게 하기 때문에 설사를 유발하거나 장기능이 떨어지기 쉽다. 그래서 일본인은 천일염만 섭취해도 건강해질 수 있는 것이다.

소금은 물에서 기원한다. 바닷물을 햇볕으로 증발시켜 고체로 만든다. 물속의 불이란 이런 의미이다. 그 고체를 성질이 차가운 대나무에 넣어 다시 열을 가해 가장 뜨거운 물질로 만든다. 죽염이 바로 이것이다. 소금은 높은 온도로 가열하면 항산화작용이 있는데 소금을 대나무에 구워 죽염을 만들어 사용한 우리 조상들의 지혜가 존경스럽기까지 하다. 죽염은 소금으로서만 의미를 갖는 것이 아니라 치료제로 사용되기도 한다. 한때 죽염치약이 유행한 적이 있는데 죽염에는 강력한 항균작용이 있다. 치약이 없던 예전엔 소금으로 양치를 하였는데 충치가 없었다. 염도가 높은 소금물이 곰팡이가 생기지 않고 썩지 않는 이유도 강력한 살균효과가 있기 때문이다.

김치는 세계적인 음식이다. 맛을 떠나서 김치에 들어 있는 효능이 요즘 관심을 받고 있다. 하지만 이는 과학적인 접근이지 한의학적인 관점, 즉 조상들이 생각한 접근법은 없는 실정이다. 김치에 들어있는 배추는 성질이 차다. 배추만 먹는다면 설사와 복통을 동반할 것이다. 하지만 차가운 배추의 성질에 맵고 뜨거운 고추나 마늘 그리고 생강과 천일염을 넣어 음양균형을 맞추어 장기간 복용해도 문제가 되지 않게 한다. 더군다나 장기간 숙성하고 발효시킨 김치는 인체에 이로운 성분이 배가 될 뿐만 아니라 흡수도 빨리 된다. 조상들의 지혜로움에 감탄사가 저절로 나온다.

음식을 무조건 짜게 먹자는 것이 아니다. 또한 너무 싱겁게 먹는 것도 바람직하지 않다. 적당한 양의 천일염을 먹고 인공소금인 염화나트륨 섭취를 줄이자는 뜻이다. 가공된 음식 특히, 라면과 같은 것에 들어 있는 나트륨 함량은 철저히 규제되어야 한다.

천일염은 오래된 것일수록 좋다

소금은 오래된 것일수록 상품으로 인정받는다. 그 이유는 소금 속에는 약간의 비소(AS)가 함유돼 있는데, 흔히 이를 간수라 한다. 간수는 바닷물을 오래 보관하는 동안 저절로 빠진다. 비소는 독성이 있는 중금속이며 열에 약하다. 열로 가열하면 유기물과 비소가 제거되고 천연 미네랄만 남는 양질의 천일염이 된다. 여기서 소금을 구워 먹었던 우리 조상들의 지혜를 알 수 있다. 우리 풍습에 아이가 오줌을 싸면 체를 씌워 바가지를 들게 하고 소금을 얻으러 이웃에 보내는 것이 있다. 창피를 주어 다시는 오줌을 싸지 않게 하려는 의도도 있지만 얻어 온 소금을 볶아 물과 함께 마시게 하여 오줌을 싸지 않게 하였다. 현대과학으로도 입증되었지만 한의학에서 소금은 신장과 방광의 기능을 강화시킨다고 알려져 있다. 또, 드라마나 영화를 보면 한 번씩 나오는 장면이기도 한데 예부터 보기 싫은 손님이 찾아오면 소금을 뿌렸다. 부정 탄 것을 깨끗이 하려는 풍습이다. 그것은 조상들이 소금에 해독작용이 있는 사실까지 알았기 때문으로 보인다.

효소나 비타민, 각종 미네랄의 부족이 암의 원인인 경우도 있다. 마치 하수처리 시 화학첨가물을 넣어서 오염된 물을 정화시키는 것처럼 효소나 비타민, 미네랄 등이 인체에서 촉매역할을 해야 정상적인 대사작용을 할 수 있다. 단백질, 지방, 탄수화물은 인체에 축적되더라도 특별한 해가 되지 않지만, 인위적으로 만들어진 비타민이나 미네랄 등은 과하게 섭취하면 오히려 과잉증을 일으켜 종양이나 낭종이 생긴다. 또한 비타민과 미네랄은 인위적으로 만든 것을 섭취하면 문제가 될 수 있으므로 천연상태, 자연 그대로의 상태로 먹어야 가장 좋은 효과를 얻을 수 있다.

천일염은 바닷물을 그대로 증발시킨 것이므로 천연상태의 미네랄과 각종 무기물을 함유하고 있다. 하지만 정제된 소금에 들어 있는 나트륨은 교감신경을 자극하여 혈관을 수축시키고 마음을 흥분시키는 작용을 한다. 소금도 정제하지 않은 천일염에는 부교감신경을 자극해 면역력을 키우는 칼륨이나 마그네슘, 칼슘과 같은 미네랄이 들어 있다. 그러므로 반드시 싱겁게만 먹어야 한다는 강박관념에서 벗어날 필요가 있다. 무염식으로는 단 하루도 버틸 수 없음을 알아야 한다.

얼마 전까지만 하더라도 천일염은 식품첨가물에 포함되지 않았고 정제염만 첨가물로 인정되었다. 우리나라에서 천일염이 생산되는 곳이 신안인데 고 김대중 전 대통령의 고향이기도 하다. 정치자금이 염전에서 나온다 하여 70년대에는 염전을 없애기 위한 정책이 있었다고도 하지만, 2012년부터 천일염도 첨가물로 사용할 수 있게 되었다니 다행스러운 일이다.

그럼 천일염 중에서도 죽염에 대해 좀 더 알아보자. 죽염은 목화토금수의 오행이 다 들어 있으니 한의학적으로 약성의 기운이 완벽하다. 소금은 물에서 기원하니 수에 해당하고, 바닷물을 햇빛으로 증발시켜 고체로 만드니 물속의 불이란 이런 과정을 의미한다. 그 고체를 성질이 차가운 대나무(목)에 넣고 그 입구를 황토로 막고(토) 다시 열을 가해 9번 구워 가장 뜨거운 물질(화)로 만든다. 마지막 9번째 구울 때는 쇠솥(금)에서 1400도의 온도로 구워낸 것이 아홉 번 구운 죽염이다. 그래서 죽염은 단순한 소금이 아니라 치료제로 사용되기도 한다.

암 혹은 난치병과 같은 병의 치료 대가인 인산 김일훈 선생은 죽염은 최고의 암치료제이며 공해독에 지친 현대인에게 가장 필요한 약이라고 했다. 암세포나 각종 질환은 활성산소에 의한 산화력 때문에 발생한다. 색깔 있는 채소나 과일을 섭취하면 항산화작용이 잘 일어난다. 죽염은 파이토케미컬이 함유된 채소나 과일보다 몇 배가 강한 환원력을 가지고 있음이 과학적으로 증명되었다. 녹슨 못을 정제염과 죽염을 녹인 물에 각각 넣어보면 정제염의 물은 혼탁해지기만 했지만, 죽염의 물에 넣은 못은 녹슨 부분이 깨끗해졌다. 산화된 것이 다시 환원된 것이다. 지금까지 조사한 식품 중에서 최대의 환원력을 지닌 환원물질은 죽염이다. 환원력이 강한 물질이 체내로 유입되면 어떻게 될까? 죽염이 인체에 들어가면 오염된 체액 즉 산화된 체액이 정화되어 환원력을 지닌 체액으로 개선되는 것이니 여기서 암치료에 죽염을 사용한 인산 선생의 지혜를 알 수 있다. 인체의 70%는 물이고, 생명이 가장 먼저 시작된 것은 바다이니 인체 또한 바다처럼 염분을 유지해야 건강을 지킬 수 있다. 바닷물은 염분을 포함하고 있기 때문에 오염된 물이 유입되어도 썩지 않고 정화하는 지구 최대의 생명원인 것이다.

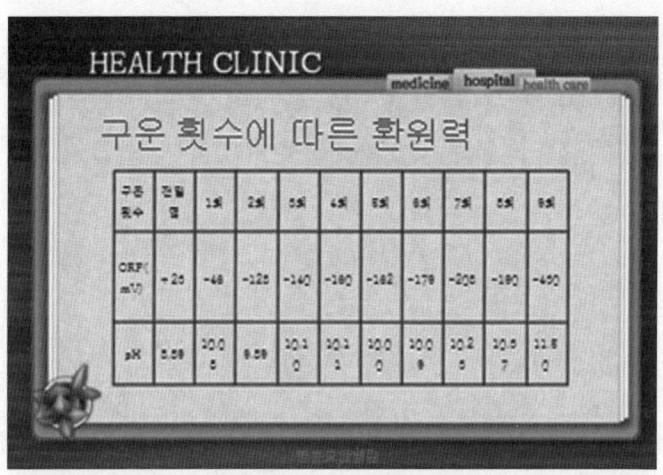

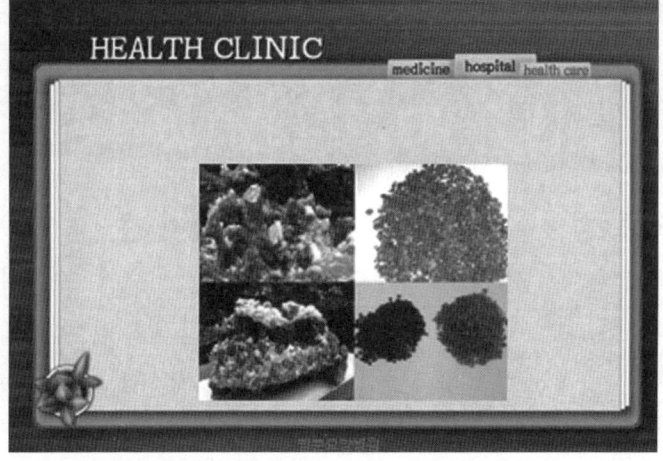

녹황색 채소에는 암 억제인자가 많이 들어 있다

녹황색 채소에는 종양 성장 억제인자가 많이 들어 있다. 각종 비타민이나 미네랄이 많아 혈액을 깨끗이 하고 면역력을 강화시키는 역할을 한다. 채소를 꾸준히 섭취하기가 번거롭고 힘들다면 녹즙의 형태가 가장 좋다. 채소를 가열 조리해서 섭취하면 파괴되는 영양소가 있으며 항암효과도 절반 이하로 감소한다. 녹즙으로 섭취하면 영양소 파괴를 막으면서도 비교적 간편하게 즐길 수 있다. 녹즙은 한두 번 먹어서 효과를 바로 보는 것이 아니기 때문에 끈기 있게 장기적으로 복용해야 한다. 녹즙만 먹는 게 역겹다면 과일과 녹즙을 섞어 먹으면 역겨운 냄새를 제거할 수 있다.

일반적 종양의 녹즙재료는 감자이며 만성간염이나 간경화에도 효과가 있다. 감자의 씨눈에는 독소가 있으므로 제거해야 하고, 감자를 갈면 덕지덕지 나오는 부분은 제거하고 먹는 것이 좋다. 간질환에는 민들레를 넣고 신장질환에는 오이를 넣는다. 몸이 차면 쑥, 대장이 안 좋으면 무를 넣는데 신물, 트림, 구역감이 있을 때는 빼서 사용한다.

평소 육류를 즐겨 먹는 데다 늘 교감신경이 우세한 사람은 대장암에 걸리기 쉽다. 육류는 장 속에서 이상발효를 일으켜 변비의 원인이 되기도 한다. 반면에 녹황색 채소에 들어 있는 식이섬유는 장내에서 수분을 흡수하여 팽창하므로 변의 부피가 늘어나 결국 대장을 자극하여 장운동을 활성화시킨다. 소화나 배설은 부교감신경에 의해 조절되므로 장운동이나 배설이 잘되는 것은 부교감신경이 자극되었다는 의미로, 혈액순환이 좋아지고 체온이 올라가는 결과가 나타난다. 식이섬유는 우리 몸에 불필요한 이물질이나 중금속 등을 흡착하여 변과 함께 배설되므로 몸속의 독소를 제거하는 작용까지 해준다.

오메가3가 몸에 필요한 이유는?

오메가3는 우리 몸속에서는 만들어질 수 없고 외부에서만 흡수 가능한 영양소이다. TV나 매스컴에서 오메가3를 많이 섭취해야 한다고 이야기는 들었지만 그 이유를 모르고 그저 좋다고 복용하고 있는 경우가 있을 것이다.

우리 몸속에서 오메가3는 신경체계를 형성하는 데 관여하고, 세포를 유연하게 만들며, 염증반응을 억제시키고 진정시키는 역할을 한다. 오메가3와 달리 오메가6는 지방 축적과 세포 경직, 혈액 응고, 외부의 염증반응 등에 관여하며 염증을 유발하기도 한다. 암을 직접적으로 유발하지는 않지만 염증반응이나 혈액 응고를 유발해 혈액순환장애나 동맥경화를 일으켜 결국 암이나 각종 질환을 야기한다.

미국의 1세 미만의 어린아이의 체지방량이 1970년대와 1990년대 사이에 2배로 증가했다. 6개월에서 11개월 된 아기가 맥도널드나 간식, 또는 운동부족으로 체지방량이 늘었다고 설명하기엔 무리가 있다. 그렇다면 왜 신생아들의 체지방량이 늘었을까? 그 이유는 다름 아닌 분유에 있었다.

소나 가축은 봄에 새끼를 낳는다. 왜냐하면 봄은 가장 많은 오메가3가 풀에 들어 있는 계절이기 때문이다. 그리고 새끼에게 줄 젖을 여름이 끝날 때까지 생산한다. 하지만 1950년대 유제품의 수요 증가로 목축업자들이 젖 생산주기를 거스를 수밖에 없었다. 자연적인 상태에서는 젖 생산주기를 조절할 수 없기 때문에 인공수정을 해야만 했다. 그리고 옥수수, 콩, 밀 등 생산량을 늘리기 위해 개발된 유전자 변이식품인 GMO 곡물이 가축의 주요 사료가 되어 오메가3와 오메가6의 불균형을 초래했다. 그 불균형은 심하면 1:15에서 1:40까지 된다고 한다. 이러한 영양 불균형의 사료를 먹은 소와 가축의 젖으로 만든 유제품이나 분유는 1살도 되지 않는 아이들을 비만으로 만들고 말았다.

요즘 부쩍 늘고 있는 광우병, 구제역, 조류독감, 신종플루 등 바이러스 질환들은 자연을 거스른 인간에게 부메랑이 되어 돌아올 재앙의 씨앗이 아닌지 반성해 보아야 한다. 우리에게 음식을 제공하는 소와 가축의 생리적 요구에 맞는 양질의 사료를 제공하는 것이 소와 가축의 건강도 지키지만 우리의 몸도 건강하게 지킬 수 있음을 명심해야 한다.

자연식이 얼마나 중요하며 오메가3와 오메가6의 균형 잡힌 식단이 우리 모두에게 그리고 암 환자에겐 더욱 필요하다는 것을 알아야 한다. 오메가3부터 시작된 비만이 암을 일으키는 기전은 아직 잘 밝혀져 있지 않지만 비만세포가 호르몬 분비와 대사에 미치는 여러 영향이 암 발생과 연관된다고 알려져 있다.

좀 더 구체적으로 살펴보면 비만한 사람은 스트레스가 증가함으로서 정상 세포의 DNA 손상을 가져올 가능성이 높아진다. 또한 비만은 인슐린에 대한 저항성을 높여 불필요하게 세포 성장을 촉진시켜 암을 야기할 수 있으며, 이는 설탕의 소비와 암 발생량 사이에 연관성이 있다는 사실과도 일치한다. 비만인 여성의 경우 여성호르몬(에스트로겐)의 분비가 촉진되어 유방암이나 난소암 발생이 증가한다는 사실도 비만이 암과 관련이 있음을 증명하고 있다.

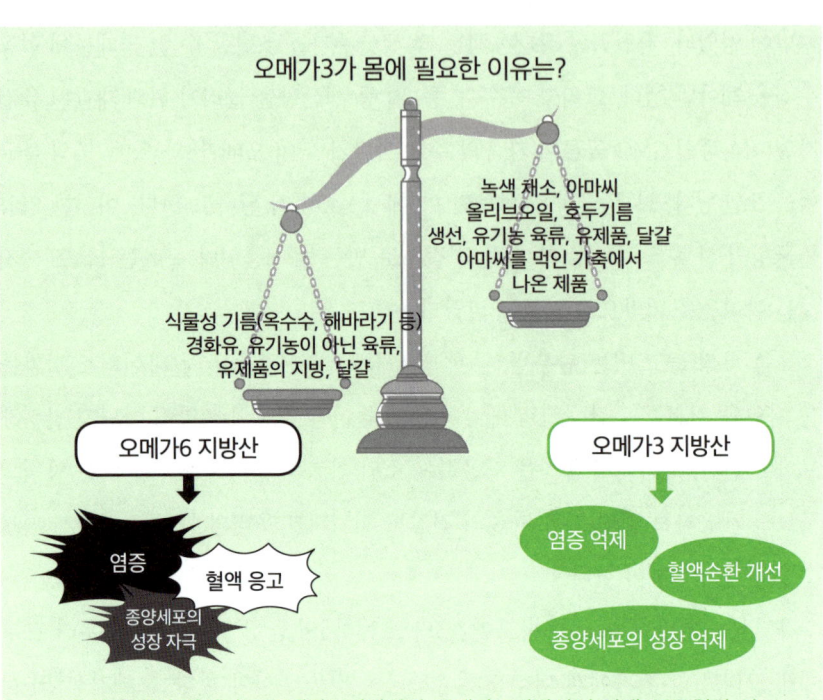

우리 몸에서 벌어지는 오메가3 지방산과 오메가6 지방산의 경쟁, 불균형한 식생활은 오메가6 지방산을 몸에 축적함으로써 염증, 응고, 지방세포 및 종양세포의 성장을 촉진한다.

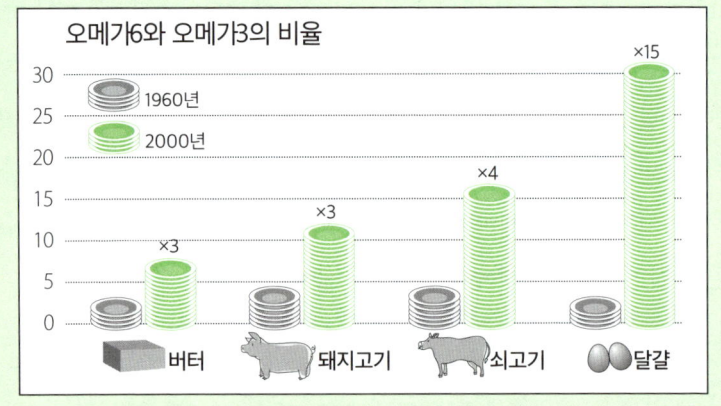

1960년과 2000년 사이 변화된 먹이에 의한 축산물의 오메가6와 오메가3의 비율 불균형

발효식품을 먹는다

100세 이상의 장수촌에는 대표적인 발효음식이 있다. 한국에는 된장과 청국장, 스위스에 치즈, 일본에는 낫토와 미소가 있다는 것은 발효음식이 건강과 직접 연관이 있음을 말해준다. 발효음식은 사계절이 뚜렷한 지방일수록 잘 발달되었다. 음식을 장기간 보관해서 먹어야하는 지리적 특성도 한몫한다. 너무 춥거나 더운 날씨에는 발효의 의미가 없기 때문이다. 너무 춥거나 더운 지역의 평균수명이 낮은 이유가 발효음식이 없어서이기도 하지만 기후와도 연관이 있다. 사계절이 뚜렷한 대한민국에 사는 우리는 행복함을 알아야 한다.

미생물 하면 조금은 거부감이 들기도 하지만 인류는 미생물의 도움 없이는 단 하루도 살 수가 없다. 인간은 미생물과 더불어 진화해왔고 서로 도움을 주고 있다. 우리 몸에는 장내 세균들이 무수히 많으며 소화기관에서 중요한 역할을 한다.

장내 세균들은 인간이 분해할 수 없는 음식을 분해한다. 유해 세균들과 분리돼 적이 아닌 동지로서 면역체계로부터 보호되고 있다.

항생제나 소염제를 먹고 나면 소화가 안 되고 입맛이 떨어지는 것을 한 번쯤 경험했을 것이다. 무심코 먹는 항생제나 소염제는 유익한 미생물과 박테리아까지 없애기 때문이다. 그래서 항생제를 복용할 때는 요구르트 같은 발효음식을 먹는 것이 좋다. 또한 몸에 유익한 박테리아는 유해한 박테리아가 체내에서 자리를 잡지 못하게 작용한다. 일반적인 박테리아는 철분에 의지하지만 청국장의 바실루스균은 코발트와 망간을 사용하기 때문에 인간의 철분을 노리지 않고 유익한 역할을 한다.

 청국장과 같이 발효시킨 음식물은 인체에 유익한 미생물에 의해 발효되고 숙성된다. 이러한 발효식품을 먹으면 미생물 자체도 흡수된다. 그리고 식품 고유의 영양소 외에도 발효과정에서 발생하는 효소가 많이 함유돼 있다. 미생물과 효소의 작용으로 소화력을 높이고 흡수를 빠르게 하며 면역력을 길러준다.

면역력을 키우는 발효한약과 발효음식

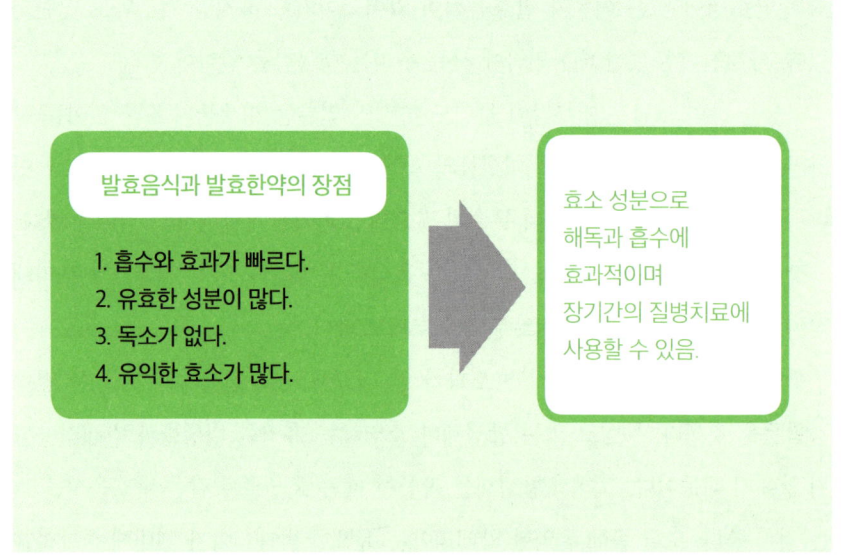

녹차를 하루 한두 잔

녹차는 커피, 코코아와 함께 세계 3대 음료로 세계 각지에서 즐기고 있다. 차는 처음 전래될 때부터 만병통치약으로 알려질 만큼 건강에 이로운 성분이 많다.

차의 기원설은 여러 가지지만 중국 전국시대의 명의, 편작 때부터 시작되었다는 설이 있다. 편작의 아버지도 역시 명의였는데, 아들에게 약방의 비방을 다 전해주지 못하고 일부를 차나무에서 찾으라고 했다는 설이다.

고혈압, 당뇨 등의 성인병 예방에서 다이어트에 이르기까지 녹차의 효능은 일일이 꼽을 수 없을 정도로 다양하지만 중요한 효능 몇 가지만 살펴보자.

콜레스테롤은 혈관이나 건강에 악영향을 주는 물질로, 동맥혈관벽에 부착되어 혈관을 좁혀 혈액의 흐름을 방해하여 고혈압의 원인으로 작용한다. 그뿐만 아니라 혈관 벽에 부착돼 딱딱하게 굳어 동맥경화의 원인이 된다. 이를 방지하기 위해서는 혈중 콜레스테롤이 낮아져야 하는데, 녹차의 떫은맛을 내는 타닌 속의 카테킨 성분이 이러한 작용이 있는 것으로 밝혀졌다. 카테킨은 콜레스테롤 억제뿐만 아니라, 배설을 촉진하며 혈압 상승을 억제하는 작용을 하여 고혈압을 예방하는 데 효과적이라는 사실이 밝혀졌다.

또한 녹차는 해독작용이 강하다. 한약을 복용할 때 녹두나 녹차를 먹지 말라는 것은 녹차와 녹두의 해독작용으로 한약의 성분을 없애버리기 때문이다.

하지만 일반적으로 독성이 있는 음식이나 술을 많이 마실 경우에 녹차를 함께 마시면 숙취가 해소된다. 이는 녹차 중의 카테킨과 비타민C, 아스파라긴산, 알라닌이라는 아미노산 성분이 알코올 분해 효소의 작용을 도와 알코올 분해를 촉진하기 때문이다.

또한 카테킨은 담배의 발암물질을 억제하는 작용을 한다. 일본인의 담배 소비량이 미국인에 비해 월등히 많은데도 폐암에 의한 사망률은 미국인보다 훨씬 낮은 이유가 녹차 소비량과 관계가 있다는 주장이 학계에서 주목받고 있다. 한편 녹차가 환경호르몬과 맹독성 물질인 다이옥신의 배설을 촉진하는 효과를 가지고 있다는 사실이 일본 학자에 의해 밝혀졌다. 또한 최근 연구에 의하면 녹차에 함유된 다당체 성분이 인슐린 합성을 촉진하고, 카테킨 성분은 당질의 소화흡수를 지연하는 작용을 하여 혈당 상승을 억제하는 것으로 밝혀졌다. 이 외에도 녹차는 강력한 살균 효과가 있다. 여름철 부패하기 쉬운 어패류 등의 식품을 냉장고에 보관하기 전에 녹차로 헹구어 두면 훨씬 오랜 시간 신선함을 유지할 수 있으며 음식에 녹차를 함께 마시면 식중독을 예방할 수 있다.

녹차는 방사선치료를 극대화시킨다

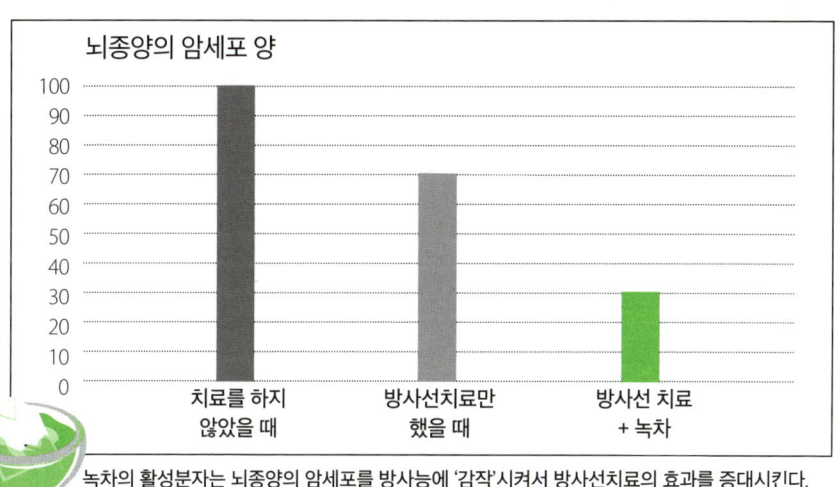

녹차의 활성분자는 뇌종양의 암세포를 방사능에 '감작'시켜서 방사선치료의 효과를 증대시킨다.

녹차에 의한 암의 억제 효과

일본 도쿄 가정학원 전문대학의 구와노 가즈타미 교수는 녹차 추출액이 아니라 찻잎이 든 먹이에 의한 쥐의 발암 억제 효과를 조사했다. 비교를 위해 원래는 동일한 찻잎만을 가지고 했으나 도중에 제조법이 다른 홍차와 우롱차의 찻잎을 준 쥐와도 비교하여 결과를 산출하였다. 일반 먹이만 준 그룹에서는 암 발생률이 50% 이상이나 되었고, 홍차와 우롱차의 경우는 일반 먹이보다는 암 발생이 억제되었으나 녹차에 비하면 역시 높은 암 발생률을 나타내고 있다. 이 실험 결과에 의해 녹차의 카테킨에 특유의 항암작용이 있음이 밝혀졌다.

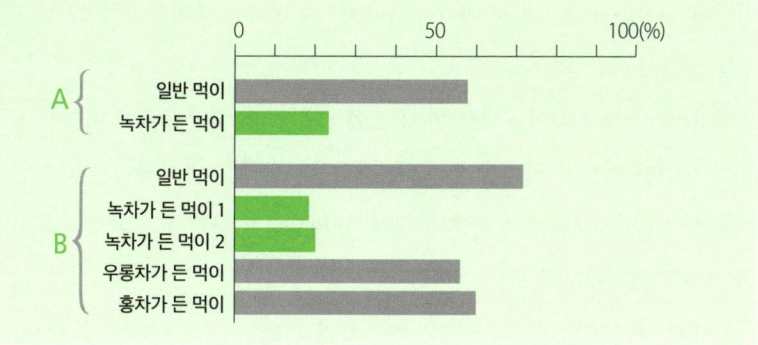

해조류는 암세포를 자연사시킨다

산모가 출산한 후에 바로 미역국을 먹이는데 이를 '첫국밥'이라 한다. 이 때 사용하는 미역은 '해산미역'이라 하여 넓고 긴 것을 고르며 값을 깎지 않고 사오는 풍습이 있다. 미역은 산후에 선약도 되지만 우리 밥상에서 빠지지 않는다. 동의보감에서는 "미역은 성질이 차고 맛이 짜며 독이 없고 몸을 따뜻하게 하며 답답한 것을 없애고 기(氣)가 뭉친 것을 풀어주며 오줌을 잘 나가게 한다"는 기록이 있다.

미역뿐만 아니라 다시마나 톳, 감태, 매생이와 같이 우리가 흔히 먹는 해조류에는 미끌미끌한 물질이 있는데 미끌미끌한 성질을 가지는 것은 다당류 때문이며, 이 물질이 황산기를 함유한 다당류의 일종인 후코이단이다. 해조류에 들어 있는 미끌미끌한 다당류는 거친 바다에서 자랄 때 생기는 상처를 보호하고, 치료하는 기능을 한다.

후코이단은 3대 항암효과를 가지고 있는데, 특히 항암작용과 혈관신생 억제작용이 뛰어난 것으로 나타났다. 암세포의 혈관신생을 막아버림으로써 암세포가 더 이상 성장할 수 없게 만들뿐 아니라, 암세포를 자살로 유도함으로써 암세포들이 스스로 없어지도록 하는 것이다.

앞에서 살펴보았지만 암세포는 헤이플릭 한계가 없이 영원히 죽지 않고 세포분열을 한다. 하지만 후코이단은 암세포의 혈관신생을 막아버림으로써 암세포가 더 이상 성장할 수 없게 만들뿐 아니라, 암세포를 자살로 유도함으로써 암세포들이 스스로 궤멸하도록 유도하는 작용을 한다.

현재까지 후코이단은 암의 아포토시스(자살) 유도작용과 면역력 향상, 혈관신생 억제작용 등이 입증되었으며, 요즘은 다양한 건강식품으로 제조되어 큰 인기를 끌고 있다. 미역, 다시마 등 각각의 갈조류마다 후코이단의 분자구조나 성분이 다르고 효과도 다르다. 아직까지도 전문가들 사이에 연구가 진행되고 있어 밝혀지지 않은 효능이 있을 가능성이 있다.

후코이단을 건강식품으로 섭취하는 것도 좋지만 주위에서 흔히 구해 먹을 수 있는 해조류에 관심을 갖고 고루 먹는 것이 중요하다. 해조류 음식을 고루 섭취한다면 다양한 성분의 후코이단을 손쉽게 접할 수 있다. 아직 밝혀지지 않았지만 우리가 흔히 먹는 음식에도 후코이단보다 뛰어난 함암 성분이 다양하게 포함돼 있을 것이다. 음식을 먹을 때 '반드시 육류는 피해야 하고 채식만 해야 하고, 반드시 꼭 이런 음식은 먹어야만 해'라는 강박관념에서 벗어나야 한다. 음식은 자연식으로 다양하게 섭취하는 것이 가장 좋은 항암식단이다.

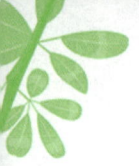

04
식이요법

4장
암에 좋은 식재료

음식과 약의 근원이 같다

전세계 종양학계의 권위자인 빈센트 데비타 교수의 최신판 교재에도 암의 치료나 재발방지에 있어 음식이 하는 역할을 다룬 부분은 없다. 그러나 의사라면 누구나 환자의 치료에 도움이 되는 것이 있다면 반드시 찾아내고 실행해야 한다.

한의학의 고서인 『천금방(千金方)』에서도 "질병이 있으면 먼저 음식으로 치료하고 그래도 낫지 않으면 약을 쓰라"라고 하였을 만큼 음식의 중요성을 강조하였다. 실제로 고려시대와 조선시대에는 궁에 식의(食醫)라는 의사를 두어 환자의 체질과 질병에 맞게 음식을 처방하여 치료하였다. 음식을 단순히 영양공급의 차원으로 보지 않고 치료의 중요한 부분으로 인식한 것이다. 이것이 바로 '음식과 약의 근원이 같다'는 약식동원(藥食同源), 식약동원(食藥同源)의 의미이다.

암에 있어서도 음식의 중요성은 아무리 강조해도 지나치지 않을 만큼 중요하다. 앞서 살펴보았지만 서구화된 식습관은 암 발병률을 높인다. 유방암, 전립선암, 대장암은 선진국, 특히 서구 국가의 질병이다. 아시아 국가인 중국, 한국보다 9배 높고 일본보다는 4배 높은 암이다. 하지만 우리나라도 식생활이 서구화되면서 미국에서처럼 유방암이나 전립선암, 대장암이 증가하고 있다.

암은 신생혈관의 도움 없이 성장할 수 없다. 그래서 제약회사는 신생혈관 생성을 방해하는 의약품 개발에 열을 올리고 있다. 그런데 신생혈관을 억제하는 효과가 있는 성분이 녹차에 들어 있다. 하루에 마시는 두세 잔의 녹차가 신생혈관을 억제하는 의약품과 동일한 효과를 갖고 있는 것이다.

암의 권위자인 벨리보 박사는 이에 영감을 받아, 암치료는 음식에서 답을 찾아야 한다고 보았다. 암 발병률과 치료율의 차이가 먹는 음식의 차이에 따른다는 것이다. 인간의 몸은 그가 섭취하는 음식에 의해 유지된다. 그래서 암치료에 있어 음식은 가장 중요하다. 하지만 병원에서는 음식에 대해 그리 중요하게 생각하지 않고 그저 방사선요법이나 항암치료, 수술요법만이 암치료의 전부라고 여긴다. 제약회사 입장에서도 음식 연구에 돈을 투자할 필요가 없다. 특허를 낼 수도 없고 투자비용을 거둘 수 있는 상업화가 불가능하기 때문이다.

의료계의 풍토상, 의사들은 음식을 통해 암을 치료한다는 접근방식에 대해 회의적이다. 음식을 영양학적인 관점에서 보고 "항암치료를 할 때는 체력이 중요하니 무조건 잘 먹어야 합니다"라고 강조하면서 고기 종류든 뭐든 잘만 먹으면 된다는 식이다. 그리고는 더 그럴듯해 보이는 약물치료나 방사선치료 없이는 아무것도 이룰 수 없다는 결론을 미리 도출해버리고 만다.

그간 시행되어온 암치료방식을 일시에 바꾸기란 사실상 어렵다. 의학은 검증된 결과를 중시하며 확인된 치료법만을 시술하기 때문에 보편화되지 않은 방식이 도입되기 어렵다. 설령 그러한 방식을 듣더라도 의사들은 흔히 '그것이 진짜일 리가 있나? 어쩌다 드물게 나타나는 기적이거나 플라시보효과일 거야. 아니면 내가 모를 리 없지'라고 여기기 일쑤다. 의사나 제약업계는 환자들에게 스스로의 몸을 돌보는 것의 중요성을 충분히 설명하거나 지도하지 않고 약물이나 방사선치료라는 명시적인 해법만을 제시한다.

그러나 의사들이 아는 것은 암에 대한 물리적 사실 뿐이다. 환자 또한 인간이 아닌 육체로서 여기곤 한다. 하지만 암을 비롯한 모든 질병의 치료는 육체적인 문제가 아닌 인간적인 문제, 즉 정신과 감정을 지닌 사람의 문제에서 출발해야 한다. 결국 암치료는 외부의 치료보다는 환자 스스로 암을 이겨낼 수 있는 힘을 키워 치료해야 하는 것이다. 그리고 그 힘을 키우는 데 빼놓아서는 안 되는 것이 바로 음식이다.

제4장에서는 암치료 과정에서 음식을 어떻게 먹어야 하며 어떤 음식이 항암효과가 있고 건강에 유익한지에 대해 알아보고자 한다. 이어지는 글은 KBC 광주방송 〈생방송 KBC 투데이〉, '음식이 보약이다' 코너에 출현할 당시 다뤘던 내용을 정리한 것이다.

스태미나의 제왕 마늘

한방에서 마늘은 대산(大蒜)이라 한다. 『본초강목』에 따르면, 마늘은 독이 있으나 옹을 다스리므로 지금의 암이나 종양과 같은 질환에 민간약으로 사용하여 왔다. 또한 각종 피부질환을 치료하고 비위의 회복을 도와 구토와 설사를 멎게 할 뿐 아니라, 음식이 적체된 증상, 복부 냉증과 통증, 부종이나 설사, 이질, 학질 등을 치료한다. 마늘은 그 성질이 따뜻하여 체열을 조정하고 신진대사를 촉진하는 양성식품으로서, 항상 추위를 타고 냉한 체질이면서 지구력이 떨어지기 쉬운 소음인과 궁합이 잘 맞는다.

마늘의 지독한 냄새는 알리신 때문인데 바로 이 성분이 스태미나 증진의 열쇠라 밝혀졌다. 알리신은 강력한 살균작용과 지방을 녹여 피를 맑게 해주는 효과가 있고, 혈액순환을 촉진시켜 인체를 따뜻하게 해주고 비타민 B1의 흡수를 도와 몸이 쉽게 지치거나 피로할 때 좋은 효과를 얻을 수 있다. 인체의 신경계에 작용하여 스트레스 해소와 불면증 개선에도 효과가 있고 위 점막을 자극하여 육식의 소화를 돕는다.

마늘은 생으로 먹어도 좋지만 자극적인 맛이 부담스럽다면 기름에 살짝 볶아 먹거나 꿀에 2~3개월 재어 먹거나 장아찌, 쨈 또는 발효시킨 흑마늘로 먹는다면 영양분의 손실 없이 효과를 볼 수 있다.

양파와 마늘은 항암·항균작용을 하고 동맥경화 예방에 효과가 있는 유황화합물이 함유되어 있어 지나치게 가열하면 안 된다.

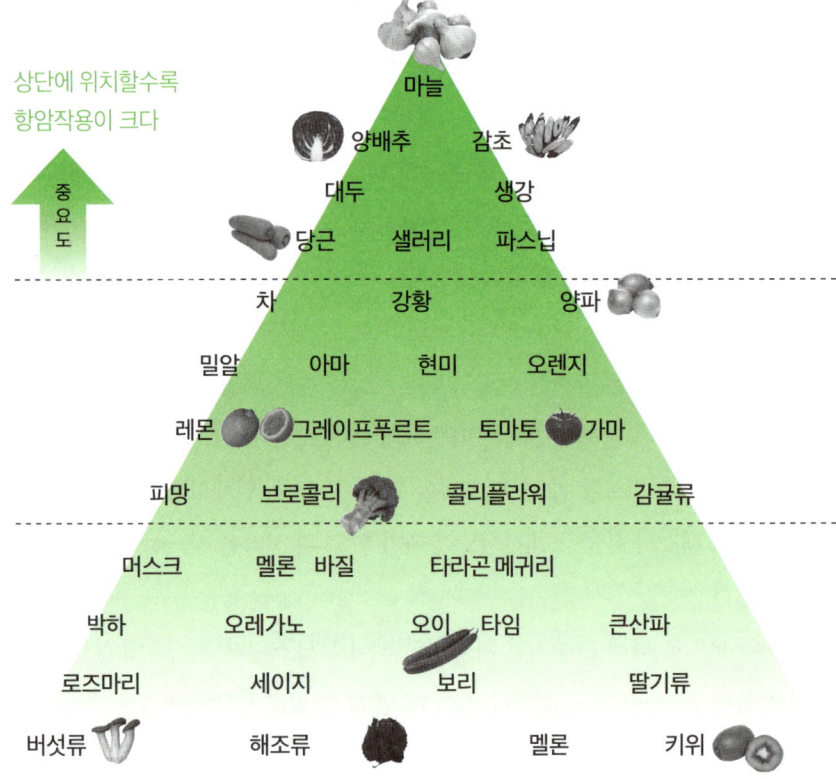

항암효과가 기대되는 식품

장수마을에는 콩이 있다

콩은 그 성질이 평하고 따뜻하다. 하지만 조리법에 따라 작용하는 범위와 효과가 다르게 나타난다. 콩을 달여서 먹거나 두부로 만들어 먹으면 차가운 성질로 변해 몸에 열이 있거나 가슴이 답답할 때 효과가 있고 약독을 풀어주는 작용을 하며, 볶아서 먹을 경우 성질이 따뜻해져 몸을 따뜻하게 한다.

한방에서 콩은 기혈을 돌려주고 수분대사를 도우며 풍을 예방할 뿐만 아니라 몸 안의 독소를 해소한다고 알려져 있다. 동의보감에서도 선천적 기운을 보강하는 가장 좋은 약재의 하나로 소개하고 있으며 소화장애나 중풍, 심장질환에 큰 효과가 있다.

약으로 쓰는 경우에는 속이 퍼렇고 크기가 작은 검정콩을 쓰는데, 쥐의 눈과 비슷하다 하여 쥐눈이콩이나 서목태로 더 잘 알려져 있다. 특히 콩은 해독작용이 강하여 중독증에 감초와 함께 끓여 먹었는데, 술국에 콩나물해장국이 빠지지 않는 것은 바로 콩의 해독작용 때문이다. 해독작용이 뛰어나면서도 간에 무리를 주지 않아 지방간이나 간경화 예방에도 매우 좋은 식품이다. 또한, 콩에는 암의 진행을 막아주는 이소플라본 성분인 제니스테인, 다이드제인, 글리시테인 등이 있는데 식물성 에스트로겐이라고도 한다. 폐경기에 사용되는 이소플라본은 발암물질이라 하여 일부 유방암 전문의는 콩을 주원료로 한 음식 섭취를 말리지만 요즘엔 오히려 적당량의 섭취를 권장하고 있다.

한방에서 검정색과 씨앗 종류는 신장과 뼈를 보강하며 머리를 검게 하고 나게 한다. 검정깨나 검은콩, 숙지황, 하수오 등과 함께 환으로 복용하는 것도 좋은 방법이다. 100세 이상의 장수촌들 중 콩과 마늘의 주산지가 많다는 사실은 콩의 효능을 역설적으로 증명하는 것이다.

면역체계를 자극하는 **버섯**

버섯은 표고버섯, 무이버섯(잎새버섯), 구름버섯, 팽이버섯 등 헤아릴 수 없이 종류가 다양하지만 종류에 상관없이 식이섬유가 다량 함유돼 있으며 칼로리가 낮아 비만인 사람도 부담이 없는 음식이다. 버섯에 들어 있는 식이섬유는 불용성 식이섬유로, 소화관에 들어가면 부피가 늘어나 수분을 흡수하고 늘어난 부피는 대장을 자극하여 배변을 촉진하고 내부 노폐물을 흡착하여 독소를 제거한다.

일본 요리에 흔히 들어 있는 렌티난과 여러 다당류는 면역체계를 자극하는데, 이 성분은 버섯을 즐겨 먹는 사람이 전혀 먹지 않는 사람보다 두 배나 높다.

백혈구와 종양세포에 버섯 추출물을 먹이고 그 수의 변화를 실험한 일본 규수대학 연구에 따르면, 대장암 환자가 화학치료를 받음과 동시에 버섯 처방을 병행할 시 생존기간이 늘어난다는 연구 결과가 나왔다.

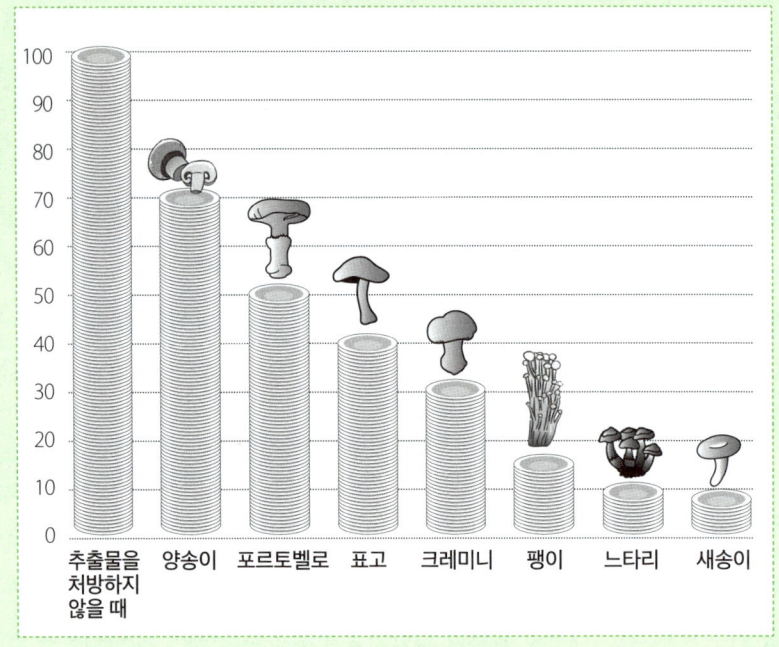

유방암 세포(MDA-231 세포라인)의 증식을 막는 여러 가지 버섯

주요 식이섬유와 함유식품

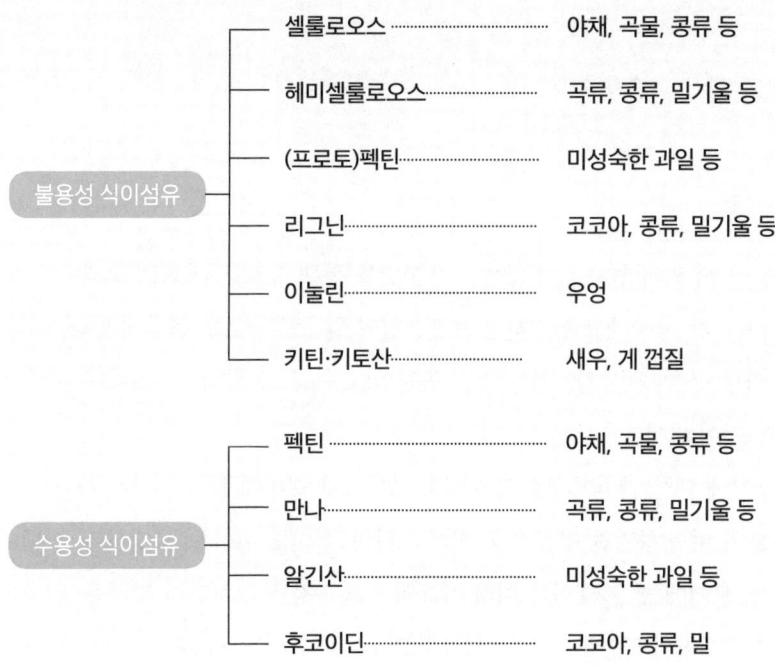

암 예방 효과 = 배변량을 늘리고 장내의 유익한 균을 증식시켜 변통을 좋게 하기 때문에 발암물질과 장관벽과의 접촉 시간을 단축시켜 암을 예방한다.

살아있는 **쌀 현미**

우리의 몸은 끊임없는 세포분열을 통해 새로운 세포로 교체된다. 인체를 형성하고 유지하는 세포분열의 원동력은 모두 음식에 있다. 음식 중에 가장 큰 비중을 차지하는 것이 곡물이며, 곡물 중에서도 우리에게 가장 주가 되는 것이 쌀이다.

건강에 대한 관심이 높아짐에 따라 백미보다 현미에 관심을 갖는 사람들이 많아졌다. 벼의 왕겨만 벗긴 쌀을 현미라 하며, 현미를 여러 번 도정한 쌀을 백미라 한다. 보기에 좋은 백미는 여러 차례의 도정과정을 거치면서 쌀겨와 쌀의 눈에 포함된 95%의 영양분이 모두 사라지고 5% 정도의 영양분(지방, 단백질, 탄수화물)만 남게 된다. 한자로 표현된 것을 보면 백미(白米)를 일컬어 찌꺼미[粕]라 하였고, 쌀겨(糠)를 일컬어 건강한 쌀이라 하였는데 우리 선조들은 이미 현미의 효능을 알고 있었던 것이다.

한방에 따르면 쌀은 위장의 기운을 편하게 하고 속을 따뜻하게 한다. 영양학자들은 쌀에 탄수화물과 단백질, 미네랄, 비타민 등의 영양소가 고루 들어 있다고 말한다. 현미의 씨눈에는 중금속을 해독시키는 피트산(phytic acid)이 백미의 6배나 들어있으며 풍부한 단백질, 지방, 탄수화물 외에 섬유질과 비타민 B1, B2, B3, B6, B15, B17, 비타민 E, 비타민 C, 판토테인산, 콜린, 칼슘, 칼륨, 나트륨, 리놀산 등의 비타민과 미네랄이 풍부하며 암 인자를 억제하는 킬레이트가 들어있는 종합영양제이다. 의학적으로 볼 때도 현미의 배아에는 암을 예방하는 항암물질인 베타시스테롤이 다량 함유되어 있다.

반면에 백미, 감자, 밀가루 음식을 섭취하면 바로 당분 형태로 흡수돼 인슐린 분비를 촉진시킨다. 현미에 포함된 풍부한 섬유질은 수분 함량을 높여 변비를 예방하고, 인슐린 분비를 늦춰 당뇨병의 예방과 치료에 도움이 된다.

또한 현미는 알칼리성 식품으로 대사 후 즉시 배설되지만 백미는 산성식품으로 대사가 원활하지 않아 제때 몸 밖으로 배설되지 못한다. 미국 아이오아 주립대학 생리학 교수 아이뷔이 박사의 연구에 의하면 암세포를 약알카리성 혈액 안에 두면 3~6시간 이내에 완전히 용해되지만 산성 혈액에서는 1/3밖에 용해되지 않는다고 한다.

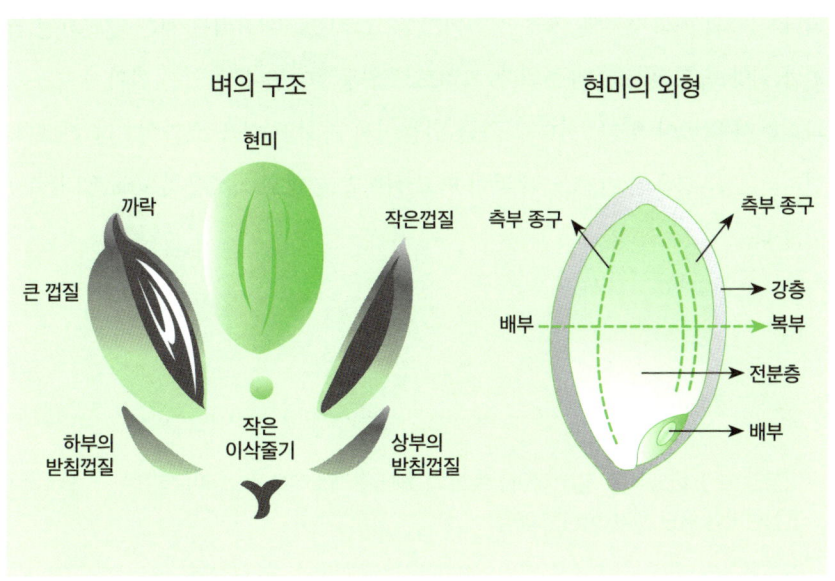

쥐에게 백미와 현미를 동시에 주면 현미부터 먼저 먹는다. 짐승들도 현미가 좋다는 것을 본능적으로 느끼고 있는 것이다.

모든 곡물은 각각 그 성질이 달라서 체질에 따라 어떤 식품은 도움이 되고, 어떤 식품은 오히려 해롭게 작용하기도 한다. 하지만 현미와 함께 잡곡을 다섯 가지 이상 섞어서 밥을 지어 먹으면 해로운 성분들은 중화되고 이로운 성분은 상승 작용을 하게 된다. 아무리 좋은 곡물이라도 어느 한 가지만 섭취하는 것보다는 여러 곡류를 고루 섭취하는 것이 바람직하다. 현미가 아무리 좋아도 소화하는 데 무리가 없어야 하며 반드시 무농약 유기농 쌀이어야 한다.

이렇게 현미는 영양이 많아 몸에 좋은 것이 분명하지만 단점도 있다. 현미식은 거칠고 푸석푸석하여 씹기 힘들며 소화장애가 일어나기 쉽다는 점이다. 거친 것은 자신을 보호하기 위해 외피를 갑옷처럼 각질화하였기 때문이며, 소화장애가 일어나는 것은 배아에 있는 피트산이란 물질 때문이다. 피트산은 쌀이 변질되는 것을 방지하기 위한 물질이다. 이 피트산은 식물 종자에는 모두 존재한다. 참외나 수박의 씨까지 먹을 경우 소화되지 않고 그대로 배설되는 것은 각질화된 외피와 씨앗 속의 피트산 때문이다. 그러므로 위장장애를 겪고 있는 환자의 경우는 과식하지 말아야 한다. 현미로 차를 만들어서 마시면 더욱 효과적이라 하겠다. 현미식을 할 경우엔 반찬을 더 많이 먹고 현미밥은 평소 식사량의 80%만 먹는 것이 좋다.

tip 현미의 효능

대장암 예방, 이뇨작용, 복부 다이어트 효과, 체내 콜레스테롤 감소, 피로회복, 만성변비나 숙변 제거, 성인병 예방

정열과 사랑의 붉은색, 붉은 고추

한방에서 '번초'라 불리는 고추는 몸을 따뜻하게 하고 소화기능과 혈액순환을 도우며, 몸 안의 노폐물인 습과 담을 삭히고 어혈을 풀어주는 작용이 뛰어나다. 대사기능 저하에서 비롯한 순환장애나 비만의 적절한 예방과 치료에도 도움을 줄 수 있다.

한방에서 붉은색은 심장의 기운을 돋우고 감정을 상승하게 하며 우리 몸 안에서 일종의 유해산소를 제거하는 청정제 역할을 한다.

빨간 색소 성분인 '폴리페놀'은 암 유발물질을 제거할 뿐만 아니라 동맥경화나 심장질환 예방에도 도움이 된다. 사랑의 에너지까지 전해준다는 붉은색 과일에 들어있는 건강의 힘은 바로 붉은 색소와 매운맛 때문이다. 놀랍게도 고추에는 비타민 C가 사과의 20배, 귤의 2~3배 많이 함유돼 있으며, 특히 베타카로틴은 천연 항산화제로 비타민 A의 영양공급원 역할을 한다. 고추의 매운맛 성분인 캡사이신은 쉽게 산화하지 않고 다른 채소에 비해 조리과정 중 유효한 성분의 손실이 덜해서 양념채소로서 훌륭한 조건을 갖추었다. 하지만 과식하면 신장에 무리를 주어 오줌을 눌 때 부담되며, 위를 자극하여 속이 쓰리거나 변비가 발생할 수 있고, 열이 많거나 심장이 약한 경우 심박수가 증가하거나 심혈관질환에 좋지 않은 영향을 미칠 수 있으므로 지나치게 많이 먹는 것은 삼가야 한다.

폴리페놀의 종류와 그 작용

안토시아닌	아이소플라본	카카오마스폴리페놀
적포도주, 가지, 블루베리 : 간기능과 기억력을 향상	콩 : 여성호르몬의 밸런스 조절	코코아, 초콜릿 : 피로회복, 스트레스 억제

카테킨	루틴	퀘르세틴
녹차 : 살균효과, 비만예방	메밀국수 : 모세혈관 강화, 혈압을 낮츠며 기억력을 향상시킴	양파, 사과 : 관상동백경화의 예방

탈모와 흰머리의 마술사 검은깨

검은 참깨의 다른 이름은 흑지마로, 『본초강목』에서는 그 맛이 달고 성질은 평범하여 정혈을 보하고 장을 부드럽게 한다고 하였다.

검은 빛깔의 음식과 씨앗 종류는 신장과 뼈를 보강하여 머리를 검게 하며 탈모와 어지럼증에 좋다. 꿀이나 대추를 넣어 환으로 복용하거나 죽을 쑤어 먹으면 오장을 보하고 기력을 보강한다. 오래 먹으면 심장을 강화하고 위장을 튼튼하게 한다. 참깨의 성분은 지방유가 60%를 차지하는데 그중 리놀산은 비타민 F라고도 하여 건강에 없어서는 안 될 성분이다. 리놀산이 부족하면 탈모, 혈뇨, 피부염 등을 일으키기 쉽다. 참기름은 성질이 차고 맛은 달며 향기롭고 독이 없다. 날것으로 기름을 짜면 성질이 차고 찐 것으로 기름을 짜면 성질이 따뜻하여 크게 보할 수 있다. 시중의 참기름은 볶아서 짠 것이므로 쪄서 짠 기름만큼은 못하지만 향이 더욱 고소하다. 참기름 성분의 대부분은 불포화지방산이어서 혈중 콜레스테롤 수치를 낮추어 심혈관질환의 예방에 효과가 있으며 노화를 방지하는 비타민으로 알려진 비타민 E가 있어 피부를 윤기 있게 하고 노화를 방지한다. 참깨를 내복할 경우 하루 12~20g을 물로 달여 먹거나 환을 짓거나 가루 내어 복용하고, 외용 시 달인 물로 씻거나 짓찧어 붙이는데, 비장이 약하여 평소 설사하는 사람은 많이 먹는 것을 조심한다.

붉은 과일, 암을 막는다!

최근 미시간대학의 연구에 따르면 체리 속에 들어 있는 붉은 색소인 안토시아닌이 아스피린보다 10배 높은 소염작용이 있다는 연구 결과가 나왔다. 관절염 환자들이 꾸준히 체리 주스를 마시면 관절염에 효과가 있으며, 진통제 부작용이 있는 관절염 환자에게 진통제 대신 체리 주스를 권하기도 한다.

붉은색 과일에는 안토시아닌이 함유돼 있으며, 붉은색 과일과 야채에는 항산화 효능이 우수한 리코펜, 폴리페놀 등이 다량 함유돼 있어 외부 자극으로부터 피부를 보호하고 탄력 있게 만들어준다.

한의학에서 붉은색은 불의 기운(태양)이다. 오장육부로는 심장과 소장 그리고 혈액이 이에 해당한다. 암세포는 열에 약하다고 앞에서 언급한 바 있는데 심장과 소장은 한방에서 화장부(火臟腑)다. 심장암과 소장암이 드문 것이 이 때문이라고 한다면 논리적인 비약일지도 모르지만 불의 기운 앞에 암이 나약한 것만은 분명하다.

과일의 붉은색 성분은 우리 몸속에서 유해산소를 제거하는 청소부로 불린다. 예컨대 토마토의 붉은색은 리코펜 성분으로, 뛰어난 항산화력으로 암을 예방하는 탁월한 효능을 보인다. 하버드 의대 지오바누치 박사는 4만 8000명의 남성을 조사한 결과 일주일에 토마토를 10회 이상 먹은 남성은 전립선암의 발병률이

35%나 줄었다고 발표했다. 딸기와 체리와 같은 붉은 과일 껍질에 들어 있는 안토시아닌 역시 강력한 항산화물질로 시력과 당뇨병에 도움을 주고 혈액순환을 도와준다. 미국인들은 스테이크를 체리와 함께 먹는데 그 이유는 고기를 구울 때 발암물질을 90% 감소시켜주기 때문이다.

이외에도 복분자의 붉은 색소는 성기능 개선효과가 있다. 복분자는 수컷 쥐의 테스토스테론(남성호르몬)을 16배, 암컷 쥐의 에스트로겐(여성호르몬)을 5배 증가시키며 정자의 활동성과 배란기의 황체호르몬에도 영향을 준다는 것을 전남대와 원광대 연구팀이 밝혀냈다. 사과의 붉은 껍질 성분인 캠페롤과 케르세틴에는 암세포로 이어지는 영양공급을 차단하는 효과가 있음이 밝혀졌다.

붉은 고추에서 살펴보았듯이 붉은 색소 성분인 폴리페놀은 암 유발물질을 제거할 뿐만 아니라 동맥경화나 심장질환 예방에도 도움이 되며 사랑의 에너지까지 전해준다.

항산화물질이 함유되어 있는 식품

유황 화합물	β-카로틴	비타민 C
양배추, 마늘, 순무, 양파, 큰 산파 등	당근, 시금치, 부추, 호박 파슬리 등	키위, 딸기, 레몬, 파슬리, 귤 등

비타민 E	폴리페놀류	리코펜
장어, 참기름, 아몬드, 옥수수 기름, 올리브 등	적포도주, 참깨, 초콜릿, 녹차, 생강 등	토마토, 수박 등

글리벡 효과를 내는 **천연 향신료**

글리벡은 효과적인 치료제로, 소아암 환자에게 많이 쓰인다. 글리벡은 암세포를 공격하는 다른 항암제와 달리 암의 성장을 유발하는 세포의 메커니즘을 차단하여 종양을 치료하지만 약값이 너무 비싸다. 글리벡이 건강보험에 적용되기 시작한 것도 얼마 되지 않았지만, 적용되는 질환도 한정적이다. 글리벡 치료 효과가 검증된 8개의 질환 중 3개 질환은 보험이 적용되어 환자가 약값의 10%만 부담하면 되지만, 나머지 질환의 경우는 전액 환자가 부담해야 한다. 백혈병 환자들의 5년 생존율을 90% 이상 끌어올린 글리벡은 약값이 캡슐당 2만원 정도로, 보통 하루 4~8캡슐을 복용하는 환자들의 한 달 약값이 최소 280만원에서 최대 560만원에 이른다. 그런데 글리벡과 유사한 작용을 하는 성분이 로즈메리에 함유돼 있음이 밝혀졌다. 로즈메리에 들어 있는 페르텐계 카르노솔은 종양세포가 주위 조직으로 침범하지 못하게 막는 역할을 한다.

벨리보 박사의 연구에 따르면, 노란색 과일이나 채소에 들어 있는 아피게닌이 암의 신생혈관을 막는 역할을 한다. 아피게닌은 파슬리와 샐러리에 다량 함유되어 있으며 이와 유사한 작용을 하는 것이 박하, 타임, 마조람, 오레가노, 바질, 로즈메리로 테르펜계의 정유를 다량 함유하고 있다.

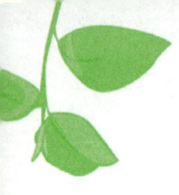

Special page

암 극복 프로젝트

제1편

사랑은 나를 치유하고, 우리를 행복하게 한다

나는 종교인이 아니다. 다만 암과 투병 중인 환우들과 함께 살아가며 그들의 아픔과 희망을 나누는 한 사람일 뿐이다. 의료인으로서 그리고 인생의 동반자로서 나는 오랜 시간 그분들의 삶을 곁에서 지켜봐 왔다. 그 과정에서 참으로 놀라운 장면들을 많이 목격했다. 암을 이겨보려거나 혹은 단 하루라도 더 살아보려 기도하는 환우들의 모습은 때로 어떤 종교인보다도 더 간절하고 절실해 보였다. 기도의 깊이와 믿음의 순도는 목사님이나 스님 그 어떤 종교 지도자보다도 깊고 순수해 보였다. 이토록 뜨겁게 기도하는 이들이라면 기도만으로 병이 낫는다면 누구보다 먼저 회복되어야 하지 않을까? 하지만 현실은 꼭 그렇지만은 않았다.

기도하지 않고 종교도 없지만 암이 점점 호전되는 분들도 있었다. 그들의 공통점은 놀랍도록 단순했다. 바로 얼굴이 밝다는 것 그리고 삶을 '행복하게' 살고 있다는 점이다. 이분들은 본인도 암환자임에도 불구하고 오히려 더 힘든 이들을 위해 봉사하고 사랑을 나눴다. 그리고는 "왠지 모르게 하루 종일 기분이 좋았어요" "속이 맑아지는 느낌이에요"라고 말하곤 했다. 그 행복은 억지로 만든 것이 아니라 사랑을 나누는 순간 자연스럽게 피어난 감정이었다.

반면, 암이 초기였음에도 불과 몇 개월 만에 재발하거나 병이 급속히 악화되는 경우도 있었다. 그런 분들의 마음속엔 불안, 부정, 불평이 자리하고 있었다. 생명을 위협받는 상황에서 누구나 힘들 수는 있지만 그런 감정들이 계속 이어지는 것은 몸에도 결코 도움이 되지 않는다. 그래서 나는 묻고 싶다. 지금 당신은 행복한가? 언제 죽을지 모르는 암환자도 느끼는 행복을 건강한 당신은 지금 얼마나 자주 느끼고 있는가?

지금까지의 삶을 돌아보며 가장 행복했던 순간은 언제였는지 한번 떠올려보자. 사랑하는 사람과 결혼했을 때였을까? 자녀가 태어났을 때? 대학에 합격하거나 승진했거나 사업이 성공했을 때일 수도 있겠다. 분명 그런 순간들이 있었을 것이다. 하지만 돌이켜보면 그 행복의 순간들은 대부분 아주 짧았다. 기쁨이 지나간 자리에 다시금 삶의 무게가 밀려왔고 현실은 늘 그 행복을 오래도록 붙잡아 두지 않았다.

그럼에도 사람들은 공통적으로 말한다. "가장 행복했던 시간은 사랑할 때였다"고. 사랑받을 때도 물론 행복하지만 진짜 큰 행복은 '사랑할 때' 찾아온다. 부모가 된 분들에게 물어보면 하나같이 "아이를 사랑할 때가 가장 행복했다"고 대답한다. 이렇게 주관적인 질문에 거의 모두가 같은 대답을 하는 경우는 많지 않다. 이는 사랑이 주는 기쁨이 그만큼 진리와 가깝다는 것을 말해준다.

결론은 분명하다. 행복은 사랑을 줄 때 생긴다. 그리고 사랑은 돈이나 명예처럼 무언가를 지불해야만 얻을 수 있는 것이 아니다. 사랑은 마음만 먹으면 누구나 당장 시작할 수 있는 것이다. 비어 있는 마음속에서도 사랑은 저절로 피어날 수 있다. 그래서 나는 이렇게 말하고 싶다. 사랑을 주는 것이 곧 사랑을 받는 것이며 그것이 결국 행복으로 이어지는 길이라고.

　사랑은 참으로 위대한 힘을 지니고 있다. 어미 닭이 삵괭이를 이길 수 있는 것도 그 사랑의 힘 때문이다. 사랑은 암도 치유할 수 있는 힘을 지녔고 불행을 행복으로 바꾸는 마법 같은 능력도 갖고 있다. 지금 이 순간에도 나는 환우들과 함께 '사랑으로 행복 만들기'라는 작은 실천을 이어가고 있다. 이 글을 읽는 당신도 우리와 함께 그 실천에 동참해보지 않겠는가? 지금 사랑을 주는 그 순간부터 당신 마음속에는 진짜 행복이 피어나기 시작할 것이다.

제2편

암을 치료하려면, 기본으로 돌아가라

우리는 지금 암환자 220만 명 시대에 살고 있다. 이를 4인 가족 기준으로 환산하면 약 800만 명이 암으로 인해 직접적 또는 간접적으로 고통받고 있는 셈이다. 이제 암은 '남의 일'이 아니라 우리 가족, 이웃 그리고 나 자신의 문제로 다가오고 있다.

얼마 전 암이 재발해 입원한 한 환자와 상담을 나눈 적이 있다. 그분은 깊은 억울함과 원망을 담아 이렇게 말했다. "병원에서 하라는 대로 다 했습니다. 수술도 하고 방사선 치료도 받고 항암 치료도 받았는데… 왜 다시 암이 생긴 걸까요?" 많은 암 환우들이 이런 질문을 한다. 그렇다면 과연 재발의 이유는 무엇일까? 핵심은 간단하다. 암이 발생한 '원인'을 해결하지 못했기 때문이다. 사실 암의 원인은 너무나도 다양하다. 유전적 소인, 발암물질 노출, 잘못된 식생활, 만성 스트레스, 음주, 흡연 등 셀 수 없이 많다. 그러나 암이 실제로 발생하게 되는 과정(기전)은 단 두 가지뿐이다. 면역력이 저하되어 암세포를 제거하지 못하거나 암세포가 과도하게 생성되어 면역력이 감당하지 못할 때다. 이 두 가지 중 하나 혹은 둘 다가 동시에 작용하면서 암은 생겨난다.

좀 더 쉽게 설명하자면 암세포는 우리 몸에 매일 생긴다. 그러나 건강한 사람은 자신의 면역력이 이 암세포들을 알아채고 제거해낸다. 문제는 면역력의 상태다. 이 상황을 '청소와 쓰레기'에 비유하면 이렇다.

면역력은 = 청소하는 아주머니의 능력
암세포 = 버려지는 쓰레기

청소하는 사람이 아프거나 힘이 없으면 쓰레기가 넘쳐날 것이다. 반대로 아무리 열심히 청소해도 쓰레기가 산더미처럼 쏟아지면 감당이 안 된다. 암도 마찬가지다. 면역력이 약하거나 암세포를 과도하게 만들어내는 생활 습관이 반복되면 결국 우리 몸은 감당하지 못하게 되고 암은 생기고 재발하게 된다. 그래서 우리는 두 가지 방향에서 접근해야 한다. 하나는 암세포를 제거하는 힘, 즉 면역력을 키우는 것이고 다른 하나는 암세포가 생기지 않도록 생활 습관과 환경을 바꾸는 것이다. 말하자면 '암세포가 싫어하는 생활'을 하고 '면역세포가 좋아하는 생활'을 실천하는 것이 치료와 예방의 기본이 된다.

그렇다면 이 기본은 구체적으로 무엇일까? 암은 어느 날 갑자기 생긴 병이 아니다. 수년간 아니 수십 년에 걸쳐 쌓여온 잘못된 생활 습관의 결과일 수 있다. 따라서 올바른 생활 습관으로 되돌아가는 것이야말로 가장 근본적인 치료법이 된다. 그렇다면 기본으로 돌아가기 위한 구체적인 실천은 무엇일까?

1. 산소와 음이온이 풍부한 자연과 함께하라

암세포는 산소를 싫어하고 건강한 세포는 산소를 좋아한다. 숲길을 걷고 맑은 공기를 마시는 것만으로도 몸의 자연 치유력은 높아진다. 산책이나 숲 명상은 단순한 여가활동이 아니라 면역세포에 활력을 주는 중요한 치료법이다.

2. 좋은 물을 충분히 마셔라

대부분의 현대인, 특히 성인병 환자들은 물을 충분히 마시지 않는다. 몸에 쌓인 노폐물이 배출되지 않고 혈액이 탁해지면서 면역력이 떨어진다. 하루 1.5리터 이상의 깨끗한 물을 마시는 것은 건강을 위한 기본 중의 기본이다.

3. 미네랄이 풍부한 '좋은 소금'을 섭취하라

우리가 먹는 음식은 과거에 비해 미네랄이 매우 부족하다. 20년 전 당근 한 개에 들어 있던 미네랄을 얻기 위해선 이제는 열 개를 먹어야 할 정도다. 우리 몸에 꼭 필요한 미네랄을 보충하기 위해 자연 그대로의 천일염, 그중에서도 구운 소금(죽염)이 큰 역할을 한다. 최근 연구에 따르면 지나치게 싱겁게 먹는 것도 건강에 해롭다는 결과가 있다. 세브란스 병원 연구팀은 짠맛과 수명 사이에 명확한 상관관계가 없으며, 오히려 너무 싱겁게 먹는 일부 아프리카 원주민의 수명이 짧다는 점도 밝혀냈다.

4. 자연식, 절식, 당분 제한 식사

가공되지 않은 자연식 위주의 식사를 하는 것이 좋다. 과식을 피하고 특히 설탕이나 정제 탄수화물은 암세포가 가장 좋아하는 에너지원이다. 탄수화물 중독은 암의 가장 친한 친구다. 식사의 양과 질을 동시에 관리하는 것이 중요하다.

5. 햇빛 아래에서 운동하라

햇빛은 단순히 비타민 D를 합성하는 데 그치지 않는다. 적당한 일광욕은 면역계 전반의 기능을 향상시킨다. 또한 걷기나 가벼운 운동은 포도당을 건강한 세포가 쓰게 만들어 암세포의 먹거리를 차단하는 데 도움이 된다. '걸으면 살고, 누우면 죽는다'는 말은 단순한 격언이 아니라 과학이다. 운동은 암 치료의 핵심이다.

그래서 누가 암을 치료하는가?

가장 중요한 질문이다. 암은 누가 치료하는가? 많은 사람들은 "의사"라고 생각하지만 진짜 치료자는 다름 아닌 자기 자신이다. 의사는 수술을 해주고 약을 처방해줄 수는 있지만 생활 습관을 바꾸고 마음을 다잡아 몸을 회복시키는 힘은 오롯이 환자 본인에게 달려 있다.

허리디스크도 마찬가지다. 수술로 통증을 줄일 수는 있어도, 잘못된 자세를 고치지 않으면 다시 통증은 찾아온다. 암 역시 마찬가지다. 암을 만든 환경과 습관을 바꾸지 않는다면 암은 언제든 다시 돌아올 수 있다.

한의학은 '사람'을, 양의학은 '질환'을 본다

양의학은 같은 질환이면 같은 치료법을 사용한다. 하지만 한의학은 병의 뿌리와 개인의 체질, 생활 전반을 함께 살핀다. 그래서 같은 병도 치료법이 다를 수 있고 다른 병도 같은 치료법을 쓸 수 있다. 이것이 바로 동병이치(同病異治), 이병동치(異病同治)라는 원리다.

건강한 삶은 기본에서 시작된다

많은 사람들이 건강을 위해 특별한 음식이나 고가의 건강기능식품, 새로운 치료법을 찾는다. 그러나 정말 중요한 것은 '기본'이다. 건강은 특별함에서 오지 않는다. 기본을 지키는 삶에서 비롯된다.

잘 쉬고,
잘 먹고,
잘 움직이며,
잘 웃고,

잘 사랑하는 삶.

이런 삶이야말로 암을 예방하고, 치유하며, 우리를 건강하게 만들어주는 진정한 길이다.

제3편

암세포는 산소를 싫어한다
- 암을 이기려면 자연으로 돌아가야 한다

이태원 참사를 계기로 '안전불감증'에 대한 사회적 경각심이 높아졌고 동시에 심폐소생술에 대한 관심도 함께 커졌다. 사람의 심장이 멈췄을 때 우리는 보통 '죽었다'고 말하지만 그 심장이 다시 뛰기 시작하면 생명이 되살아나기도 한다. 그래서 심장이 멈춘 뒤 다시 뛰기까지의 시간을 우리는 '골든타임'이라고 부른다.

그렇다면 이 골든타임은 모든 사람에게 동일할까? 결론부터 말하자면, 그렇지 않다. 사람마다 폐활량과 신체 상태에 따라 골든타임은 달라질 수 있다. 예를 들어, 제주도 해녀들은 한 번 숨을 들이마신 뒤 바닷속에서 30분 가까이도 작업을 한다. 반면 어떤 사람은 30초도 채 버티지 못한다. 숨을 참고 견딜 수 있는 시간은 곧 폐활량, 더 나아가 산소를 활용하는 능력과 관련이 있다.

산소는 생명의 본질이다

사람은 음식 없이도 물만 있으면 한 달을 살 수 있다. 하지만 공기, 즉 산소가 없으면 단 몇 분도 버티지 못한다. 우리는 폐로 산소를 흡수하고, 심장이 뛰어 혈액을 통해 산소를 온몸에 전달하며, 그 산소와 포도당이 만나 세포에 에너지를 공급함으로써 생명을 유지한다. 결국 심장이 멈춘다는 것은 산소 공급이 끊긴다는 뜻이고, 그로 인해 생명이 멈추게 되는 것이다.

암세포는 산소를 싫어한다

건강한 세포는 산소 없이는 살아갈 수 없다. 그러나 암세포는 정반대다. 암세포는 산소가 없는 환경, 즉 혐기성 상태에서도 살아남는다. 1941년 노벨 생리의학상을 수상한 오토 바르부르크 박사는 "정상 세포가 필요로 하는 산소의 양이 60% 이하로 떨어지면 그 세포는 암세포로 변할 수 있다"고 주장했다. 그는 산소 부족이 암의 원인이라는 학설을 제시했고 이 이론은 지금도 많은 연구의 기반이 되고 있다.

암세포는 산소 없이 에너지를 만들어내는 '혐기성 대사'를 통해 독소를 남기며 이 독성 물질이 쌓여 종양이 만들어진다. 그렇다면 암세포가 싫어하는 환경은 어떤 곳일까? 답은 명확하다. 산소가 풍부하고, 자연이 살아 있는 환경이다.

산소가 많은 환경이 암을 이긴다

그래서 암 환자에게 숲속 생활을 권하게 되는 것이다. 편백나무 숲에서의 삼림욕이나 풍욕, 고압산소치료 등은 모두 산소를 높이는 방식으로, 암 치료에 긍정적인 영향을 준다. 나 역시 병원을 담양 편백숲 한가운데에 세운 이유가 여기에 있다. '그린 닥터', '녹색 의사'라고도 불리는 숲의 치유력은 현대의학이 미처 건드리지 못하는 영역을 자연스럽게 보완해준다.

자연이 주는 치료, 그린 테라피

암을 이기기 위한 방법 중 하나는 자연으로 돌아가는 삶이다. 피톤치드가 가득한 편백나무 숲, 신선한 공기와 따스한 햇빛, 피부로 산소를 흡수하고 노폐물을 배출하는 풍욕, 이 모든 활동은 면역력을 키워주는 자연의 방식이다. 피부 역시

호흡 기관이라는 점에서 중요하다. 우리 몸은 폐뿐 아니라 피부를 통해서도 산소를 흡수하고 노폐물을 내보낸다. 풍욕 전후의 컨디션이나 활성산소 수치를 비교해보면 피부 호흡의 효과는 분명하게 나타난다.

  자연의 리듬 속에서 면역력은 회복된다. 등산이나 숲속 산책은 단순한 운동이 아니라 일주일간 쌓인 스트레스를 날려주고 자율신경계를 안정시켜 면역 기능을 끌어올리는 역할을 한다. 숲이 뿜어내는 천연의 산소는 몸속 염증을 완화하고 백혈구가 만들어낸 독성 물질을 중화시키는 데에도 도움이 된다. 그래서 편백숲에서 걷고 운동하는 것만으로도 암 예방과 치료, 스트레스 해소까지 가능한 '1석 3조'의 효과를 누릴 수 있다.

암이 싫어하는 환경을 만들자

  암세포는 산소를 싫어하고 활성산소를 좋아하며 산성화된 체내 환경을 좋아한다. 그렇기에 암을 이기려면 반대로 가야 한다. 산소가 풍부하고, 알칼리성 체질이며 면역력이 활발한 환경을 만들어야 한다. 자연으로의 회귀는 단순한 휴식이 아니다. 그것은 암을 이기는 방법이자, 삶을 대하는 태도다.

자연으로 돌아가는 삶이 곧 치료다

  맑은 공기를 마시고 피톤치드 가득한 숲길을 걷고 황토방에서 잠들고 깨끗한 먹거리와 햇빛 속에서 긍정적인 마음으로 살아가는 것. 이보다 더 근본적인 치료가 또 있을까? 우리는 이미 알고 있다. 자연과 가까워질수록 암은 멀어지고 면역력은 커진다. 이것이야말로 암 치료의 진정한 시작이다.

제4편

활성산소를 없애라

- 암을 극복하려면 그 원인을 제대로 알아야 한다

암, 그 시작은 유전자 변형에서 비롯된다. 암을 비롯한 모든 질병을 예방하고 치료하려면 가장 먼저 그 원인을 정확히 아는 것이 중요하다. 암은 단순히 어느 날 갑자기 몸속에 생기는 것이 아니다. 오늘 함께 살펴볼 주제는 바로 유전자 변형과 이를 일으키는 결정적 원인인 활성산소에 대한 이야기다. 최근 의학계는 질병과 유전자의 상관관계를 면밀히 분석하고 있다. 유전체 분석 기술이 발전하면서 많은 질환이 유전자 변형과 깊은 연관이 있다는 사실이 속속 밝혀지고 있으며 암도 예외는 아니다. 대표적인 사례로 할리우드 배우 안젤리나 졸리는 유전자 검사 결과 유방암에 걸릴 확률이 87%에 이른다는 진단을 받고 어머니처럼 유방암 투병으로 고통받지 않기 위해 양쪽 유방 절제 수술을 선제적으로 선택했다. 이 사례는 유전자의 변화가 암 발생과 얼마나 밀접하게 연결되어 있는지를 상징적으로 보여준다.

놀라운 사실은 암세포가 건강한 사람의 몸에서도 매일 생긴다는 점이다. 우리 몸은 약 60조 개의 세포로 이루어져 있으며 세포 하나의 수명을 평균 60일로 본다면 하루에 약 1조 개의 세포가 사라지고 새롭게 생성된다. 이 과정에서 유전자에 변형이 생기거나 손상된 세포가 제대로 복구되지 않으면 암세포로 변하게 된다. 과학자들은 이미 하루 수천 개의 암세포가 누구의 몸에서나 만들어진다는 사실을 밝혀냈다. 그렇다면 건강한 세포가 암세포로 변하는 메커니즘은 무엇일까? 과학자들은 유전자 변형을 일으키는 주된 물질이 활성산소라는 점에 주목하고 있다. 활성산소는 단순한 부산물이 아니라 노화, 염증, 각종 질병의 뿌리가 되는 위험한 물질이다. 이는 스트레스, 과로, 오염물질, 발암물질 등 외부 자극은 물론 우리 몸 안에서 에너지를 생성하는 과정에서도 자연스럽게 발생한다. 마치 자동차가 휘발유를 태우는 과정에서 매연이 생기는 것과 같은 원리다. 다행히도 우리 몸에는 활성산소를 제거하는 기능이 내재되어 있으며 그 중심에 있는 기관이 바로 간이다. 간은 활성산소를 중화시키는 해독기관으로 간의 기능이 피로하거나 손상되면 이 기능이 제대로 작동하지 않아 몸 전체에 부담이 가중된다. 그리고 바로 이 활성산소로부터 몸을 지키는 작용을 항산화작용이라 부른다.

최근 의학계와 자연의학계는 모두 항산화작용의 중요성에 주목하고 있다. 대표적인 항산화 물질로는 비타민 C와 셀레늄이 있다. 실제로 많은 암 치료에서 고용량 비타민 요법이나 셀레늄 요법 등이 활용되고 있으며 이와 같은 외부 보충도 중요하지만, 생활 습관을 통해 우리 몸이 스스로 항산화 능력을 높이고 유지하는 것은 더욱 중요하다. 그중에서도 필자는 오랫동안 소금, 특히 죽염의 효능에 주목해왔다. 죽염은 가장 강력한 자연 항산화제 중 하나로 천일염을 대나무 통에 넣고 황토로 밀봉한 뒤 800도 이상의 고온에서 반복적으로 구워 만든 소금이다. 이 과정에서 알칼리성이 강화되며 강력한 해독 및 항염, 항산화 기능을 얻게 된다. 한의학에서는 죽염을 '물속의 불(水中之火)'이라 부른다. 물처럼 생긴 소금이지만 그 본질은 불의 기운을 지니고 있다는 뜻이다. 담양은 대나무의 고장이다. 이곳에서 21번 구워 만든 '우담죽염'을 알게 되었고 그 대표 김동식 선생님은 대장암 판정을 받고 수술과 항암 치료를 모두 거부한 채 오로지 죽염을 꾸준히 섭취하며 생활했다. 그리고 5년 후인 올해 3월, 완치 판정을 받았다. 물론 모든 사람이 같은 결과를 얻는 것은 아니겠지만 죽염의 항산화 효과는 과학적으로 점차 입증되고 있으며 담양의 자연환경과 결합한 토종 치료법으로 충분히 주목할 만한 사례다. 현대인은 '소금은 건강의 적'이라는 오해에 사로잡혀 있다. 그러나 좋은 소금, 특히 천일염이나 죽염처럼 전통 방식으로 만들어진 소금은 우리 몸에 꼭 필요한 미네랄을 풍부하게 공급해준다. 우리가 섭취하는 대부분의 음식은 미네랄이 부족한데 그 이유는 간단하다. 미네랄을 포함한 배설물이 모두 수세식 화장실을 통해 바다로 흘러가 버리기 때문이다. 결국 우리 몸이 필요로 하는 미네랄을 보충할 수 있는 거의 유일한 방법은 소금을 통한 섭취다. 그럼에도 불구하고 "짜게 먹지 마라"는 단편적인 건강 상식에 따라 우리는 점점 소금과 멀어지고, 미네랄과 멀어지며 결국 면역력도 떨어지는 체질로 바뀌고 있다. 그로 인해 산성 체질, 피로감, 만성 염증, 활성산소 증가 등의 악순환이 반복되고 있다.

　병원에 입원하면 가장 먼저 맞게 되는 링거는 바로 소금물이다. 그만큼 염분은 생명을 유지하는 데 필수적인 에너지다. 정제염은 단순한 염화나트륨에 불과하지만 천일염은 21가지 이상의 다양한 미네랄을 함유하고 있다. 정제염, 천일염, 죽염을 비교한 산도 실험 결과에서도 죽염만이 명확하게 알칼리성을 띤다는 결과가 나왔다. 이는 800도 이상의 고온에서 구운 소금만이 갖는 특징이다.

　건강의 핵심은 복잡하지 않다. 균형, 그리고 기본이다. 건강은 거창하거나 복잡한 것에서 시작되지 않는다. 얼마나 기본을 잘 지키느냐가 건강의 성패를 결정한다. 과하면 병이 되고, 부족해도 병이 된다. 음양의 균형, 적절한 섭취, 자연과의 조화, 이 모든 것이 바로 생활 속에서 실천할 수 있는 건강관리법이다.

한편, 공간 자체가 치료가 될 수도 있다. 우리 병원에서는 황토 입원실을 운영하고 있는데 황토는 자연 해독력이 뛰어난 천연 재료로 간의 피로를 풀어주고 활성산소를 줄이는 데 효과적이다. 그리고 우리가 결코 잊지 말아야 할 또 하나의 자연, 숲이 있다. 소나무와 편백나무가 내뿜는 피톤치드와 음이온은 가장 강력한 자연 항산화제이자 해독제다. 햇볕을 쬐며 숲길을 걷는 이 단순한 행위가 암 치료에 얼마나 큰 힘이 되는지는 수많은 환우들의 경험을 통해 증명되고 있다. 유전자 변형은 암의 씨앗이다. 그 씨앗을 자라게 하는 것은 활성산소와 잘못된 생활 습관이고, 그 씨앗을 다시 건강한 방향으로 되돌리는 힘은 우리 몸이 본래 가지고 있는 자연치유력, 면역력이다. 그리고 그 자연의 힘을 다시 깨우기 위한 첫걸음은 기본으로 돌아가는 삶이다. 자연을 가까이하고 좋은 물을 마시고 좋은 소금을 섭취하며 균형 잡힌 식사와 충분한 휴식을 통해 우리 몸이 가진 위대한 치유 능력을 다시금 회복하길 바란다.

제5편

암세포는 열에 약하다
- 체온 1도를 올리면 면역력은 5배가 된다

 겨울이 되면 당뇨나 고혈압 같은 만성질환뿐 아니라 암의 예후도 여름철보다 좋지 않다는 사실을 알고 있는가? 그 이유는 생각보다 단순하다. 모든 생물은 추위에 대처하기 위해 체내 수분을 줄이고 당분을 높여 에너지를 비축하는 방식으로 반응한다. 추운 날 수영장 물속에 들어갔을 때 유독 소변이 마렵거나 참기 어려운 경험을 한 번쯤 해봤을 것이다. 이는 몸이 추위에 반응해 혈당을 높이고 수분을 몸 밖으로 내보내기 때문이다.

 기온이 떨어지는 늦가을부터 겨울은 당뇨병이 악화되기 쉬운 시기이며 면역력도 약해져 알레르기나 암 환자의 상태도 더 나빠지기 쉽다. 실제로 암 환자의 대부분은 저체온 상태를 보이며, 체열진단기로 보면 암 부위가 유독 차갑게 나타나는 경우가 많다. 뿐만 아니라 손발이 차고 아랫배가 냉한 저체온 환자들이 눈에 띄게 늘고 있는데 이는 스트레스와 환경오염 등으로 인해 지난 수십 년간 평균 체온이 약 1도 정도 떨어졌기 때문이라고 본다. 그런데 이 '1도'의 변화가 암과 건강에 매우 큰 영향을 준다는 사실을 아는 사람은 많지 않다. 연구에 따르면 체온이 1도 떨어지면 면역력은 약 30% 감소하고 반대로 1도만 올라도 면역력이 5배나 증가한다고 한다. 체온이 높아지면 혈액순환이 활발해지고 효소 작용도 원활해지며 백혈구나 림프구 같은 면역세포들이 더욱 활발하게 움직인다. 같은 수의 면역세포라도 체온이 높을수록 그 활동성이 뛰어나지는 것이다.

암세포는 정상세포보다 열에 훨씬 더 약한 특성을 지니고 있다. 이러한 특성을 바탕으로 암을 열로 다스리는 방법, 즉 온열요법이나 뜸 치료가 주목받고 있다. 나 역시 유럽의 암 치료 현장을 직접 보기 위해 독일에서 열린 국제온열치료학회에 참석한 바 있으며 그곳에서는 고주파 온열요법이 항암치료나 방사선치료와 병행되어 치료 효과를 극대화하는 방향으로 발전하고 있었다. 실제로 우리 병원에서도 많은 암 환우들이 고주파 온열치료를 받고 있으며 만족도는 매우 높다. 예를 들어 위암 4기 진단을 받고 항암치료를 포기한 채 입원한 55세 김○○ 님의 사례가 있다. 고주파 온열치료와 자연치유 프로그램을 병행한 결과 통증이 줄고 식욕이 회복되며 삶의 질이 눈에 띄게 향상되었다. 이러한 치료법은 전통 한방의 뜸 치료를 현대 기술로 발전시킨 형태라 볼 수 있다.

고주파온열암치료는 인체에 유익한 13.56MHz의 고주파를 이용해 암조직에만 선택적으로 열을 가하고 42도까지 온도를 높여 암세포를 괴사시키는 원리를 기반으로 한다. 단순히 열을 가하는 데 그치지 않고 혈액과 림프 순환을 자극해 체온을 38~42도까지 끌어올림으로써 인체의 자연치유력을 함께 끌어올리는 효과를 얻는다. 혈관이 열 자극으로 확장되면서 혈액순환과 산소 공급도 개선되는데 산소가 충분한 상태에서는 암세포가 방사선에 더욱 민감하게 반응하고 항암제의 농도도 높아져 치료 효과가 향상된다. 체온만큼 중요한 것이 바로 혈당이다. 혈당이 높을수록 암 발생률도 함께 높아지는데 특히 고혈당 상태의 여성은 유방암 발병률이 정상인보다 7배, 남성은 전립선암 발생률이 9배나 높다는 연구 결과도 있다. 그렇기 때문에 탄수화물 섭취를 줄이는 식습관은 암을 예방하고 치료하는 데 모두 중요하다.

　그렇다면 가장 실천하기 쉬운 온열요법은 무엇일까? 바로 운동과 햇볕이다. 추운 겨울이라고 움츠러들기보다 몸을 따뜻하게 유지하려는 생활습관이야말로 암을 이겨내는 건강한 방법이다. 특히 햇볕을 쬐며 숲을 걷는 행위는 그 자체로 이상적인 온열요법이자 면역력 강화법이다. 소나무나 편백나무 숲을 산책하며 햇빛을 받는 것, 이보다 더 자연스럽고 강력한 암 예방과 치료법이 또 있을까? 운동은 혈당을 낮추고 면역력을 높이며 햇볕은 비타민 D를 공급하고 체온을 올리는 최고의 약이 된다. 체온을 1도 올리는 일은 단순히 몸을 따뜻하게 만드는 행위가 아니다. 그것은 몸속 자연치유력을 5배까지 끌어올리는 실천이다. 고주파 온열치료, 뜸, 운동, 햇볕, 바른 식습관 등 이 모든 것들이 결국 체온을 올리고 면역력을 높이며 암을 이기는 힘으로 작용한다. 몸은 정직하다. 제대로 쉬고 잘 먹고 바르게 움직이면 스스로 치유하는 힘을 발휘한다. 이번 겨울 몸을 따뜻하게 유지하고 체온을 올리는 습관을 통해 암을 이겨내는 기적의 주인공이 되길 바란다.

제6편

암과 유전자, 질병과 유전자
- 모든 병은 유전자에서 비롯된다?

오늘은 암극복 프로젝트 제7편, '암이나 질병은 어떻게 생기는가'에 대해 이야기해보려 한다. 이번 주제는 '암과 유전자 그리고 질병과 유전자의 관계'에 관한 이야기다. 최근 과학자들의 연구에 따르면 많은 질병이 유전자의 변형에서 비롯된다고 말한다. 그렇다면 질문 하나를 던져보자. "왜 유전자는 변형되는 걸까?" 이 물음에 대한 답을 알게 되면 우리는 질병의 예방과 치료의 열쇠를 손에 넣을 수 있다. 다시 말해 유전자 변형의 원인을 파악하고 이를 제거할 수 있다면 병을 막고 회복을 앞당길 수 있다는 뜻이다.

유전자 검사의 시대

요즘은 혈액 한 방울만으로도 유전자 검사를 할 수 있는 시대다. 처음 이 검사가 도입되었을 때는 수억 원의 비용이 들었지만 지금은 30만 원 정도면 받을 수 있다. 이제는 자신의 유전자를 통해 앞으로 어떤 질병에 걸릴 가능성이 있는지 혹은 현재 어떤 유전자에 문제가 생겼는지를 확인할 수 있는 시대가 된 것이다.

이러한 변화의 배경에는 '인간 게놈 프로젝트'로 대표되는 인간 유전체 지도 완성이라는 역사적 성과가 있다. 대표적인 사례가 배우 안젤리나 졸리다. 그녀는 유전자 검사 결과 유방암 발병 가능성이 87%에 달한다는 사실을 알고 예방 차원에서 유방과 난소를 절제하는 수술을 선택했다. 이 사건은 세계적인 반향을 일으켰고 그녀는 타임지 표지에 오르기도 했다.

우리 몸 속 유전자와 질병

우리 몸은 약 60조 개의 세포로 이루어져 있으며 각 세포의 중심에는 '핵'이 있다. 이 핵 속에는 23쌍의 염색체가 존재하고 이 염색체 안에 DNA 즉 유전자 코드가 저장되어 있다. 과학자들은 23쌍의 염색체에 번호를 붙여 연구해왔는데 예컨대 염색체 1번의 특정 유전자가 변형되면 대장암이나 결장암이 3번 염색체에 문제가 생기면 폐암, 또 다른 염색체는 알츠하이머병과 연관이 있다. 이처럼 유전자 변형은 다양한 질환의 뿌리가 된다.

여기서 잠깐, '염색체'라는 이름은 특정 염색약에 염색이 잘 되는 특성에서 유래되었으며 번호는 가나다 순이 아니라 크기 순서, 즉 키 순서로 정해졌다는 것도 알아두면 흥미롭다.

유전자는 운명인가, 선택인가?

과거에는 유전자가 한 번 정해지면 바꿀 수 없다고 믿었다. 그러나 오늘날 과학은 후성 유전학(Epigenetics)이라는 새로운 패러다임을 제시한다. 환경과 생활습관에 따라 유전자의 작동 방식이 바뀔 수 있다는 것이다.

쌍둥이 연구는 이 주장을 뒷받침하는 대표적인 사례다. 동일한 유전자를 가진 일란성 쌍둥이라도 서로 다른 환경에서 자라면 건강 상태가 완전히 달라질 수 있다. 예전 한 사례에서는 한 명은 한국 다른 한 명은 미국으로 입양된 쌍둥이가 있었다. 성인이 되어 다시 만났을 때 키는 10cm, 체중은 10kg 이상 차이가 났다. 같은 유전자와 생년월일을 가진 두 사람이지만 환경과 생활습관에 따라 전혀 다른 삶을 살고 있었던 것이다.

여기서 우리는 중요한 사실 하나를 깨닫게 된다. 유전자는 이미 정해진 것일 수 있지만 그것이 어떻게 작동하느냐는 우리의 선택에 달려 있다는 점이다. 마치 같은 사주팔자를 가지고 태어나도 인생이 다르듯 같은 유전자를 지닌 사람도 전혀 다른 인생을 살 수 있다.

유전자 스위치의 비밀

스마트폰이 고장나지 않았는데도 작동하지 않을 때가 있다. 이유는 간단하다. 전원이 꺼져 있기 때문이다. 우리 몸의 유전자도 마찬가지다. 유전자가 망가진 게 아니라 스위치가 꺼져 있어 기능을 하지 못하는 상태일 수 있다.

이 스위치 역할을 하는 것이 바로 엽산(methyl group)이다. 엽산은 유전자에 붙었다 떨어지면서 유전자의 스위치를 켜거나 끄는 역할을 한다. 건강을 지키는 유전자는 켜지고 질병을 유발하는 유전자는 꺼져야 하는데 현실에서는 그 반대인 경우가 많다. 암을 유발하는 유전자는 켜져 있고 암을 억제하는 유전자는 꺼져 있는 경우가 많은 것이다.

그래서 이 스위치를 다시 켜주는 생활습관 즉 건강한 식습관, 긍정적인 마음가짐, 자연치유적인 삶이 무엇보다 중요하다.

기능의 문제일 뿐, 회복은 가능하다

유전자에 이상이 있다는 말을 들으면 많은 사람들이 절망한다. 그러나 유전자 변형이라고 해서 모두 돌이킬 수 없는 기질적 문제는 아니다. 많은 경우는 단지 기능적 문제, 즉 스위치가 꺼져 있을 뿐이다. 이런 경우 스마트폰처럼 서비스센터에 맡길 필요도 없다. 단지 충전만 하면 다시 작동하듯이 우리 몸도 스위치를 다시 켜주는 삶을 살면 얼마든지 회복이 가능하다.

모든 질병은 유전자 변형에서 비롯될 수 있지만 변형된 유전자를 되돌릴 수 있는 길 또는 꺼진 유전자 스위치를 다시 켜줄 수 있는 방법은 분명히 존재한다. 운명은 바꿀 수 없을지도 모른다. 그러나 건강의 운명은 내가 바꿀 수 있다. 그 시작은 나의 생활습관을 점검하고 바꾸는 것에서 출발한다.

제7편

유전자를 변형시키는 원흉은 무엇인가?
- 암과 질병의 뿌리를 찾아서

이번 장에서는 암 극복 프로젝트의 여덟 번째 주제로 '유전자를 변형시키는 진짜 원인은 무엇인가'에 대해 살펴보려 한다. 많은 이들이 유전자의 변형이 어떻게 일어나는지 또 그 원인을 알게 된다면 암이나 질병을 예방하거나 치료할 수 있지 않을까 하는 궁금증을 품고 있다. 실제로 유전자를 변형시키는 근본 원인만 제거할 수 있다면 유전자 손상을 막는 것은 물론 암을 비롯한 다양한 질병을 예방하고 치유하는 길도 열리게 된다.

유전자는 복구될 수 있다

과거에는 유전자가 한 번 변형되면 되돌릴 수 없다고 여겨졌다. 하지만 최근 들어 놀라운 연구 결과들이 쏟아지고 있고 손상된 유전자도 복구될 수 있다는 사실이 과학적으로 입증되고 있다. 노벨 화학상을 수상한 한 과학자는 유전자 복구 물질의 존재를 밝혀내기도 했다. 이는 곧 유전자가 변형되더라도 이를 복구할 수 있는 체내 시스템이 작동한다는 의미다.

그리고 그 복구의 열쇠는 의외로 단순하다. 건강한 생활습관이다. 바른 식습관, 스트레스 조절, 자연과의 조화로운 삶이 유전자 스위치를 긍정적인 방향으로 작동하게 하고 유전자 복구 능력을 활성화시킨다. 이것이 바로 자연치유력의 본질이자 우리 몸이 가진 놀라운 자기 회복의 힘이다.

유전자 변형의 주범, '활성산소'

그렇다면 유전자를 변형시키는 실제 원인은 무엇일까? 그 답은 바로 활성산소(Free Radicals)다. 많은 이들이 '활성산소'라는 말을 한두 번쯤은 들어봤을 것이다. 활성산소는 우리 몸이 에너지를 생성하는 과정에서 자연스럽게 발생하는 부산물이다. 마치 자동차가 휘발유를 태울 때 매연이 생기듯 우리 세포가 산소를 소비할 때에도 활성산소가 발생한다. 문제는 이 활성산소가 과도하게 생성되었을 때 발생한다. 세포의 DNA 즉 유전자가 손상되고 세포막까지 파괴되며 그 결과 암이나 각종 만성질환은 물론 노화와 염증까지 유발된다. 즉 지속적인 유전자 손상은 건강 전체를 위협하는 출발점이 된다.

활성산소와 자연치유력

다행히도 우리 몸은 활성산소를 해독할 수 있는 능력을 갖고 있다. 그 대표적인 예가 간에서 생성되는 SOD(Superoxide Dismutase) 같은 항산화 효소다. 이 효소는 과잉 생성된 활성산소를 제거하는 중요한 역할을 한다. 그러나 만약 활성산소가 지나치게 많아진다면 간의 해독 작용은 그 부담을 감당하지 못하게 되고 면역 시스템도 무너지게 된다. 이로 인해 암세포는 빠르게 증식할 수 있으며 체내 염증은 만성화되고 다양한 질환이 동반된다.

결국 활성산소를 줄이는 것 그리고 우리 몸의 항산화 능력을 키우는 것이야말로 유전자를 보호하고 질병을 예방하는 핵심이다.

항산화의 대표 주자, 비타민 C

활성산소를 제거하는 대표적 작용이 바로 항산화작용(Antioxidation)이다. 이

때 가장 잘 알려진 항산화 물질이 비타민 C다. 마늘죽염요법, 셀레늄, 해독요법 등도 활성산소를 줄이는 데 효과적인 방법으로 알려져 있다. 항산화 작용이 잘 이루어지면 유전자 변형은 억제되고 세포막 손상도 줄어들며 노화와 염증 역시 예방된다. 이는 단순한 이론이 아니라 질병 예방과 치료의 핵심 열쇠가 될 수 있는 매우 중요한 사실이다.

암은 마음에서 시작되기도 한다

며칠 전 있었던 한 상담 사례가 떠오른다. 재력을 갖춘 한 사업가가 건강검진 후 췌장에 이상이 있다는 결과를 듣고 극심한 불안감에 빠졌다. 큰 병원에서 정밀 검사를 받기 위해 한 달 후 예약을 잡아놓은 상태였는데 그 사이 저를 찾아 상담을 요청했다. 검사 결과가 아직 나오지도 않았는데 그는 이미 자신이 '췌장암'에 걸렸다고 확신하고 있었다.

한 달 사이 그의 체중은 8kg이나 줄었고 불면과 식욕 저하로 큰 고통을 겪었다. 그러나 정밀검사 결과는 정상이었다. 그로부터 일주일 만에 체중은 다시 8kg이 늘었고 컨디션도 빠르게 회복됐다. 이 사례는 '마음'이 질병의 경과에 얼마나 강력한 영향을 미치는지를 잘 보여준다.

암이 없는 사람도 암 환자가 될 수 있다?

이와 비슷한 또 하나의 사례가 있다. 미국의 한 뉴스에서 보도된 사건으로 한 의사가 보험금을 노리고 건강한 사람에게 암 진단을 내리고 항암치료를 시행한 것이다. 해당 환자는 암이 없음에도 불구하고 항암제 부작용으로 머리카락이 빠지고 식사를 못하는 등 실제 암환자처럼 병들어갔다. 결국 진짜 암세포는 없었지만 몸은 치료로 인해 병든 상태가 된 것이다. 이 사건은 암 진단과 치료가 얼마나 큰 심리적, 신체적 영향을 미치는지를 다시금 일깨워준다.

치료는 '인식'에서부터 시작된다

암은 단순히 병 자체보다 '암'이라는 단어가 주는 두려움이 더 무서운 병일 수 있다. 진단을 받는 순간부터 생기는 심리적 충격 그로 인한 면역력 저하는 실제 치료 결과에도 큰 영향을 미친다. 잘못된 인식은 잘못된 선택으로 이어지기 마련이다. 그렇기 때문에 암을 이겨내기 위해서는 왜 암이 생겼는지 그 원인을 먼저 알아야 한다. 원인을 알고 나면 치료의 방향도 명확해진다.

면역력, 자연치유력은 '자연 항암제'다

많은 이들이 항암치료, 방사선, 수술이 암 치료의 전부라고 생각하지만 현대의학으로도 치료가 되지 않는 경우는 많다. 그럴 때 우리는 우리 몸이 본래 가지고 있는 면역 시스템 즉 자연치유력에 주목해야 한다. 자연치유력은 단순한 대체요법이 아니다. 실제 면역세포가 암세포를 공격하고 제거하는 생체 작용은 과학적으로 입증된 사실이다. 이 과정은 자연치유력이 가장 강력한 항암제가 될 수 있음을 보여준다.

생각을 바꾸면 몸이 바뀐다

질병을 이기는 길은 아는 것에서 시작된다. 그리고 알고 나면 실천하는 것이 치료의 첫걸음이다. 지금 이 순간에도 여러분의 몸은 스스로를 치유하고 있다. 자연치유력은 이미 여러분 안에 존재한다. 오늘 배운 내용을 마음에 새기고 긍정적인 생각, 바른 생활습관, 자연과 함께하는 삶을 실천한다면 암과 질병 없는 건강한 삶은 더 이상 꿈이 아니다.

제8편

냉온욕, 자율신경의 균형과 면역력 회복의 열쇠

- 자연치유력을 깨우는 건강한 습관

현대인들은 바쁜 일상 속에서 과도한 스트레스와 피로에 노출되어 자율신경의 균형이 쉽게 무너지는 환경 속에 살아가고 있다. 이때 교감신경과 부교감신경의 조화를 회복하고 면역력과 자연치유력을 증진시킬 수 있는 간단하면서도 효과적인 건강법이 바로 '냉온욕'이다.

냉온욕은 말 그대로 차가운 물과 뜨거운 물에 교차로 몸을 담그는 요법으로 자율신경을 훈련시키고 면역력과 혈액순환 개선에 탁월한 효과를 보인다.

니시의학에서 시작된 냉온욕의 건강 원리

냉온욕은 일본의 니시 가쓰조 박사가 정립한 니시의학에서 비롯된 건강요법이다. 니시는 어릴 적부터 원인을 알 수 없는 만성 설사와 미열에 시달렸고 스무 살을 넘기기 어렵다는 선고를 받았다. 그는 자신의 건강을 스스로 지키기로 결심하고 무려 6만여 권의 서양 의학서와 1만여 권의 동양 의학서를 탐독한 끝에 수많은 건강법 중 정수를 뽑아 니시의학을 정립하게 된다.

니시의학은 풍욕, 모관 운동, 붕어 운동 등 다양한 자가 치유법을 통해 신경계와 위장 기능을 조절하고 인체의 자연 회복 능력을 활성화하는 데 목적을 둔다. 이 가운데 냉온욕은 가장 핵심적인 요법으로 교감신경과 부교감신경의 기능을 조화롭게 유지시켜 자율신경계의 균형 회복에 뛰어난 효과를 보이는 방법으로 널리 알려져 있다.

냉온욕의 기본 원리와 적용법

냉온욕은 보통 냉탕(14~16℃)과 온탕(41~42℃)을 번갈아 가며 7~8회 반복하는 '칠온팔냉' 방식이 가장 널리 사용된다. 초보자는 냉탕 3회, 온탕 2회 정도부터 시작해 점차 횟수를 늘려가는 것이 좋으며 냉탕 1분 → 온탕 1분을 한 세트로 반복하며 체온과 컨디션에 맞게 조절하면 된다.

이때 '1분'을 기준으로 삼는 이유는 혈액이 심장에서 온몸을 순환하는 데 약 25초가 걸리기 때문에 1분간의 자극은 전신 순환을 충분히 유도하는 시간이 되기 때문이다. 냉온욕은 일반적으로 냉탕으로 시작해 냉탕으로 마무리하는 것을 권장하지만 고령이거나 심혈관 질환이 있는 경우 혹은 체력이 약한 사람은 온탕으로 시작하고 온탕으로 마무리하는 방식이 안전하다.

냉온욕이 자율신경에 미치는 영향

냉탕에서는 교감신경이 활성화되고 온탕에서는 부교감신경이 자극된다. 이 두 과정을 반복하면 자율신경계는 긴장과 이완 사이의 균형을 스스로 조절하는 훈련을 하게 되며 이는 곧 스트레스에 대한 회복 탄력성을 높이는 효과로 이어진다.

한 대학 연구에 따르면 단순 온탕욕을 한 그룹보다 냉온욕을 반복한 그룹에서 스트레스 호르몬(코르티솔) 수치가 현저히 감소한 것으로 나타났다. 이와 유사한 연구는 사우나 문화가 발달한 폴란드 등에서도 진행되어 냉온욕이 자율신경 회복과 스트레스 해소에 실질적인 도움이 된다는 사실을 입증했다.

냉온욕은 면역력과 혈액순환에 어떤 영향을 줄까?

우리 몸의 면역 시스템은 혈액을 통해 순환하는 면역세포가 중심을 이룬다. 냉온욕은 전신 혈관의 수축과 확장을 반복시켜 혈류를 촉진하고 면역세포의 이동 속도와 활성도를 높여준다. 온탕에서는 혈관이 확장되어 체내 노폐물과 피로물질이 배출되고 냉탕에서는 혈관이 수축되어 탄력성과 자가조절 능력이 회복된다.

이러한 자극은 모세혈관 순환을 개선하고 말초혈류 공급을 원활히 만들어 체온과 면역계 전반을 안정시키며 결과적으로 자연치유력을 극대화하게 된다. 이는 단순한 피로 회복을 넘어 암을 비롯한 만성질환의 예방과 회복에도 실질적인 도움이 될 수 있는 근거가 된다.

냉온욕은 암 치료의 보조요법이 될 수 있다

최근 냉온욕은 건강관리법을 넘어 항암 치료의 보조요법으로도 주목받고 있다. 미국 국립암연구소와 질병통제센터(CDC)의 공동 조사에 따르면 말기 암 환자의 생존율이 니시의학을 적용했을 때 80%에 달했다는 보고도 있다. 이처럼 자연요법에 대한 과학적 근거는 점차 축적되고 있다.

면역력은 암 치료의 핵심이다. 면역세포는 암세포를 식별하고 공격하는 역할을 하기 때문에 면역 시스템이 강할수록 자연 항암력이 활발히 작동하게 된다. 냉온욕은 면역력 강화와 자율신경 조절을 통해 암 치료 환경을 유리하게 만드는 건강법이 될 수 있다.

냉온욕 시 주의할 점

냉온욕은 효과적인 건강 요법이지만 몇 가지 주의사항을 반드시 지켜야 한다. 심장질환이 있거나 고령자인 경우 반드시 의료 전문가와 상담 후 시행해야 하며 사우나 직후 바로 냉탕에 들어가는 행동은 피해야 한다. 확장된 혈관이 갑자기 수축하면서 순간적으로 혈압이 치솟거나 실신할 위험이 있기 때문이다. 또한 뜨거운 물에서 갑자기 일어날 경우 혈압이 급격히 떨어지며 어지럼증을 유발할 수 있으므로 천천히 움직이는 것이 중요하다. 식사 직후나 과로 후에는 피하고 심장에서 먼 부위부터 서서히 적응하는 것이 가장 안전한 방법이다.

냉온욕은 몸과 마음의 균형을 되찾는 자연항암제다

냉온욕은 단순한 목욕법이 아니다. 자율신경계, 혈액순환계, 면역계를 동시에 자극하며 우리 몸의 균형을 회복시키는 자연요법이다. 자율신경이 균형을 이루면 면역력은 살아나고 혈액순환이 활발해진다. 결국 이것은 몸이 스스로 병을 이겨내는 힘, 즉 자연치유력의 회복으로 이어진다.

스트레스로 지친 몸과 마음을 냉온욕으로 다스리고 면역 시스템을 활성화하며 건강을 되찾아보자. 특히 암 치료와 회복의 길목에서 자연항암제로서의 냉온욕을 삶 속에 실천해본다면 몸은 물론 마음까지 건강한 상태로 나아가는 소중한 경험이 될 수 있다.

제9편

복식호흡, 몸과 마음을 치유하는 가장 자연스러운 힘

 현대인의 삶은 물질적으로 풍요로워졌지만 그 이면에는 스트레스, 잘못된 식습관, 빠른 생활 리듬 등으로 인해 자율신경계의 균형이 무너지기 쉬운 환경이 자리하고 있다. 자율신경계란 교감신경과 부교감신경이 마치 음과 양처럼 조화를 이루며 우리 몸의 기능을 조절하는 신경체계다.
 한의학에서는 '음양의 불균형'을 질병의 근본 원인이라 말한다. 자율신경계 관점에서 본다면 현대인은 과도한 교감신경 자극 상태 즉 '양이 강하고 음이 약한' 상태에 놓여 있는 셈이다. 이런 상태가 지속되면 자율신경실조증을 비롯해 불면, 불안, 소화 장애, 우울증 등 다양한 증상들이 나타날 수 있다.
 그렇다면 자율신경의 균형을 회복하기 위해 우리는 무엇을 할 수 있을까? 그 해답 중 하나가 바로 복식호흡이다.

복식호흡이 답이 될 수 있다

 복식호흡 또는 단전호흡이라고도 불리는 이 호흡법은 배로 숨을 쉬는 방식이다. 일반적으로 우리가 사용하는 흉식호흡 즉 가슴으로 숨을 쉬는 방식은 교감신경을 자극하여 긴장을 유발하지만 복식호흡은 부교감신경을 활성화시켜 마음을 안정시키고 몸을 이완시키는 데 효과적이다.

복식호흡을 통해 우리는 마음의 안정을 얻을 수 있을 뿐 아니라 혈액순환이 좋아지고 면역력도 높아진다. 이는 단순히 기분이 좋아지는 차원의 이야기가 아니라 실제 의학적으로 입증된 사실이다.

산소가 암세포에 미치는 영향

많은 연구에 따르면 암세포는 산소가 부족한 환경을 좋아하고 정상 세포는 산소가 풍부할 때 건강하게 기능한다. 복식호흡은 횡격막을 충분히 움직여 폐활량을 증가시키고 산소 흡입량을 늘리는 데 도움을 준다. 체내 산소 포화도가 올라가면 암세포는 위축되고 면역세포는 더욱 활발히 움직이게 된다.

즉, 복식호흡은 단순한 '호흡법'을 넘어서 우리의 면역계를 깨우는 자연치유법이 될 수 있다.

복식호흡이 주는 놀라운 건강 효과

자율신경 균형 회복

스트레스가 많아 교감신경이 과도하게 항진된 상태에서는 불안, 불면, 두근거림 등이 나타난다. 복식호흡은 부교감신경을 자극해 이 같은 증상들을 완화해준다.

혈액순환 개선

횡격막의 상하 운동은 흉곽 내 음압을 증가시켜 정맥혈의 심장 복귀를 도우며 말초 순환과 림프 흐름도 촉진한다. 이로써 전신 혈류가 개선되고 부종이나 냉증 해소에도 도움이 된다.

면역력 강화

림프 순환이 활발해지고 체온이 상승하면서 면역세포의 이동과 작용이 원활해진다. 이는 곧 자연치유력의 회복으로 이어진다.

내장 기능 개선

횡격막이 위장과 장기를 마사지를 하듯 자극하기 때문에 복식호흡은 위장 기능 향상, 소화 촉진, 배변 활동에도 긍정적인 영향을 준다.

정신적 안정

복식호흡은 신체 기능에만 영향을 주는 것이 아니다. 마음이 차분해지고 불안감이 줄어들며 수면의 질 역시 크게 개선된다.

탈모 및 피부 개선

두피 혈류가 좋아지면 모낭이 튼튼해지고 피부톤도 밝아지며 각종 트러블도 감소하게 된다.

복식호흡, 이렇게 해보세요

편안한 자세로 앉거나 누워 왼손은 가슴에 오른손은 배 위에 올려보자. 숨을 들이쉴 때 가슴보다 배가 더 부풀어오른다면 복식호흡이 잘 되고 있는 것이다. 억지로 하지 말고 코로 천천히 들이쉬고 입으로 길게 내쉬는 방식을 반복해보자. "숨이 배꼽 아래 단전까지 퍼진다"는 느낌을 상상하면 더욱 좋다. 처음에는 하루 5~10분 정도만 해도 충분하며 익숙해지면 자연스럽게 생활 속 호흡으로 자리 잡게 된다. 이때 들숨보다 날숨을 길게 하면 부교감신경이 더 잘 활성화되므로 긴장 완화에 효과적이다.

자연치유력은 스스로 만들어가는 것

  암이라는 질병은 단순히 몸의 병이라기보다 삶의 균형이 무너졌다는 신호일 수 있다. 물론 약물과 수술도 중요하지만 자기 삶을 되돌아보고 몸의 자율조절 능력을 회복하는 것만이 진정한 치유의 길이 될 수 있다.

  복식호흡은 아무런 비용도 기구도 필요 없는 가장 자연스러운 치료법이다. 단지 조용히 자신을 돌아보고 숨을 천천히 들이쉬고 내쉬는 연습만으로도 우리 몸은 스스로의 치유 본능을 되살리기 시작한다.

  여러분의 숨 속에 면역력이 있고 치유의 열쇠가 있다.
  복식호흡, 단전호흡을 통해 내 안의 자연치유력과 평화를 다시 찾아보길 바란다.

제10편

맨발걷기, 자연치유의 첫걸음

　현대인은 문명의 이기를 누리며 살아가는 만큼 자연과의 단절이라는 대가를 치르며 살고 있다. 아스팔트와 콘크리트 위에서 플라스틱이나 고무로 된 신발을 신고 걷는 삶은 어느새 우리 발을 대지와의 접촉으로부터 멀어지게 만들었다. 그러나 그 대지 위를 맨발로 걸어보는 것만으로도 우리 몸은 놀라운 변화를 시작한다.

　맨발걷기는 단순한 운동이 아니다. 지구와 우리 몸이 연결되는 하나의 '자연치유법'이며 특히 자율신경계를 회복하는 데 중요한 역할을 한다. 자율신경계는 교감신경과 부교감신경으로 이루어져 있으며 스트레스가 많은 현대사회에서는 교감신경이 항진되고 부교감신경은 위축되는 경향을 보인다. 이러한 불균형은 결국 자율신경실조증, 불면, 우울증, 고혈압, 심혈관 질환, 그리고 암과 같은 만성질환으로 이어지게 된다.

　하지만 맨발걷기를 시작하면 이 흐름이 달라지기 시작한다. 땅의 자연전기를 발바닥을 통해 흡수하는 '어싱(Earthing)' 효과로 인해 체내 활성산소가 줄고 교감신경의 흥분은 가라앉으며 부교감신경이 자연스럽게 활성화된다. 그 결과 몸은 긴장에서 벗어나 회복 모드로 전환되고 깊은 휴식과 면역세포의 재생이 가능해진다.

시키고 불안을 줄이는 데 효과를 발휘한다. 특히 아침 햇살 아래 맨발로 걷는 습관은 멜라토닌의 분비 주기를 자연스럽게 조절해 숙면을 돕고 걷는 동안 느껴지는 가벼운 자극은 엔돌핀을 유도해 스트레스 해소와 통증 완화에 이르기까지 도움을 준다.

암 치료에 있어서 맨발걷기의 역할

암은 단순히 세포의 변형이 아니라 몸 전체의 균형이 무너졌을 때 생기는 결과물이기도 하다. 많은 암환자들이 항암 치료나 수술 후에도 회복이 더딘 이유는 단지 암세포만 제거한다고 문제가 해결되지 않기 때문이다. 특히 항암 치료 과정에서는 자율신경계가 손상되고 면역력도 급격히 떨어진다.

이때 맨발걷기는 단순한 걷기 운동 이상의 치유 효과를 발휘한다. 맨발로 흙길이나 잔디길을 걸으면 말초혈관이 자극되고 혈액순환이 개선되며 체온이 올라가면서 면역세포가 활발히 작동하게 된다. 또한 어싱 효과로 염증 반응이 완화되고 항암치료에 따른 만성피로나 신경계 부작용 수면장애에도 긍정적인 영향을 준다.

한 유방암 생존자의 사례도 있다. 항암치료 후 극심한 무기력감과 소화장애 불면증에 시달리던 그녀는 매일 아침 30분씩 공원 잔디를 맨발로 걷기 시작했다. 처음에는 발이 시리고 찌릿했지만 일주일 후에는 숙면을 취할 수 있었고 한 달이 지나자 소화와 체력도 눈에 띄게 좋아졌다. 병원에서도 혈액검사 수치가 좋아졌다는 이야기를 들었고 지금은 누구보다 건강한 일상을 살고 있다고 한다.

우울증과 자율신경실조에도 맨발걷기

맨발걷기는 뇌에도 긍정적인 영향을 준다. 발바닥에는 7,000개 이상의 말초신경이 밀집되어 있으며 이 신경들이 자극을 받으면 중추신경계를 통해 뇌로 전달되어 세로토닌, 도파민, 엔돌핀 등의 분비를 돕는다. 이는 우울감 해소, 기분 전환, 스트레스 완화에 매우 효과적이다.

세로토닌은 흔히 '행복 호르몬'으로 불리며 정서 안정과 수면 유도, 면역력 강화에 핵심적인 역할을 한다. 맨발걷기를 통해 세로토닌 분비가 늘어나면 멜라토닌도 함께 활성화되어 불면증 개선에도 도움을 준다. 실제 연구에 따르면 맨발걷기를 실천한 사람들은 일반적인 걷기만 한 사람들보다 더 빠른 시간 안에 우울증 점수가 낮아졌다는 결과도 있다. 특히 숲길, 모래밭, 논길처럼 자연과 직접 연결된 곳에서 맨발로 걷는 경우에는 치유효과가 더욱 높게 나타난다.

또 맨발걷기의 큰 장점 중 하나는 바로 **'느림'**이다. 맨발로 걷게 되면 저절로 걸음이 느려지고 발 아래 흙의 감촉, 공기의 흐름, 햇살의 따뜻함을 자연스럽게 느끼게 된다. 이는 마치 걷는 명상처럼 작용하며 바쁘고 소란한 일상 속에서 마음의 여유를 찾는 데 큰 도움이 된다. 이처럼 맨발걷기는 단순히 몸만이 아니라 마음까지 함께 치유하는 전인적 치유법이라 할 수 있다.

안전하고 효과적인 실천 방법

맨발걷기를 처음 시작할 때는 아스팔트보다는 흙길이나 잔디길을 걷는 것이 좋다. 하루 15~30분 정도 주 3회 이상 꾸준히 실천하면 몸이 금세 반응하기 시작한다. 가능하다면 아침 햇살이 있는 시간대에 걷는 것이 좋으며 간단한 준비운동을 하고 발바닥을 따뜻하게 만든 후 시작하면 부상 위험도 줄일 수 있다.

특히 아침 햇살을 받으며 맨발로 걷는 것은 세로토닌 생성을 활발하게 하고 이는 저녁 무렵 멜라토닌으로 전환되어 숙면을 유도한다. 수면의 질이 좋아지면 면역력과 회복력이 함께 향상되며 암 치료 중이거나 회복기에 있는 사람들에게 매우 효과적인 자연요법이 된다.

단, 발에 상처가 있거나 당뇨성 신경병증처럼 말초혈관 및 신경 순환장애가 있는 경우에는 반드시 의료진과 상담한 후 시작해야 한다.

자연은 언제나 우리 곁에 있지만 그 혜택을 누리는 것은 결국 스스로 자연에 다가서는 사람의 몫이다. 맨발걷기는 돈이 들지 않고 특별한 도구도 필요하지 않으며 단지 땅을 느끼겠다는 마음 하나면 충분하다.

매일 30분 맨발로 걸으며 나의 몸과 마음을 돌아보자. 몸의 균형이 회복되고 면역력이 살아나며 삶의 활력이 되살아날 것이다. 암을 극복하고 우울을 이겨내며 자율신경을 회복하는 여정은 어쩌면 우리가 다시 자연과 연결되는 그 첫걸음에서 시작되는지도 모른다.

그 길 위에 맨발로 한 걸음 내디뎌보자. 거기서부터 진정한 치유가 시작된다.

암에 걸렸을 때 7대 수칙

　암이라는 말을 듣는 순간, 상당수의 환자는 '사형선고'로 받아들인다. 그 심리적 충격으로 자칫 잘못된 치료에 매달리거나 주변 사람과의 관계를 끊기도 한다. 암 진단을 받았다면 어떻게 생각하고 행동하는 것이 좋은지 소개한다.

1. 가족에게 알려라　암 진단을 받으면 대개 '부정―분노―타협―우울―수용'의 심리변화를 거친다. 암을 인정하고 싶지 않은 것은 당연하다. 하지만 암을 아예 부정하고 가족에게 알리지도 않은 채 혼자 해결하려는 태도는 진단·치료에 전혀 도움이 안 된다.

2. 암으로 확진됐는지 물어라　담당의사에게 정확한 병명과 함께 진단 시 조직검사와 같은 확진과정이 포함됐는지 확인한다. 의사로부터 확실한 말을 들은 후엔 자신의 병과 관계된 내용을 글로 써달라고 요청한다.

3. 정밀검사에 적극 협조하라　암이 확진되면 암세포가 얼마나 퍼졌는지를 확인하는 검사를 받는데, 이는 치료방침을 정하는 데 반드시 필요하므로 꼭 따라야 한다.

4. 의사에게 자세히 물어라 최근의 암치료는 수술 후 화학요법, 수술 후 방사선요법, 방사선과 화학요법의 병용치료 등 여러 방법이 쓰인다. 따라서 의사가 제시한 치료방법의 완치 확률, 1차 치료 후 보조적 치료가 추가될 가능성, 다른 치료법의 유무, 입원 혹은 통원치료 여부, 예상 치료비와 준비해야 될 사항, 치료 후 생업 복귀 가능성 등을 상세히 물어본다.

5. 치료가 시작되면 자기 몸에 가해지는 의료행위에 철저히 대비하라 수술할 경우 의사에게 수술법, 마취법, 입원기간, 수술 후 합병증 여부, 회복 기간, 비용 등을 물어본다. 방사선치료를 받을 경우 의사로부터 치료법, 후유증 등에 대한 설명과 함께 음식물 섭취 요령, 부작용 대처법 등을 알아둔다.

6. 치료 후에도 암과의 싸움은 계속된다. 치료 경과, 재발 여부를 확인하기 위해 병원을 정기적으로 방문한다. 평소 궁금한 사항들을 적어뒀다가 의사를 만날 때 물어본다. 또 치료 외에 직장생활, 운동, 식이요법, 보조적인 영양제, 성생활 등에 대해서도 의사와 상의한다.

7. 끝까지 포기하지 마라 일부 환자는 진단 시 이미 다른 부위에 암이 퍼졌거나, 재발 등으로 완치가 불가능한 경우도 있다. 그래도 절대 절망해선 안 된다. 말기암으로 인한 불면, 통증, 우울증 등을 줄일 수 있는 약 등을 소개받고 호스피스 이용법도 알아둔다. 암 환자 주변에는 암에 좋다는 생약제, 약초, 버섯 등을 소개하는 사람들이 있게 마련인데, 이에 대해서도 담당의사와 반드시 상의한다. 잘못하면 생명연장에는 도움도 받지 못하고 가산만 탕진하기 쉽다.

〈자료: 국립암센터〉

좋은 의사 찾는 법

　난치성 질환일수록 특히 암 환자에게 있어 좋은 병원을 찾는 것도 중요하지만 좋은 의사를 만나는 것이 아주 중요하다. 좋은 치료를 받으려면 좋은 의사와 좋은 병원을 찾아야 한다는 것은 모두 공감하는 사실이지만 막상 암 환자가 되었을 때는 무조건 대형병원이나 유명한 병원만 찾게 되는 것이 현실이다.

　암치료에 있어 단순히 의학적 처치만으로 환자를 기계 수리하듯 대하지 아니하고 육체적인 문제가 아닌 인간적인 문제 즉, 정신과 감정을 다스려줄 수 있는 의사가 필요하다. 단지 항암치료나 방사선치료, 수술요법만을 중시하는 것이 아니라 먹는 음식이나 생활방식 그리고 이 외에도 치료에 도움이 되는 다양한 방법을 제시해줄 수 있어야 한다.

　암을 치료하는 최고의 의사는 자기 자신이며 그 다음가는 조력자가 가족과 의사다. 환자의 말에 귀 기울이고 문제에 대한 해답을 제시해줄 수 있어야 하며 수술, 항암요법, 방사선요법 등을 시행할 때 충분한 설명과 조언을 줄 수 있어야 한다.

　때로는 의사의 말 한마디가 생과 사를 갈라놓는 결정적인 것이 될 수도 있다. 어렵고 번거로운 일일지 모르지만 좋은 의사가 아니라고 생각되면 과감히 바꾸어야 한다.

대부분의 항암치료나 방사선치료, 수술요법은 암을 궁극적으로 없애는 길이 아니며, 일시적으로 진행을 막거나 종양의 크기를 줄여줄 뿐이다. 감기가 걸렸을 때 인체의 면역력으로 감기 증상이 사라져야 다 나은 것이지 항생제나 진해거담제, 해열제는 일시적인 증상을 없애는 대증치료에 불과하다. 결국 병원치료를 하면서 암의 근본적인 문제를 해결할 수 있는 생활습관이나 음식, 기타 자연치유능력을 향상시켜야 한다.

암 수술이나 항암치료, 방사선치료를 하고 어느 정도 치료 목적을 달성하였을 때 병원에서는 더 이상 해줄 치료가 거의 없다. 진정한 의사라면 "병원치료는 여기까지며, 나머지는 면역력과 자연치유력을 통해 암세포를 뿌리 뽑는 것입니다. 그러기 위해서는 병원이 아니라 당신이 해야 할 일만 남았습니다. 이제부터 당신이 어떻게 하느냐에 따라 암을 완치할 수 있느냐 없느냐가 결정됩니다. 적절한 식이요법과 자연요법 그리고 올바른 생활습관과 스트레스를 이겨내 면역력과 자연치유력을 복구시킨다면 좋아지실 겁니다"라고 할 수 있어야 한다.

일례로 보성의 복내면에 위치한 전인치유센터에 계시는 박 집사님은 대장암 말기 환자였다. 박 집사님은 중소기업의 사장님이었지만 항암치료 도중 너무 힘들어 모든 것을 정리하고 유서만 남긴 채 산속으로 들어가 산에서 나는 약초와 나물만을 먹고 살았다. 병원에서 3개월을 선고받았지만 5년이 지난 지금까지 살아있다며, "항암치료로 생명을 연장한다 한들 그 힘든 것을 죽을 때까지 해야 하며, 또한 경제적으로 너무 많은 돈이 들어가는 치료법으로 몇 년을 버틸 수 있겠는가? 암은 환자의 나으려는 의지만 있다면 돈이 들어가지 않고 주위의 약초와 행복만으로도 충분히 치료될 수 있다"며 지금의 암치료 방식에 대해 반문한다.

말기암 환자에게 있어 큰 병원, 유명 의사 중심의 의료 서비스 선택이 꼭 현명한가를 재고할 때다.

좋은 의사 선택법

1. 겸손하고 솔직한 의사

자신의 한계를 인정하고 치료하지 못하는 환자는 다른 의사에게 보낸다. 양방이나 한방, 대체요법 등 의사가 양심적이라면 증상완화법을 완치요법인 것처럼 말하지 않고, 과잉진료를 일삼지도 않는다.

2. 풍부한 경험을 가진 의사

지식이 많은 의사보다 경험이 풍부한 의사일수록 의학적 지식을 넘어선 치료의 노하우가 많다.

3. 꼭 필요한 치료만 하는 의사

과잉진료는 상업적 마인드가 강하기 때문일 수도 있고, 치료에 자신감이 없기 때문일 수도 있다. 좋은 의사는 환자의 증상과 몸 상태를 면밀히 관찰해 꼭 필요한 치료만 최소한으로 한다. 또 환자의 면역력을 강화하는 방향으로, 몸 전반에 큰 부담을 주지 않는 방법으로 치료할 것이다. 예를 들면 감기처럼 시간이 지나면 대개 자연치유되는 질환이면서 뚜렷한 치료약이 없는 경우, 계속 병원에 오라고 하기보다 의학적 처방을 최소한으로 하고 생활관리 요령을 설명해주는 의사가 좋은 의사다.

4. 많이 묻고 환자의 의견을 존중하는 의사
증상을 자세히 묻고, 환자의 말에 귀 기울이며 의견을 존중하는 의사가 좋다. 환자를 이해하려 노력하는 의사라면 치료 역시 성실하게 임할 것이다.

5. 치료 과정을 자세히 설명해주는 의사
의사는 환자에게 검사 내용, 진단 결과, 치료법에 대해 자세히 설명하고 환자가 결정하도록 할 의무가 있다. 검사할 때는 왜 하는지, 진단 결과 어떤 병이고 향후 어떻게 진행될지, 약 처방이나 수술을 한다면 어떤 효과와 부작용이 있는지 잘 설명하는 의사가 좋다.

6. 생활 처방에 적극적인 의사
좋은 의사일수록 일상 활동을 강조한다. 진정한 의료란 약이나 수술 같은 물리적 수단을 강조하기보다는, 병의 원인이 되는 나쁜 생활습관을 바로잡아 근본적 치유법을 찾는 것이기 때문이다. 병원 치료는 물론이고 환자의 식사와 수면, 운동 등 생활 전반에 걸쳐 치료 방향을 제시하는 의사가 좋은 의사다.

7. 마음으로 환자를 격려하는 의사
온화한 표정으로 환자를 대하고, 질병의 고통으로 불안한 환자의 마음을 편안하게 해주며, 긍정적인 말로 희망을 주는 의사라면 단연 좋은 의사다. 환자의 내면에서 치유의 힘을 끌어낼 수 있는 의사는 명의이며, 그 마음이 환자에게 믿음으로 전달될 수 있는 의사가 좋은 의사다. 의사에 대한 믿음이 치료에 좋은 영향을 준다는 건 이미 과학적으로 입증됐다.

암의 온열치료 (Hyrerthermia)

　한의학에서 치료에 사용하는 뜸의 기원은 불의 사용과 함께한다. 불의 사용과 함께 인류는 색생활을 바꿈과 동시에 불로 추위를 없앴다. 또한 피로를 풀어주며 불에 쬐면 통증이 경감한다는 것을 아는 과정에서 자연스레 뜸이 사용되었다. 서양의 온열치료 역사를 보면 기원전 3000년 이집트의 파피루스에도 유방암을 열로 치료한 기록이 있으며 기원전 400년에는 의학의 아버지로 불리는 그리스 의사 히포크라테스는 약으로 치료할 수 없는 것은 수술로 치료하며, 수술로 치료할 수 없는 것은 열로 치료하며, 열로 치료할 수 없으면 치료가 불가능하다고 할 정도로 온열치료의 중요성과 효과를 설명하였다. 한의학의 가장 오래된 의서인 『황제내경(黃帝內經)』에 보면 "병이 맥(脈)에서 생기면 뜸과 침으로 치료한다(素問 血氣形志)."라고 하였고 "장이 차가워져 창만병이 발생할 경우에는 쑥뜸으로 치료해야 한다(素問 異法方宜論)."라는 기록이 있다.

　암으로 고생하는 환자들의 체온은 오르내림이 심하다. 36도 이하이거나 심하면 35도까지 내려가 있는 경우가 많다. 체열진단기로 촬영해 보면 암부위가 유독 차갑게 나타나는 경우가 많다. 암 환자뿐만 아니라 내원하는 환자들을 보면 손발이 차고 아랫배가 차가운 저체온 환자가 많다. 스트레스와 유해 환경에 노출되면서 우리의 몸속 평균 체온이 지난 50년 사이 약 1도가량 떨어졌다고 한다. 우리 몸을 지켜주는 면역체계는 체온과 밀접한 관계가 있다. 체온이 1도 떨어지면 면역력은 30% 떨어지고, 반대로 체온이 1도 올라가면 면역력은 5배 증가한다. 여기서 면역력이 향상했다는 말은 백혈구나 림프구의 수가 증가한 것도 의미하지만 하나의 백혈구가 갖춘 능력이 향상되었음을 뜻한다. 체온이 올라가면 혈액의 흐름이 좋아지고, 효소작용이 활발해진다. 혈액의 흐름이 원활하면 백혈구나 림프구의 흐름도 좋아져 같은 수의 백혈구나 림프구의 능률도 향상된다.

감기는 면역반응의 좋은 예이다. 감기에 걸리면 열이 나는데, 해열제를 처방하는 것보다 반신욕을 하거나 몸을 따뜻하게 해서 땀을 빼는 게 더 빨리 낫는 방법이다. 한의원에서 쓰는 감기약의 성분도 몸에서 땀을 빼고 고추처럼 성질이 매운 약으로 치료에 있어서 같은 이론이다. 체온은 사람마다 조금씩 다르지만 36.5도가 평균이며 더욱 활동적인 사람은 이보다 조금 높은 편이며 내성적이고 조용한 성격의 소유자는 이보다 조금 낮은 경우가 많다. 보통 건강할 때보다 건강하지 않을 때 우리 체온은 평소보다 낮아진다. 체온은 기초대사량과 관련이 깊은데 체온이 내려가는 것은 부교감신경이 우위에 있는 경우다. 요즘 아이들의 체온이 내려가고 있다고 하는데 이는 운동량은 줄고 책상에 앉아 있는 시간이 많아졌고 부모들의 과잉보호가 원인이다. 체온이 내려가면 면역력이 떨어지는데 요즘 아이들에게 면역질환인 아토피나 알레르기가 증가하는 이유이다.

일본 가나자와대학 암센터 오카모토 하지메 소장은 논문「단독이나 면종을 일으키면 전이된 암도 치료된다」에서 말기암 환자가 감염성질환에 걸려 고열을 앓고 난 후 암세포가 사라지는 예를 보고했다. 감염된 전신의 열에 암세포가 견디지 못하고 사멸한 것이다. 고열이 나면 암이 없어지는 사례 등에서도 알 수 있듯이 암세포는 다른 세포에 비해 열에 매우 취약하다. 이 점에 착안해 암을 열로 고치려는 요법이 뜸과 온열요법이다. 유럽에서는 한방의 뜸요법에 착안해 고주파 온열요법의 새로운 치료법을 개발해 암치료에 적극적으로 활용해 왔다. 문제는 몸의 온도가 39.5도 이상으로 올라가면 암이 사멸할 가능성이 높아지지만 밖에서 열을 쬐어도 몸의 내부까지는 여간해서는 따뜻해지지 않는다는 것이다. 고열로 암세포를 제거할 수 있다지만 고열로 올리는 자체가 체력을 매우 소모하므로 체력이 저하되었을 땐 효과를 기대할 수 없다.

하지만 이러한 단점을 독일에서 개발한 제4세대 고주파온열치료기는 인체에 유용한 13.56MHz의 고주파가 암조직에만 선택적으로 43도까지 열을 가해 암세포를 괴사 또는 자살하도록 유도한다. 게다가 38~43도의 열을 인체 깊숙이 전달하고 유지하여 근육과 혈관을 자극하고 혈액순환과 림프순환을 촉진해 인체의 자연치유력을 증진하는 역할도 한다. 특히 몸에 열이 가해질 때 정상적인 조직은 온도를 일정하게 유지하지만, 암조직은 혈관이 확장되지 않고 조그만 혈전이 생기면서 종양으로 공급되던 영양분이 차단돼 암조직이 파괴된다. 온열치료는 30여 년 전부터 적극적으로 연구되어 인정받고 있는 새로운 제4의 암치료법이다. 고주파온열치료는 항암치료나 방사선치료와 병행하면 효과가 더욱 좋은데, 혈관이 온열치료로 인해 확장되므로 종양의 혈액순환이 좋아지고 산소의 농도가 높아진다. 산소가 없을 때보다 있을 때 암세포는 방사선에 3배 정도 민감해지고, 항암제의 농도가 높아지며 항암치료의 내성을 낮추어 항암치료와 방사선치료의 효과가 극대화된다.

한방에서도 일찍부터 뜸을 이용해 암이나 기타 질환에 활용해 왔다. '복부와 하체(腹)는 항상 따뜻하게(恒要溫) 하고 머리와 가슴(頭胸)은 항상 시원하게(恒要寒) 하라'는 말이 있는데, 따라서 뜸은 하복부에 뜨는 것이 가장 효과적이며, 차가워지면 병이 생기는 자궁병이나 암의 치료에 효과적이다. 이렇게 체온이 중요한데, 저체온중인 인구가 늘어간다는 것은 갈수록 사람들의 면역력이 떨어진다는 말과 같다.

그렇다면 저체온을 예방하려면 어떻게 해야 할까? 체온을 올리는 가장 직접적인 방법은 더운물로 목욕을 하는 것인데 요즘 유행하는 반신욕이 효과적이다. 더운물에 체온이 올라가면 말초혈관이 확장되어 혈액순환이 좋아지고, 산소나 영양분이 말초조직까지 공급되어 신진대사가 높아진다. 하지만 너무 높은 온도는 오히려 교감신경을 자극하여 역효과를 가져올 수 있다. 가장 이상적인 물 온도는 41℃로 체온과 5℃ 이상 차이가 나는 것은 바람직하지 않다. 자신의 체온을 미리 체크해 자신의 체온에 5도 더한 온도에서 시작하는 것이 좋다. 이 온도는 우리 몸의 부교감 신경을 활성화해 혈액순환과 신진대사가 원활하도록 해주는 온도이다.

필자는 임상적으로 비파뜸과 왕뜸, 봉침과 약침 등을 7년째 면역력 회복과 암치료에 활용하고 있다. 암세포가 열에 약하다는 것은 일찍이 알고 있었지만 외부에서 열을 가해 암이 위치한 심부까지 열을 전달하기 위해선 화상이라는 부담을 피할 수 없다. 유럽에서는 한방의 뜸요법을 착안해 고주파온열요법이라는 새로운 치료법을 개발해 화상이라는 부담을 피하며 암치료에 적극적으로 활용해 왔다. 민간요법에서도 암과 같은 난치병에 체온을 올려 치료하는 방법으로 뜸뿐만 아니라 온천욕이나 불가마 찜질 등이 치료법으로 이용되고 있다. 반신욕 역시 체온을 38~43도로 올려 치료하려는 요법이다.

다음은 암치료에 사용되는 온열치료법을 소개하고자 한다.

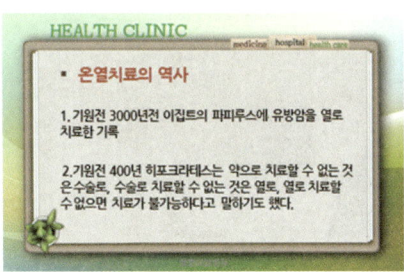

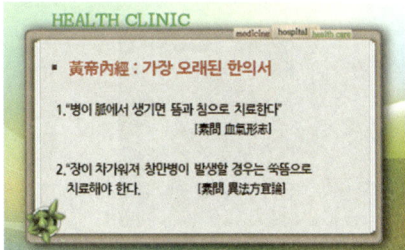

1. 비파뜸

 비파는 잎이나 열매를 모두 약으로 사용하고, 약효가 다양해서 예로부터 비파가 있는 집에는 아픈 사람이 없다는 뜻으로 무환자나무라고도 한다. 특히 허준이 스승인 유의태의 반위(위암)를 고치기 위해 사용했던 약으로도 유명하다. 비파뜸은 뜸의 온열효과와 비파 자체의 항암효과 모두를 이용하며, 암사관학교 환우분들의 기본 치료법이다. 비파뜸으로 치료한 후 항암치료나 방사선치료 전후의 면역력이 강화되었고 위장관 부작용(구토 설사)도 완화되었다. 또 피로감, 전신쇠약 등의 증상에 개선효과가 있다.

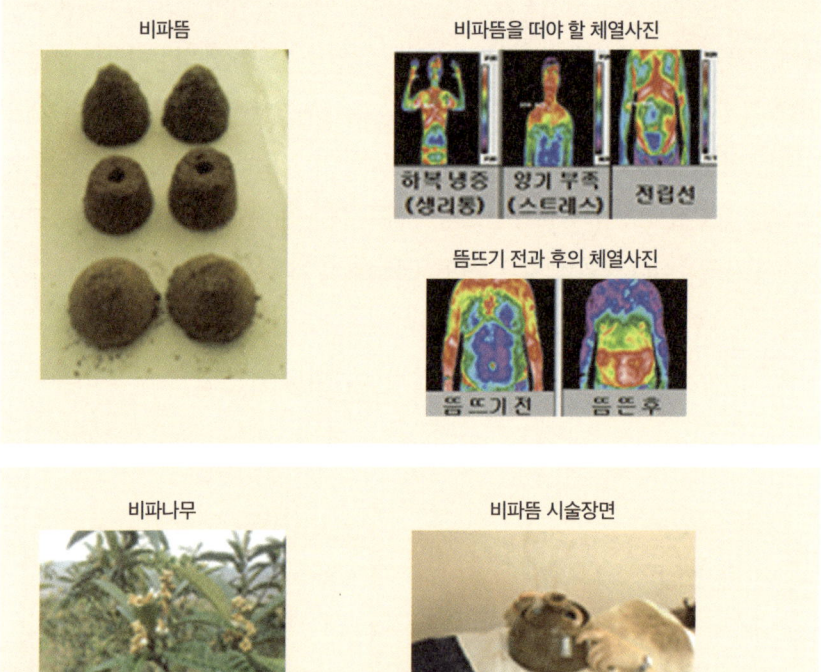

2. 비파 황칠 파스타요법

황칠나무는 두릅나뭇과에 속하는 상록수로 학명이 Dendropanax morbifera Lev이다. panax란 원래 만병통치약이란 뜻으로 인삼의 학명도 Panax Ginseng 이며, 황칠나무의 잎은 달여 차로 먹으면 인삼의 향이 나는데 예부터 인삼나무로 불리기도 했다. 근데 왜 약으로 사용되지 않았을까?

황칠은 예로부터 중국황실과 조선왕실의 기구 도료로 활용되어 그 양이 도료로 사용하기에도 부족하여 감히 약재로 사용하지 못하였다. 18세기 정약용 선생은 황칠나무를 악목(惡木)이라 하였는데 황칠나무 때문에 백성들이 온갖 수난을 겪었고, 급기야 황칠나무만 없어지면 관리들에게 당하는 고통이 사라질 것으로 생각하고 사람들이 밤에 몰래 황칠나무를 하나씩 베어버려 황칠나무가 거의 사라져 버린 것이다. 그리고 한의사들이 황칠의 존재를 모를 수밖에 없었던 것은 『동의보감』에 황칠에 대한 처방이 전무하다. 당연히 처방을 내릴 생각도 못한 것이다. 7년 전부터 황칠과 비파의 임상활용을 해오고 있는데, 황칠의 효능은 무궁무진하며 전라남도 천연자원연구원에서 황칠과 비파의 각종 실험이 진행되고 있다. 진행된 실험에 의하면 성기능장애, 치매예방, 자가면역질환(류마티스 관절), 항암효과가 뛰어나며 혈액을 맑게 하고 지방분해 능력이 뛰어나 고지혈증과 각종 성인병, 특히 복부비만에 효과가 있음이 밝혀졌다.

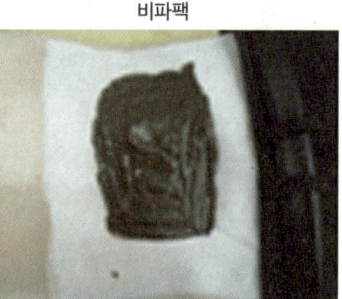

황칠나무와 열매 · 비파팩

3. 참숯 불가마 찜질요법

참숯에서 나오는 원적외선은 광선 중에서 가장 순수하며 높은 열효율을 가지고 있어 질병치료에 도움이 되는 인체에 아주 유익한 자연의 열이다. 인체에 가장 유익한 파장(5.7~10μm)을 가진 원적외선은 피부 안쪽 3~4cm의 심층까지 침투하여 세포의 대사작용을 촉진해 체온을 올려준다. 심부의 온도를 상승시켜 모세혈관을 확장하고 혈액순환을 촉진한다. 세포를 1분에 2000번씩 미세하게 흔드는 진동을 통해 세포의 조직을 활성화해 활동을 보다 왕성하게 해준다. 이뿐만 아니라 열에너지를 발생시켜 땀을 통해 노폐물을 자연스럽게 배출시키는 효과를 낸다. 암성 통증이나 관절통에도 효과가 있으며, 육체와 정신의 긴장을 이완시켜 주기 때문에 성인병의 원인이 되는 스트레스 해소에도 효과가 있다.

황토 찜질방

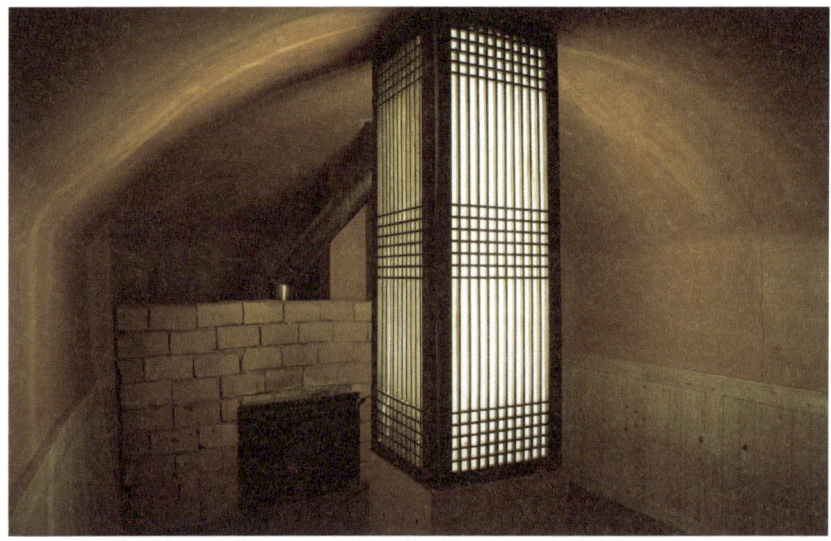

4. 고주파온열치료

고주파온열 암치료기는 인체 내부의 암조직에 선택적으로 고온의 열을 가함으로써 암세포를 자멸사(apoptosis) 또는 괴사(necrosis)시키는 치료법이다. 기존의 다양한 열치료기가 암세포에만 선택적으로 작용하는데 있어서 여러 가지 기술적인 문제점들을 가지고 있었다면, 최근 기술의 발전으로 선택적으로 암세포에만 열을 가하고 정상조직에는 열을 가하지 않음으로써 안전하고 효과적인 암치료가 가능해졌다. 주로 항암치료 또는 방사선치료와 고주파온열 암치료를 병행하여 좋은 효과를 보고 있다는 여러 논문이 발표되고 있으며, 항암치료나 방사선치료가 효과를 보기 어려운 말기암 상태에 있어서도 단독 고주파온열 암치료로 생명을 연장할 수 있다는 연구결과가 발표되고 있다.

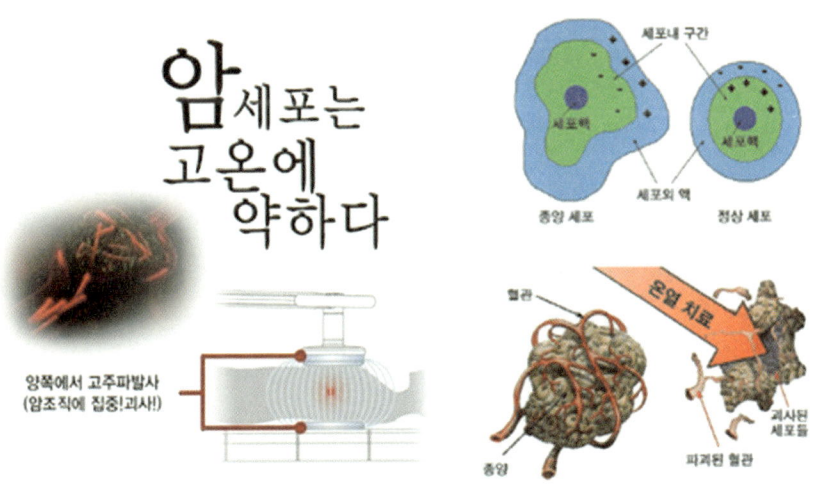

독일을 중심으로 유럽에서 개발되어 지속적인 기술 향상을 이루고 있는 고주파온열 암치료는 크게 두 가지로 나눌 수 있다. 전신암을 목표로 한 전신 온열치료와 국소암을 목표로 한 국소 온열치료이다. 국소 온열치료는 이미 국내의 여러 대학병원을 비롯한 암치료 병원에서 널리 쓰이고 있으며 전신 온열치료는 독일 등의 암치료 병원에서는 널리 사용되고 있지만, 국내에는 암치료 목적으로 이제 도입을 준비 중인 상황이다. 필자의 병원에서는 이미 국소 온열치료기를 도입하여 암치료에 좋은 효과를 거두고 있으며, 전신 온열치료기도 국내 유수 암센터와 동시에 도입해 운용 중이다.

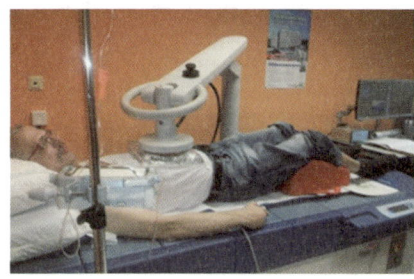
독일 현지 병원 국소 고주파온열 암치료 모습

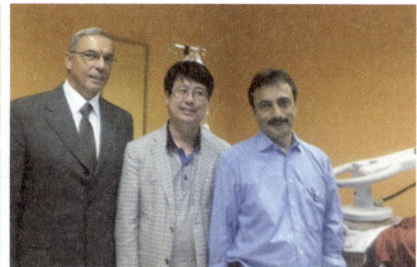
독일 암치료 병원을 방문 중인 필자와 현지 의료인

국소 온열치료기가 특정 부위의 한정된 암에 선택적으로 작용한다면, 전신 온열치료기는 머리끝부터 발끝까지 전신에 열을 가함으로써 특히 다발성으로 전이된 암치료에 유용할 것으로 생각하며, 임상연구가 더해진다면 전이 초기에 암 전이를 억제할 수 있는 임상효과도 볼 수 있으리라 생각한다.

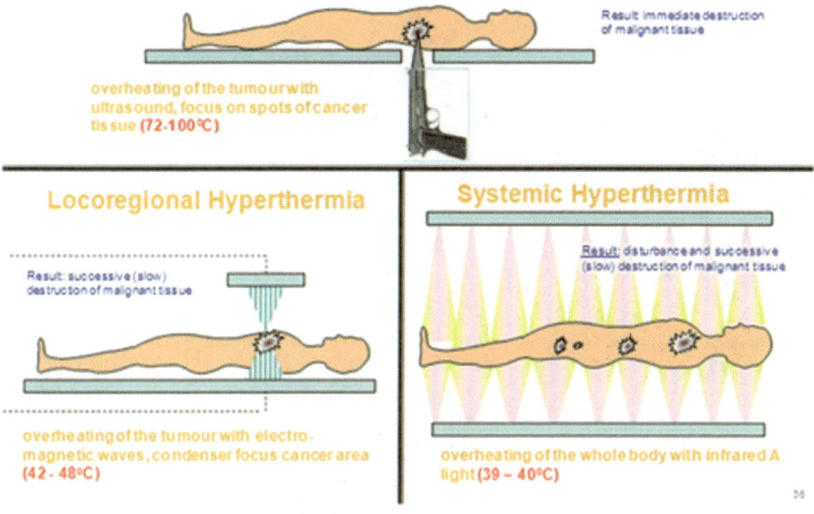

국소 온열치료(Locoregional Hyperthermia)

　다양한 기종의 국소 온열치료기가 주로 독일을 중심으로 한 유럽에서 개발되어 사용되고 있다. 특히 국내에 소개되어 여러 대학병원의 방사선종양학과와 암치료 병원들에 도입된 셀시우스 TCS는 온열요법의 임상경험이 20년 이상인 독일의 암치료 전문의들이 기존의 장비에서 한계를 인식하고 가장 혁신적인 콘셉트의 장비개발의 필요성으로 개발·출시하였다. 현재 독일 등 유럽에서 단기간에 가장 많이 가동되고 있다. 기존의 장비와는 달리 독일암학회 및 하노버 의대, 튀빙겐 대학병원 등에서도 인정을 받았다. 현재 독일의 13개 멀티센터에서 셀시우스 TCS 장비만으로 수술 없이 췌장암을 치료하는 임상을 실시 중이다. 셀시우스 TCS는 의료 등 정밀 산업이 전 세계 최고인 독일 엔지니어링기술로 설계되었고, 100% 독일제 부품으로 만든(Made in Germany) 스마트한 최신형 장비이다.

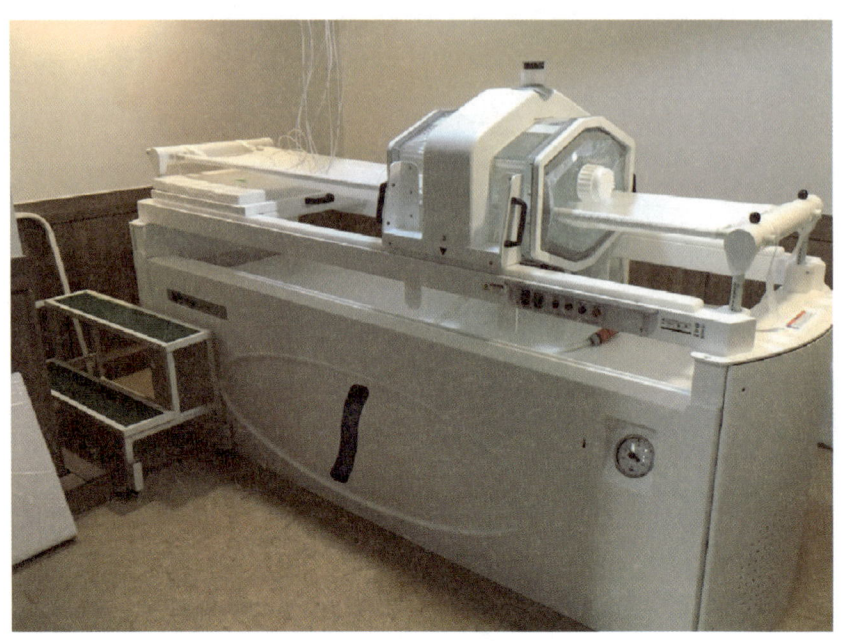

세포조직 깊숙이 침투하는 온열치료란?

고주파온열암치료 장비중 전세계에서 유일하게 미국 FDA 승인을 받은 BSD-2000장비는 75-120MHz의 고주파(RF)에너지를 이용하여 신체 내부 깊은 부위의 고형암에 온열을 전달하는 장비입니다. BSD-2000은 환자의 신체를 둘러싸고 있는 다양한 안테나와 POWER를 사용하여 환자에게 에너지를 전달하는 장비로서, 이 시스템은 다수의 전원으로부터의 주파수, 위상 및 진폭의 조정을 이용하여 종양 부위를 타겟으로 하여 최적화된 온열을 제공합니다.

따라서, 에너지는 종양부위에 전기적으로 집중되며, 이것은 종양부위에 전달된 열을 효과적으로 조정할 수 있습니다.

따라서, 복부(Abdomen)와 골반(Pelvis) 및 생식기 부위의 종양 치료에 탁월한 효과를 발휘합니다.

BSD-2000 특징

Medical Planning System (환자관리 치료계획 프로그램)
- 종양이 위치한 부분에 타겟 설정, 자동으로 SAR Pattern을 계산하여 환자 치료 결정/
  CT Data를 프로그램에 입력. 치료 계획 설정

Temperature mapping (실시간 온도 control)
- 종양치료부위의 온도 및 열 체크 가능
- 온도 센서 및 안테나를 장착한 전용 Applicator 이용

Radiative RF method
- 심부에 직접 열을 발생/ Burn 발생률이 현저하게 낮다.
- 종양의 위치, 깊이 및 크기 변화에 따른 RF Power control(70-120MHz)

고주파온열치료를 방사선과 약물치료와 병행시 확대(증가)되는 신체 온도별 치료효과 예시

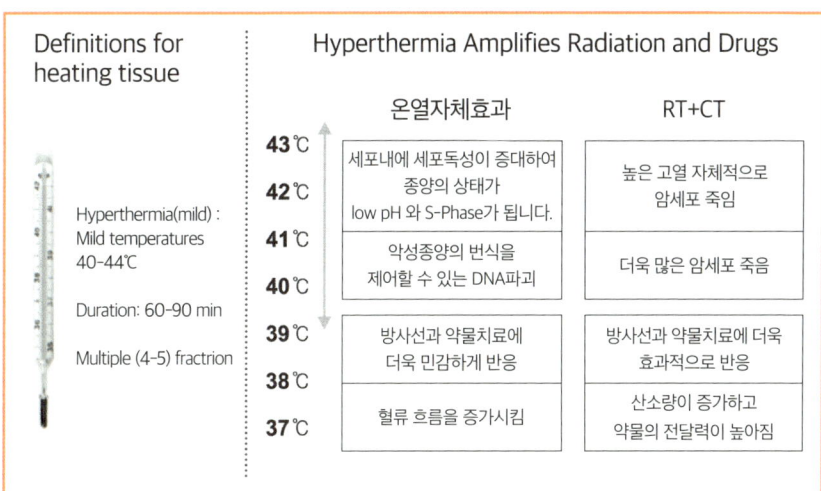

제5세대 첨단 고주파온열치료 시스템

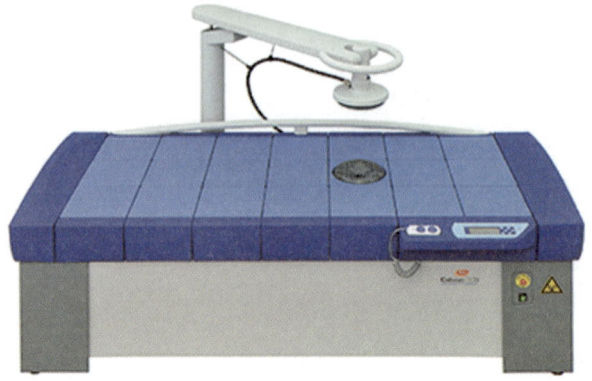

Celsius TCS® 주요특장점

열에너지가 종양에 집중되는 **오토포커싱(AUTOFOCUSING)**이 탁월하다.

2대의 능동형전극의 적용으로 열효율은 높이며 동시에 **치료시간을 단축**할 수 있다.

환부에는 열이 발생되지않고 편안함을 유지할 수 있도록 섭씨 8도까지 조절가능한 **완벽한 쿨링시스템**이 적용되어 있다.

600W의 HIGH POWER의 장착으로 환자적용시 500W까지 실질에너지를 생성할 수 있다.

치료중 환자자신이 통제할 수 있는 원스탑기능이 탑재되어 있다.

환자보호 및 시스템의 보호를 위해 시스템내부온도가 45도에 이르면 치료중이라도 시스템이 강제로 종료되는 기능이 있다.

양쪽 2개의 전극이 서로 자동추적을 통해 일치를 이루면서 에너지를 종양에 집중할 수 있도록 설계되어 있다.

사용자 친화형 윈도우 리눅스기반의 현대의료표준에 적합한 소프트웨어가 서버급 WS에 탑재되어 있어 **임상통계기능, 치료중 대기환자 동시작업, 환자이력조회 및 관리, 백업관리** 등 다양한 기능을 수행한다.

종양의 크기, 위치 및 깊이에 따라 **상.하 2개의 서로 다른 전극의 조합이 가능**하다.
(250W까지: 150MM전극/350W까지: 250MM전극/500W까지: 350MM전극)

인터넷을 통한 원격제어로 시스템 펌웨어 및 소프트웨어 업그레이드, 상태감시, 교정 등 항상 최적의 시스템 상태를 유지할 수 있도록 설계되어 있다.

사용목적 및 분야

셀시우스 TCS 시스템(Celsius TCS System)은 신체의 국소영역(loco-regional)의 온도를 올리는 것이 목적이며, 다음을 위해 사용한다.

- 종양의 치료
- 대사의 활성화
- 면역체계의 활성화

셀시우스 TCS 시스템은 종양을 치료하는 장비로써 개발되었으며, 항암제 또는 방사선치료의 효과를 높이기 위해 병행하여 사용한다. 적용하는 방법은 일반적으로 인정받는 의학적 가이드라인이나 권고안을 따른다.

적용 범위
- 원발성 혹은 전이성 종양 (예 간, 췌장, 신장, 폐 등)
- 장관의 종양
- 골반부의 종양
- 두부 혹은 후두의 종양
- 원발성 혹은 전이성 뇌종양
- 유방암 / 유방암의 국소 재발
- 전립선암
- 흑색종
- 피부 표면의 종양

기술
셀시우스 TCS(Thermo-Cancer-Select) 시스템은 13.56 MHz의 라디오 주파수를 이용해서 종양세포를 선택적으로 파괴한다.

셀시우스 TCS 시스템을 이용한 온열치료의 주된 작용
- 열에 의한 직접적인 종양의 괴사
- 정상조직에서의 혈류량의 증가
- 종양조직에서의 혈류 감소 및 영양분의 고갈
- 혐기성 대사 유도로 인한 세포 소멸
- 방사선과 항암제의 민감화(상승작용)
- 항암제와 방사선에 대한 저항성의 극복
- 스트레스 단백질(HSP)의 발현
- 표면 노출 증가로 인한 면역반응의 증가
- 종양 모세혈관의 microthrombosis 형성(혈관형성 억제)
- 통증의 경감
- 삶의 질(quality of life)의 향상

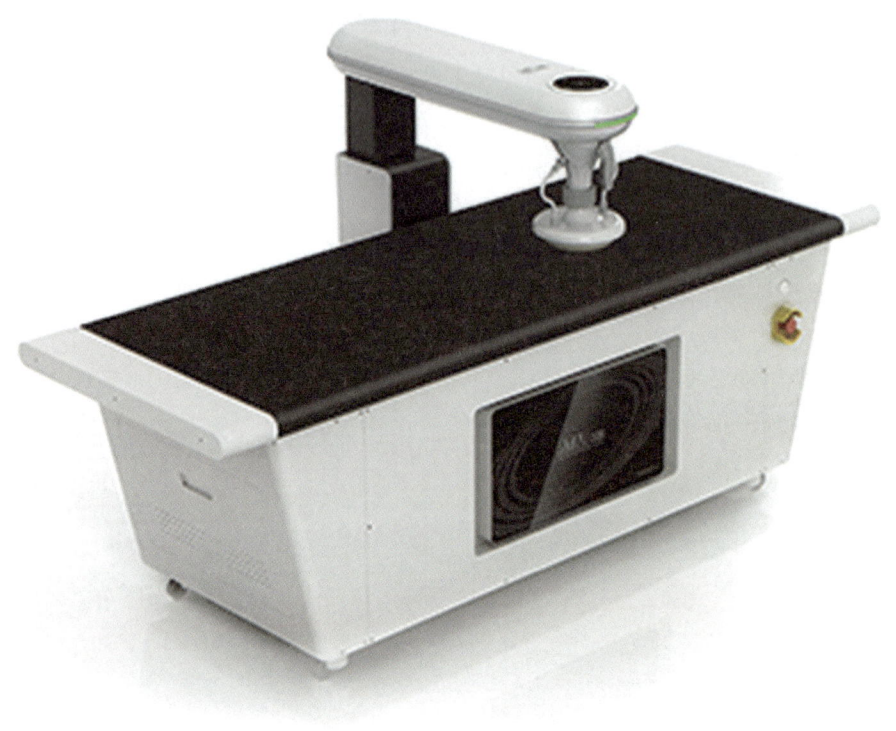

ATAR-300

　ATAR-300은 13.56MHz의 전자기파를 사용해서 종양까지 42도 이상의 온도를 보내주는 장비로써 암치료에 사용되는 의료기기입니다. 고주파변조 기술을 활용하여 심부에까지 에너지 전달 효율이 좋으며 화상을 방지하고, 피하조직에서 흡수되는 에너지도 최소화해줄 수 있습니다. 이는 심부까지 전달되는 에너지가 많아진다는 의미이기도 합니다.

ATAR-300의 특장점

임피던스 방식

신체가 지닌 전기적 저항(임피던스)을 이용하여 가온하는 방식

주파수가 높을수록(8Mhz 이상) 저항이 낮아져서 전류가 많이 흐르게 되어 열이 많이 남

주파수가 낮으면(1Mhz 이하) 저항이 높아져서 가온 특성이 떨어짐

암세포와 정상세포간의 저항 특성을 이용하여 암세포에 더 많은 에너지를 인가할 수 있음

심부에의 에너지 전달 효율이 매우 높음

종양 조직 부위에만 에너지를 집중할 수 있는 전극 구조

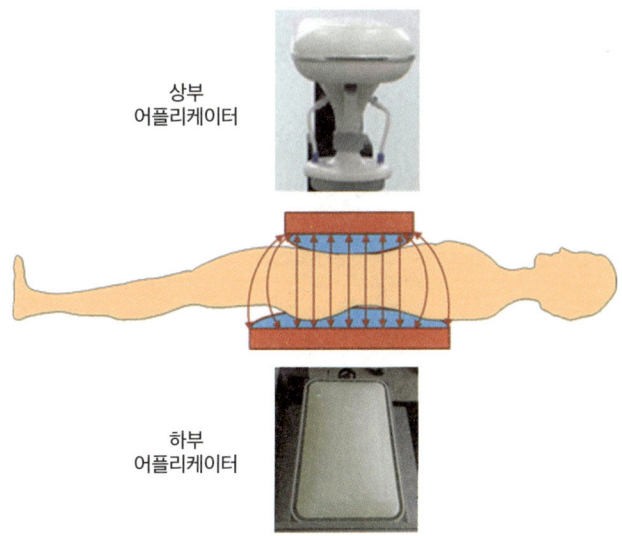

상부 어플리케이터

하부 어플리케이터

AMCS를 통한 운용자 편의성 제고

시스템 상태 상시 모니터링

치료 상황 상시 모니터링

시간 단계별 RF 출력 자동 조절(Auto power profiling)

치료 결과 및 환자 치료 이력 일괄 출력 기능

고주파온열치료의 증례 (명문요양병원)

결장암 4기 — 간으로 전이 (고주파치료+항암치료)

[Finding]
2012-10-23 C.I) colon cancer
[Conclusion]
About 1cm single metastasis in the liver S6.
--> interval decrease of multiple liver mets since 2012-03-19

Slightly heterogenous liver parenchymal uptake on HBP.
--> CTx-associated liver injury

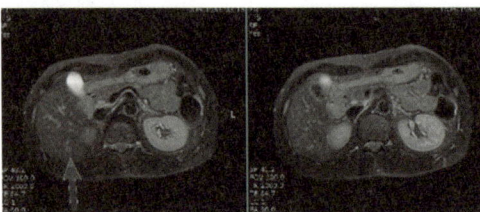

유방암 4기 — 폐로 전이 (고주파치료 단독)

1. No significant interval change of multiple pulmonary metastasis in both lungs and right pleural metastasis.
2. Decreased size of right anterior chest wall metastasis with sternal invasion.
3. No significant interval change of multiple metastatic lymphadenopathy, right highest mediastinal, right upper and lower paratracheal, prevascular, paraaortic, both upper and lower paratracheal, subcarina, both hilar, right interlobar, paraeosphageal area.
   ---- invasion into SVC.
4. Calcified granulomas and cystic bronchioliectasis in LLL.

폐암 4기 — 폐와 간, 뇌로 전이 (고주파치료+항암치료)

Compared with prior outside chest CT on 2012-06-13.
[CONCLUSION]
1. Findings suggestive of improvement of primary lung malignancy with associated findings (PR):
   1) Decreased size of (about 2.6 x 2.3 cm -> 2.1 x 1.7 cm, Se4/im48) known central lung malignancy in RLL mixed with right pulmonary ligament LAP, with improving mild distal obstructive pneumonitis.
   2) Slight decreased size and number of multiple spiculated nodules or nodular consolidations in both lungs, considered as improving hematogeneous metastases.
   3) Decreased size of metastatic LAPs in both supraclavicular, prevascular, AP window, both paratracheal, subcarinal and right interlobar nodal areas.
   4) No detectable pleural or pericardial fluid collection.
   5) No detectable metastasis in bony thorax.

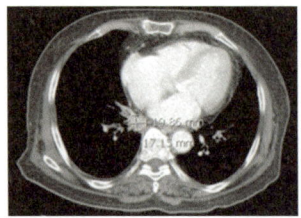

고주파온열치료의 증례 (타 병원)

폐암 4기   기존 치료 불응성 (고주파치료 + 방사선 치료(종격동, 우측 폐))

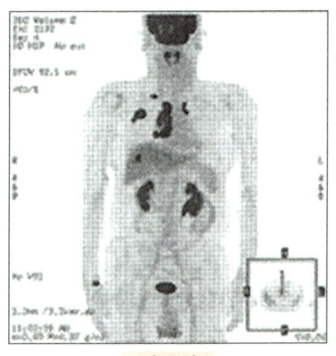
치료 전

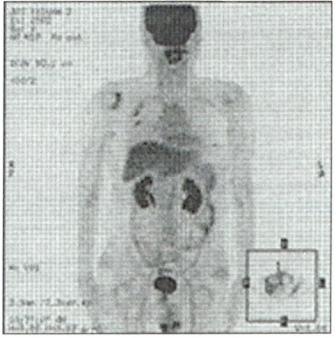
치료 3개월 후

유방암 4기   기존 치료 불응성 (고주파치료 + 방사선 치료(우측 폐))

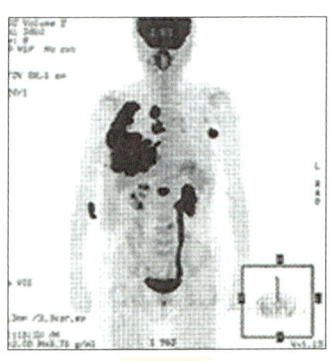
치료 전

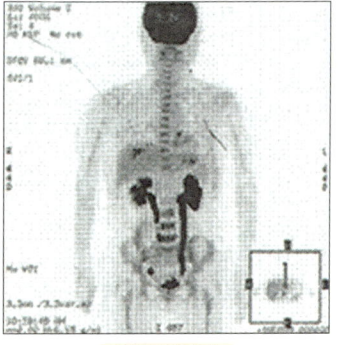
치료 6개월 후

전신 온열치료 (Systemic Hyperthermia)

전이암과 전신에 암이 퍼져 있는 경우에 이용

Whole-body hyperthermia is used to treat metastatic cancer that has spread throughout the body.(미국 National Cancer Institute : 미국 국립 암연구소)

　전신 온열치료는 전신에 온열을 가함으로써 암세포를 파괴하는 장비로, 다양한 전이암에 적용이 가능하며, 항암치료와 방사선치료의 효과를 증대하여 자체로 면역을 강화하고 통증을 완화하는 보완적 치료까지 가능한 장비이다.

　본원에서는 국소의 암에 먼저 국소 온열치료기를 적용하여 치료하고, 전신 온열치료기를 적용하여 나머지 잔존암, 전이암 등의 치료에 효과를 기대하고 있다. 또한 전신에 다발성으로 퍼진 전이암의 경우에는 먼저 전신 온열치료기를 적용

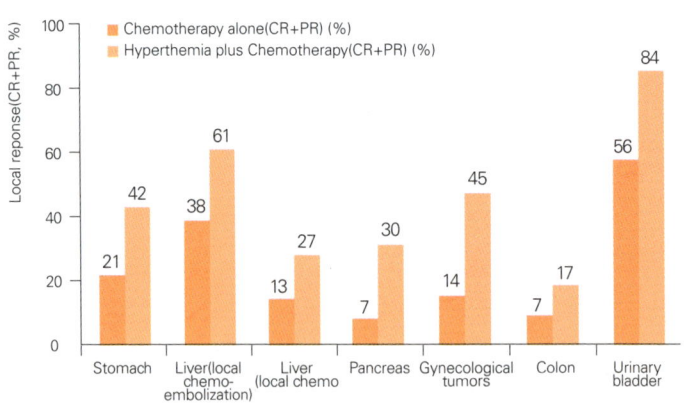

항암치료와 전신 온열치료 병용 효과

하여 치료한 후에, 남아 있는 국소암에 국소 온열치료기를 적용하고 있다. 현재 세계적으로 암 환자를 치료하기 위해 온열치료기가 1000여 대 정도 보급되어 있는 걸로 파악되고 있다. 그중 500여 대는 이미 국내에도 많이 보급되어 사용되고 있는 국소 온열치료기이며, 나머지 500여 대는 아직 국내에는 생소한 전신 온열치료기이다. 전신 온열치료기의 대부분은 독일이 원산지이지만, 최근 독일의 기술력으로 완성된 제품에 다양한 편의장치를 갖춘 국내산 제품이 출시되었고, 최근 필자의 병원에도 설치되었다.

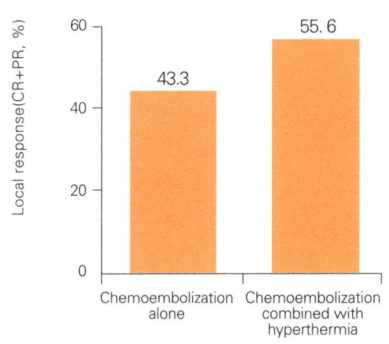

간암 항암색전술과 전신 온열치료 병용 효과

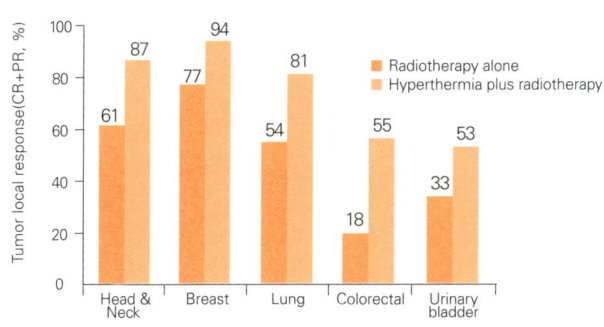

방사선치료와 전신 온열치료 병용 효과

암성 통증치료기
페인스크램블러 (Pain Scrambler)

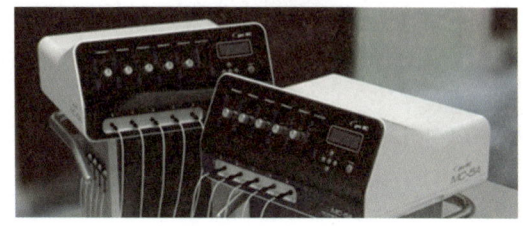

　대부분 암 환자는 통증을 느끼고 있다. 특히 말기암 환자나 뼈 전이암 환자는 거의 암성 통증을 가지고 있다. 기존에는 일반 진통제, 마약성 진통제, 신경차단술 등의 약물요법, 수술요법, 온열팩이나 전기치료 같은 물리치료로 통증을 관리해왔다. 그럼에도 불구하고 지속되는 암성 통증과 마약성 진통제의 부작용은 끊임없이 암 환자를 괴롭혀왔다. 암성 통증치료기 페인스크램블러는 이탈리아의 마리네오 박사가 원천기술을 개발하고 이탈리아 종합병원에서 2천여 명 이상을 대상으로 임상효과를 입증한 치료기로 유럽 CE(2008), 미국 FDA(2009), 한국 KFDA(2011) 승인을 완료했으며, 2011년 미국의료협회(AMA)의 CPT code III(신의료기술 코드)를 획득했다.

　최첨단 뉴로사이언스 의료기술을 도입한 비침습적 통증치료기는 기존 통증치료방식인 관문통제설(Gate Control Theory)에 의한 통증차단 방식이 아니라 정보이론(Information Theory)을 원리로 한 혁신적인 통증치료기기이다. 페인스크램블러는 불응성 암성 통증, 수술 후 통증, 대상포진, 외상 후 통증증후군, 복합부위 통증증후군, 말초신경병증, 만성 신경병증성 통증 등에 광범위하게 적용하여 암 환자의 통증을 치료할 수 있다. 2011년 7월 식약청 승인을 받았으며, 2013년

1월에는 비침습적무통증 신호요법으로 신의료기술 평가위원회 평가결과를 받았다. 필자의 병원에 호남 최초로 암병원에 도입하여 입원 환우의 암성 통증을 치료하고 있다. 암 환자를 통증에서 벗어나게 해주는 것은 암 환자의 삶의 질 관리 차원에서 획기적인 도움이 될 것이다. 전극패드를 통증 부위를 피하여 정상적인 부위에 부착하며, 환자 1인당 최대 5개 채널을 사용할 수 있다. 1회 치료에 40분 기준이며, 매일 치료하여 10회를 기준으로 1사이클을 진행한다. 현재까지 보고된 부작용은 전혀 없다.

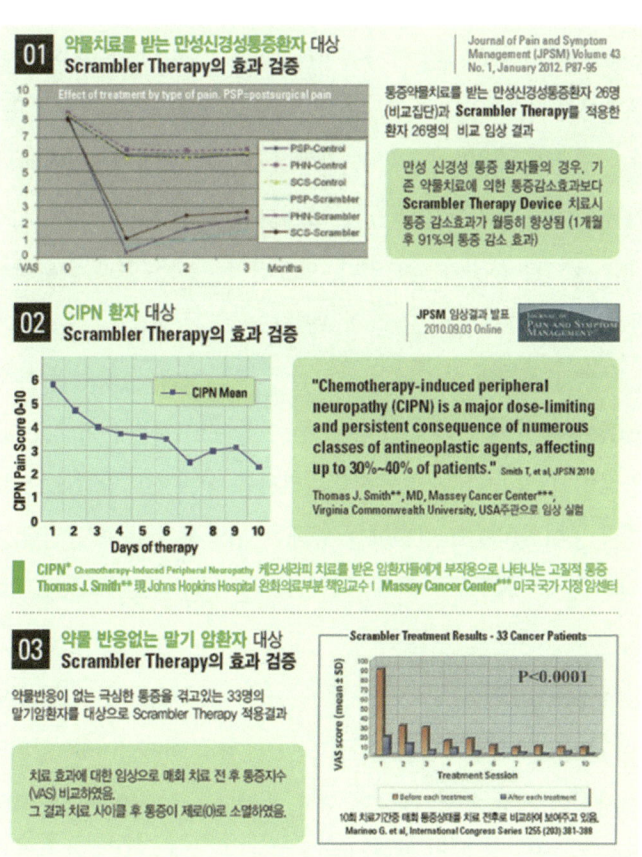

epilogue

 2003년 겨울, 광주 두암동 명문한의원에서 한방 의료를 위해 뜻을 같이 했던 동료 한의사 김수현 박사를 위암으로 멀리 보내야 했다. 척추 분야에 남다른 천재적 자질을 가졌던 김 박사의 노력은 『현가요법』이라는 책으로 결실을 보게 되었지만 동료 한의사로서 김 박사를 떠나보내야 했던 마음이 아직도 가슴 한 구석에 멍울져 있다.

 김 박사는 광주의 C병원에서 암을 발견하지 못하고 강남 S병원에서 복막 파종성 말기 위암이라는 진단을 받았다. 발병과 동시에 복수가 차기 시작하여 호흡이 곤란할 정도로 복수가 심하였다. 의료진의 선택은 복수형 위암에는 탁솔이 유일한 치료제라며 항암치료를 권하였다.

 하지만 탁솔이나 기타 항암제의 부작용은 널리 알려진 사실이다. 일본 후생노동성은 "항암제인 파클리탁셀(탁솔) 등은 중대한 부작용이 있는데 그 항목으로 용혈성빈혈, 중증간염, 중독성표피괴사증, 피부점막안증후군, 다형홍반, 간질성 폐렴 등이 있다. 또 탁솔에는 중대한 부작용 항목에 심전달장해, 소화관괴사, 장관폐색, 장관마비 등에 관한 기록을 추가토록 지시했다."라고 발표했다.

 의사 선생님은 3개월을 버티기 힘들 것이라 귀띔해 주었다. 그 위암 전문의는 다름 아닌 김 박사의 처남이었다. 그는 "솔직히 탁솔은 복수형위암의 복수를 줄여주기는 하지만 워낙 독성이 강한 항암제로 악명이 높다."라고 하면서 지금 사용할 수 있는 약은 이 약뿐이라며 치료의 선택을 보호자에게 맡겼다.

지푸라기라도 잡고 싶은 심정에 항암치료를 받겠다는 보호자의 의지를 나로선 꺾지 못했다. 항암치료를 받는 동안 복수는 몰라보게 줄어들며 암 덩어리도 주는 듯 했지만 갈수록 야위어가며 머리카락이 빠지고 먹으면 먹는 데로 토해내는 김 박사를 옆에서 지켜보는 보호자와 나는 과연 옳은 선택을 한 것인지 몇 번이고 후회됐다. 그렇게 항암치료를 시작한지 3개월 뒤, 김 박사는 전대병원 응급실로 실려갔다.

이번엔 암이 문제가 아니었다. 항암치료 탓에 장 파열로 복강 내 출혈이 진행되고 있었다. 이번엔 방법이 없단다. 모르핀을 주입한 후 호스피스병원으로 가라는 최후통첩을 받았다. 그리고 30분 뒤 김 박사는 집으로 가는 도중 응급차 안에서 운명하였다.

요즘도 간혹 '과연 항암치료를 하지 않고 산속에 들어가 지금 알고 있는 생각과 치료법을 적용했더라면 어떠했을까?' 하는 후회를 하곤 한다. 그 뒤로 암에 대한 여러 책과 인산의학 그리고 한의학에서 말하는 암치료법에 대해 알아보았지만 결론은 하나였다. 말기암 환자에게 항암치료나 방사선치료, 수술치료는 큰 의미가 없으며 그보다는 환자 스스로가 암에 대한 두려움과 그동안의 생활방식에서 벗어나 암세포를 이겨낼 수 있는 면역력을 찾아야 한다는 사실이다.

내가 도심에서 성공한 한의원을 뿌리치고 산속에 명문요양병원을 개원한 이유도 그것이다. 암 사관학교라 이름 지은 것도 암 환자는 암에 대해 그리고 자신에 대해 제대로 배우고 알아야 한다는 사실 때문이다. 식구 중 누구도 산속에 병원을 개원하는 것을 찬성하지 않았고 심지어 한의사 동료나 의사 친구들도 찬성하지 않았다. 그러나 암치료의 방법에 대한 나의 선택과 신념이 옳은지 그른지는 세월이 증명해줄 것이다.

지금까지 살펴본 내용은 모두 우리 몸의 자연치유력, 면역력을 향상시킬 수 있는 방법에 대한 것들이다. 다시 한번 강조하지만, 가장 훌륭하고 강력한 항암제가 우리 몸 안에 있다. 형광등의 스위치를 켜야 불이 들어오듯, 우리 몸의 면역 스위치를 켜고 암을 부르는 생활습관의 스위치를 끈다면 암은 자연히 사라질 것이다.

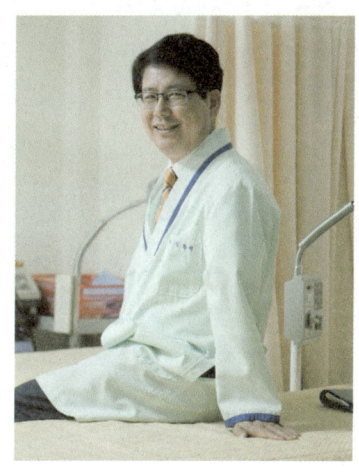

전라남도 담양군 대덕면에 위치한 명문요양병원은 병원의 위치와 병실 등 모든 진료의 과정이 환자 중심으로 이루어진 병원입니다. 특히, 암 환자와 수술 환자의 자연치유능력을 극대화하는 치료를 추구합니다. 수려한 경관으로 둘러싸인 편백과 소나무 숲에서 삼림욕과 운동 프로그램을 운영하며, 담양의 친환경농작물로 짜여진 식단을 제공합니다. 항암치료의 후유증으로 인한 고통에서 벗어나게 돕는, 암 환자를 위한 최선의 암 전문병원이 될 것입니다.

주소 전라남도 담양군 대덕면 운암리 364-25
전화번호 1600 - 8075
홈페이지 www.am8275.co.kr

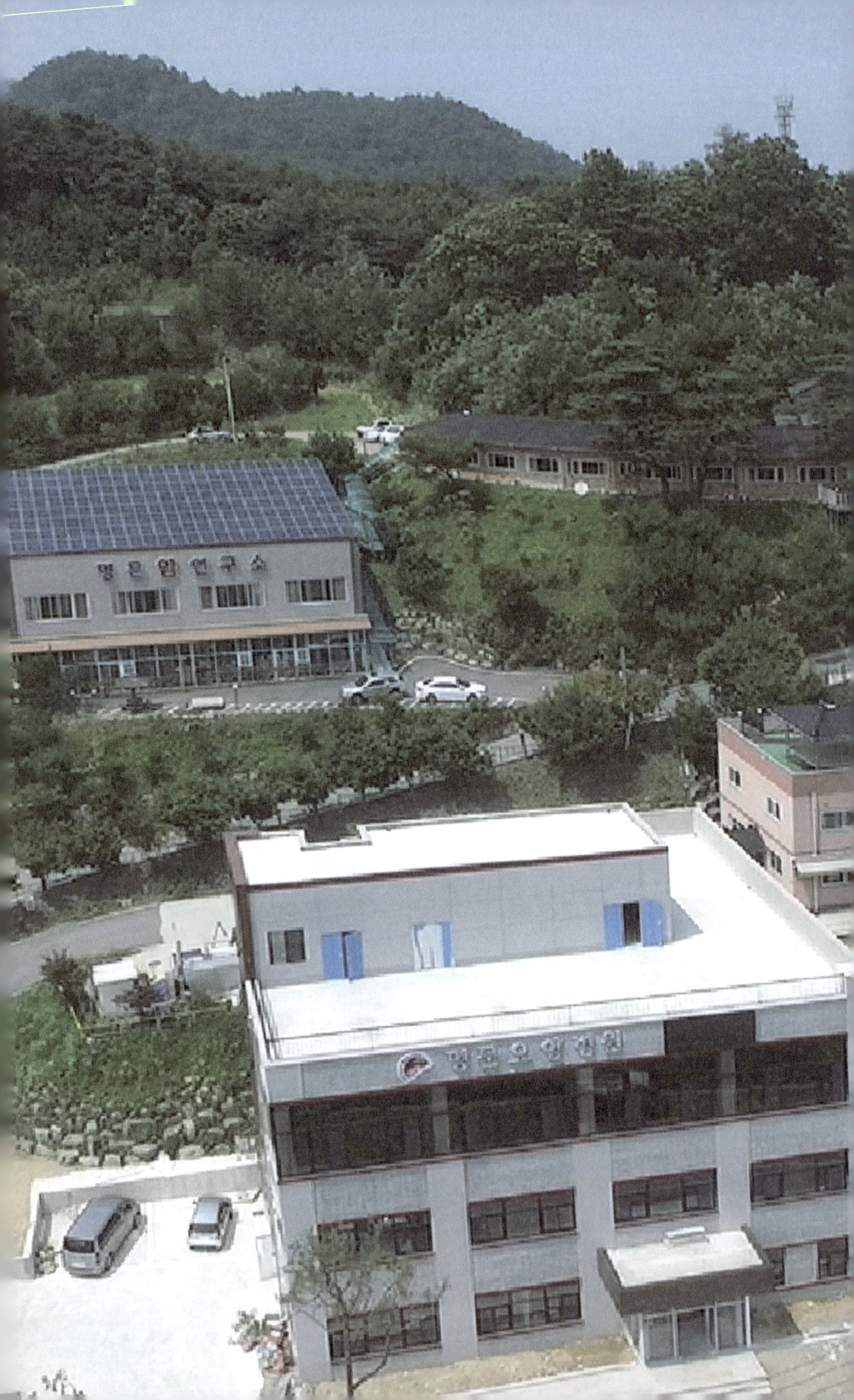

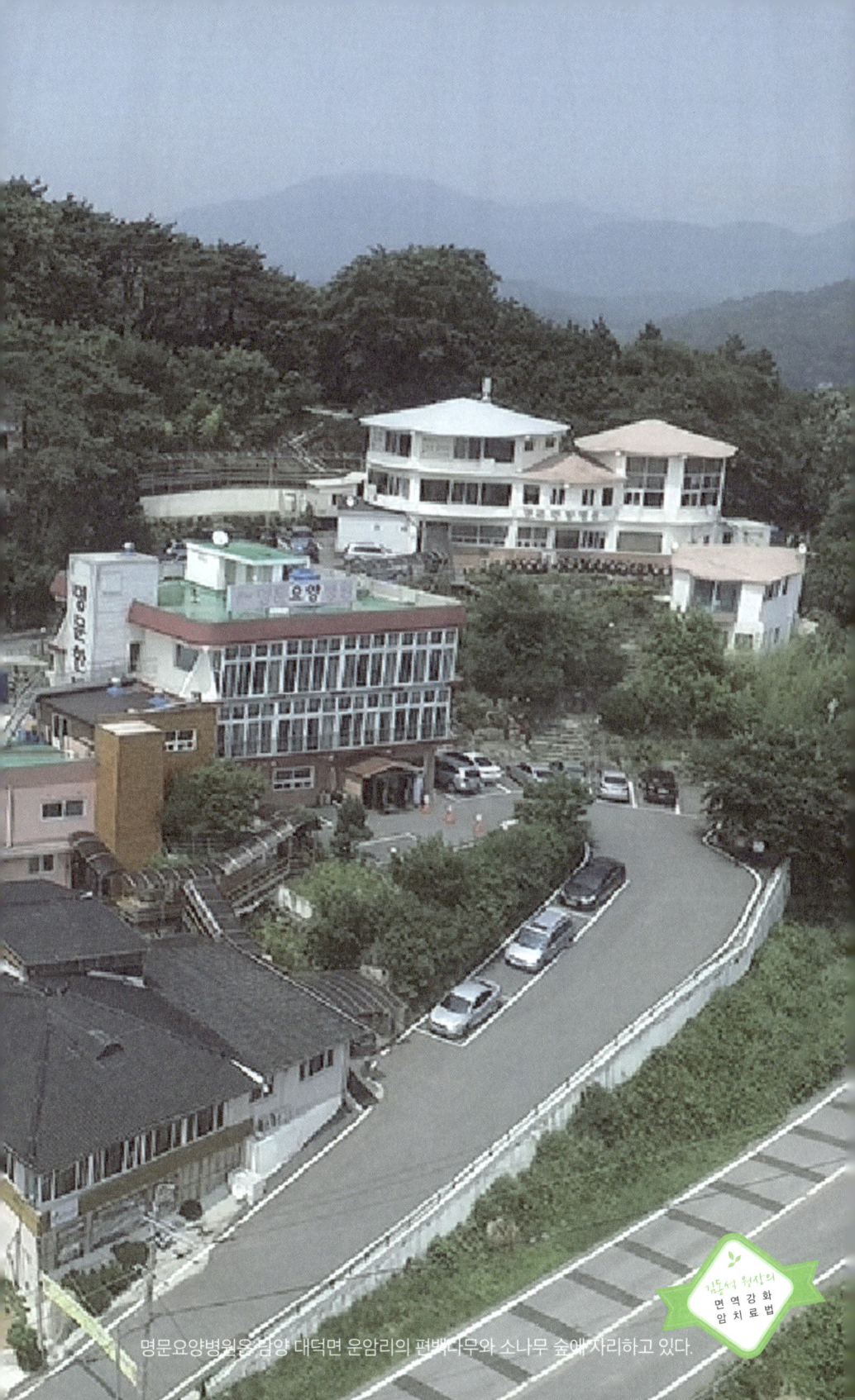

명문요양병원은 담양 대덕면 운암리의 편백나무와 소나무 숲에 자리하고 있다.

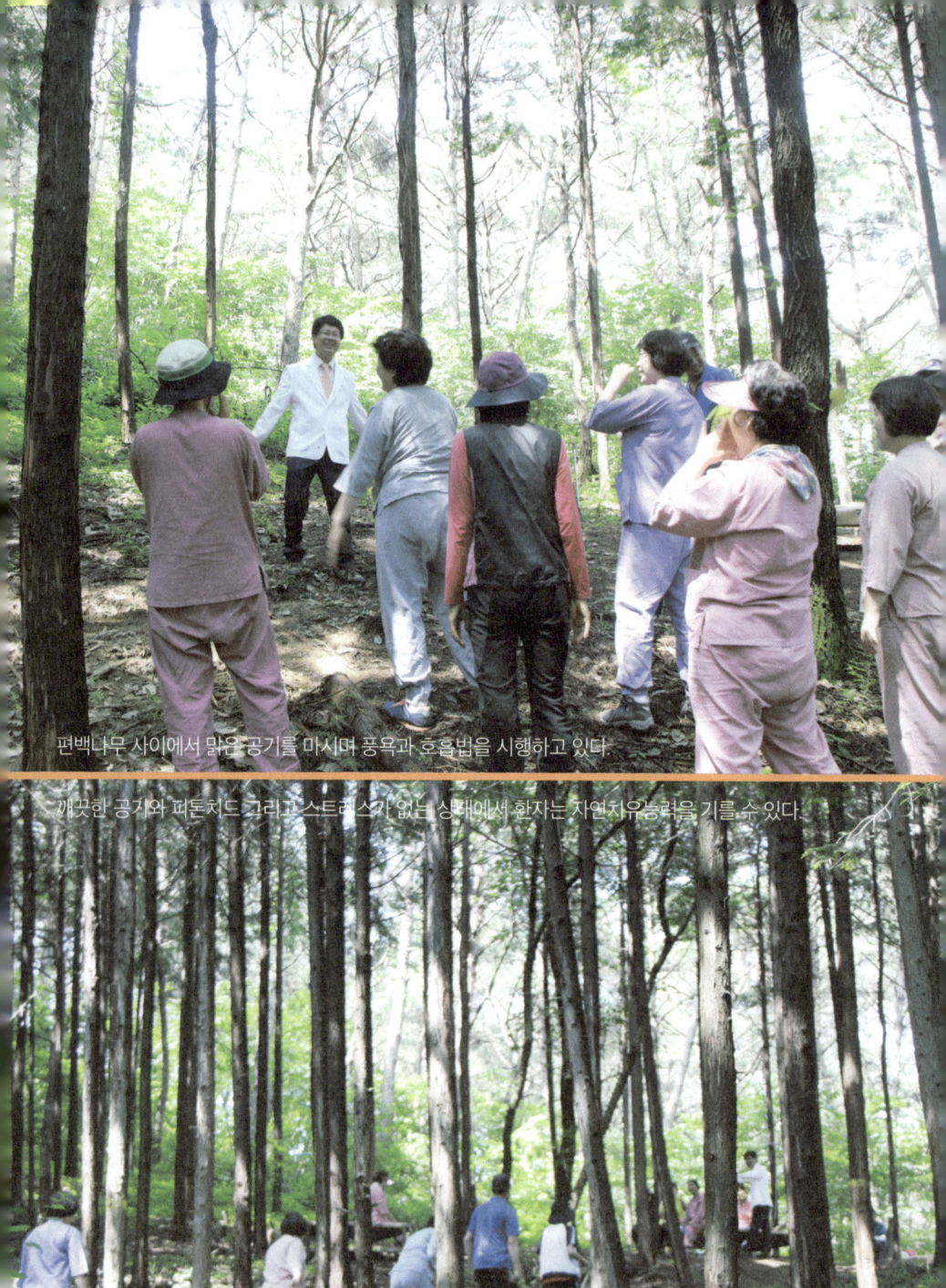

편백나무 사이에서 맑은 공기를 마시며 풍욕과 호흡법을 시행하고 있다.

깨끗한 공기와 피톤치드 그리고 스트레스가 없는 상태에서 환자는 자연치유능력을 기를 수 있다.

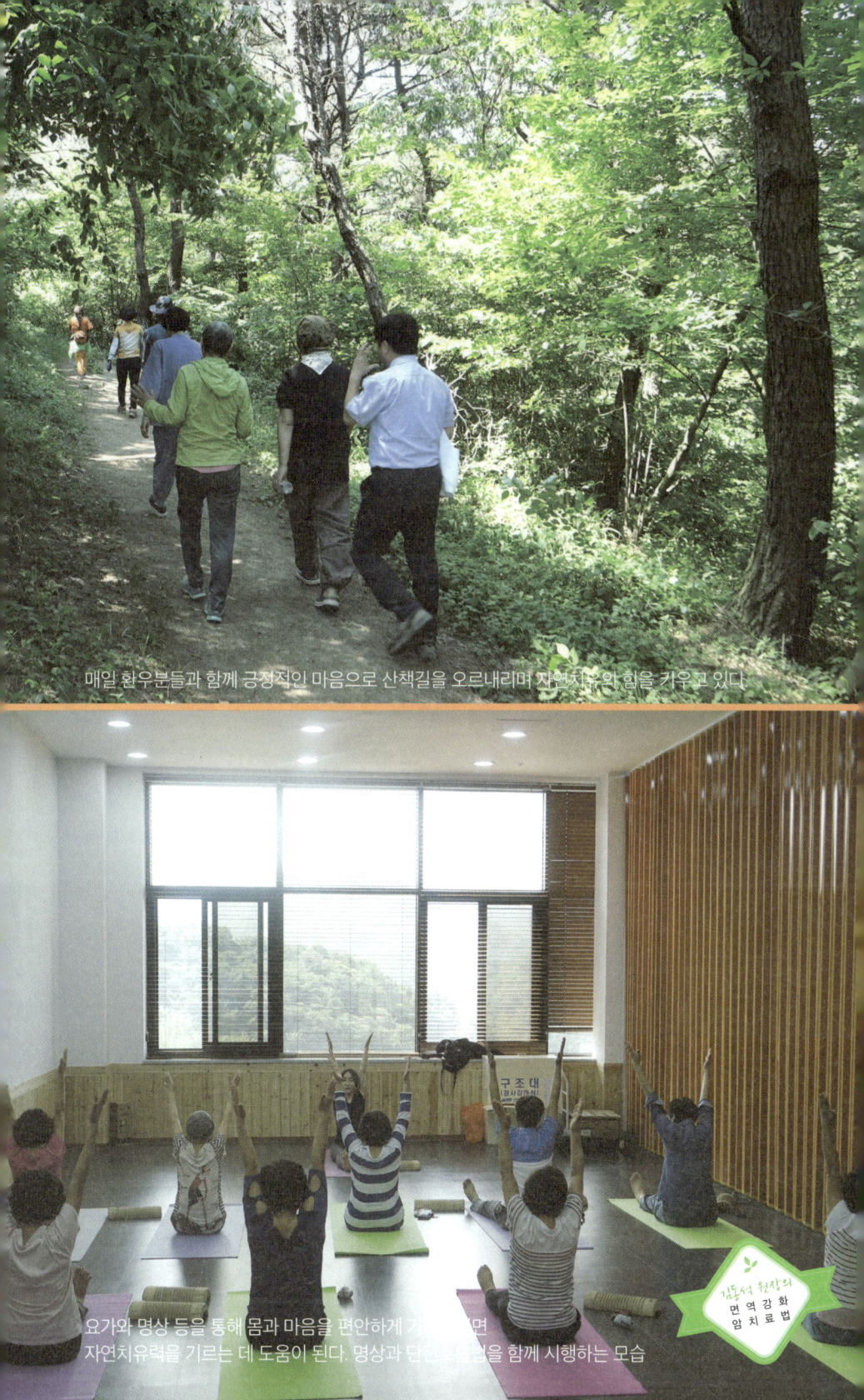

매일 환우분들과 함께 긍정적인 마음으로 산책길을 오르내리며 자연치유와 힘을 키우고 있다

요가와 명상 등을 통해 몸과 마음을 편안하게 가꾸어가면 자연치유력을 기르는 데 도움이 된다. 명상과 단전호흡법을 함께 시행하는 모습

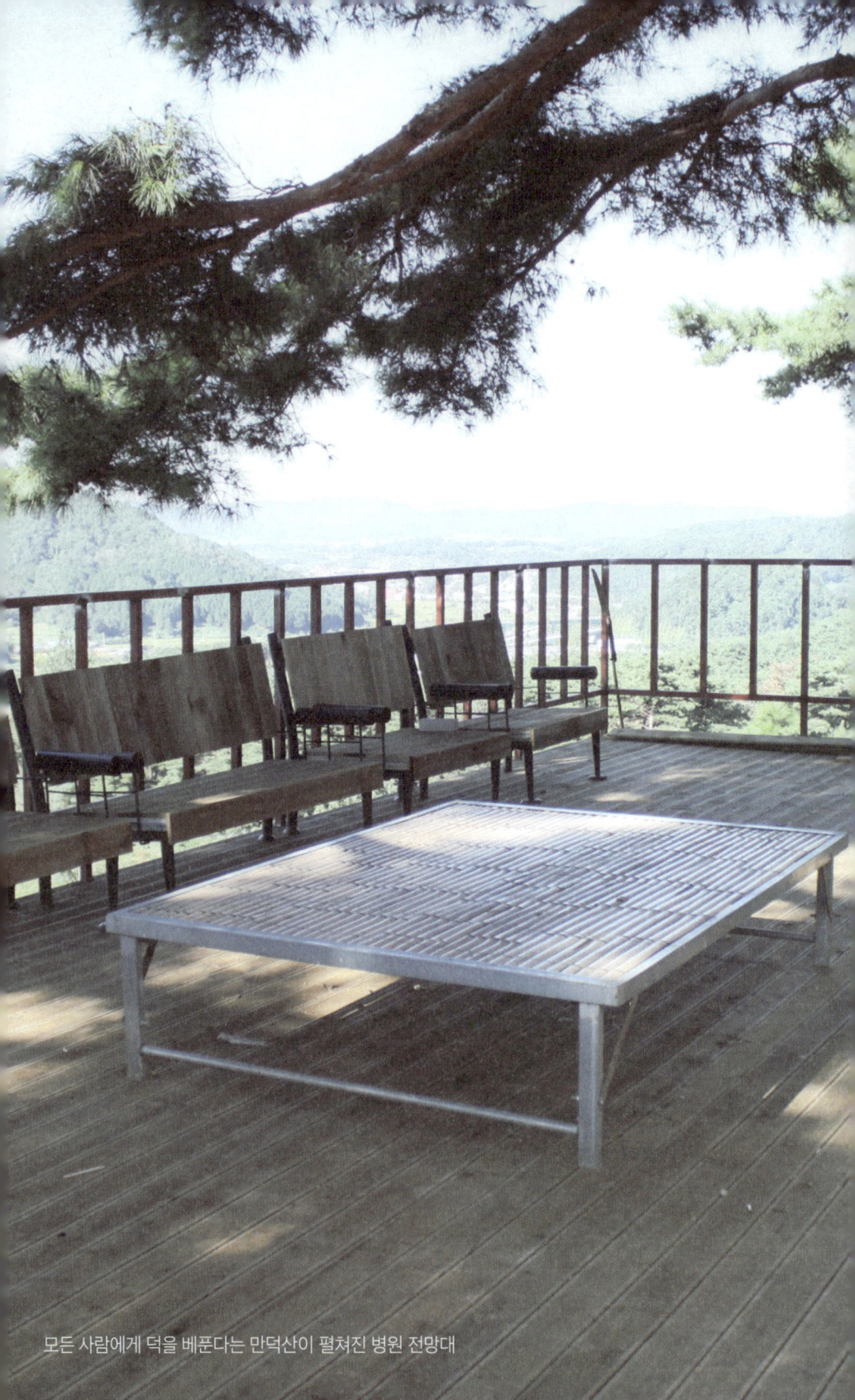

모든 사람에게 덕을 베푼다는 만덕산이 펼쳐진 병원 전망대

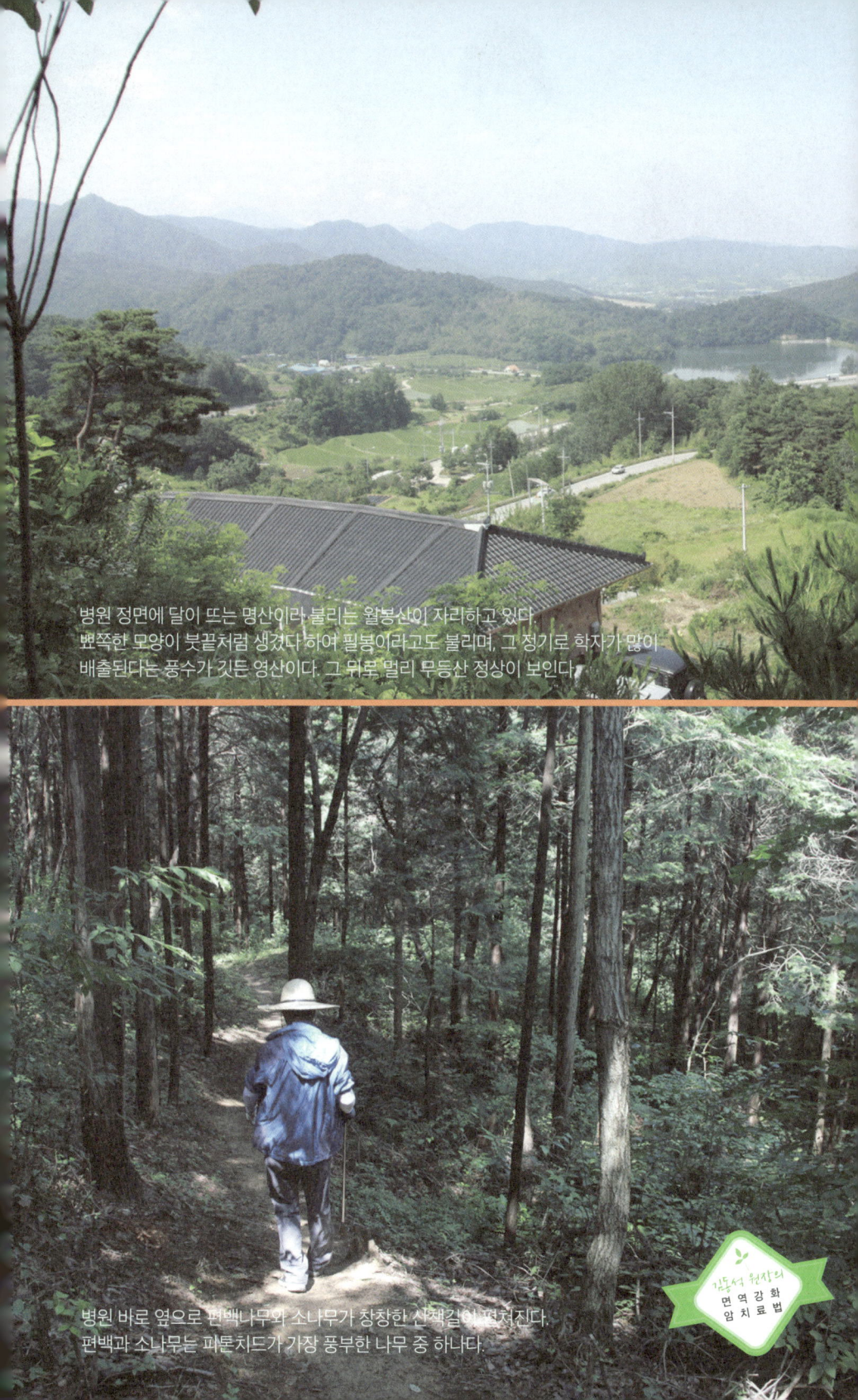

병원 정면에 달이 뜨는 명산이라 불리는 월봉산이 자리하고 있다.
뾰족한 모양이 붓끝처럼 생겼다 하여 필봉이라고도 불리며, 그 정기로 학자가 많이 배출된다는 풍수가 깃든 영산이다. 그 위로 멀리 무등산 정상이 보인다.

병원 바로 옆으로 편백나무와 소나무가 창창한 산책길이 펼쳐진다.
편백과 소나무는 파톤치드가 가장 풍부한 나무 중 하나다.

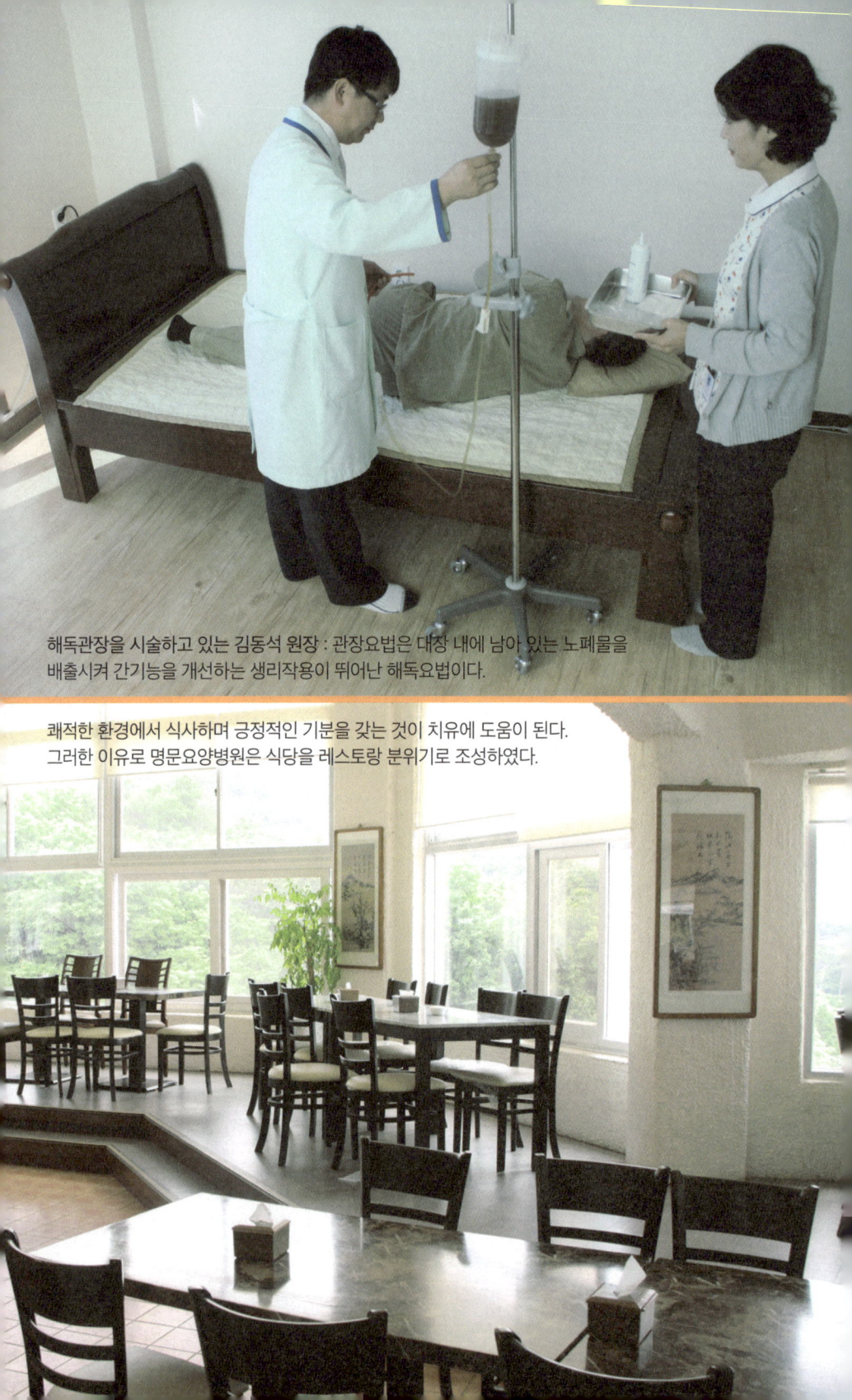

해독관장을 시술하고 있는 김동석 원장 : 관장요법은 대장 내에 남아 있는 노폐물을 배출시켜 간기능을 개선하는 생리작용이 뛰어난 해독요법이다.

쾌적한 환경에서 식사하며 긍정적인 기분을 갖는 것이 치유에 도움이 된다. 그러한 이유로 명문요양병원은 식당을 레스토랑 분위기로 조성하였다.

원적외선이 방출되는 황토 불가마 찜질방을 설치하여 암치료에 도움을 주고 있다.

황토와 편백으로 지어진 입원실

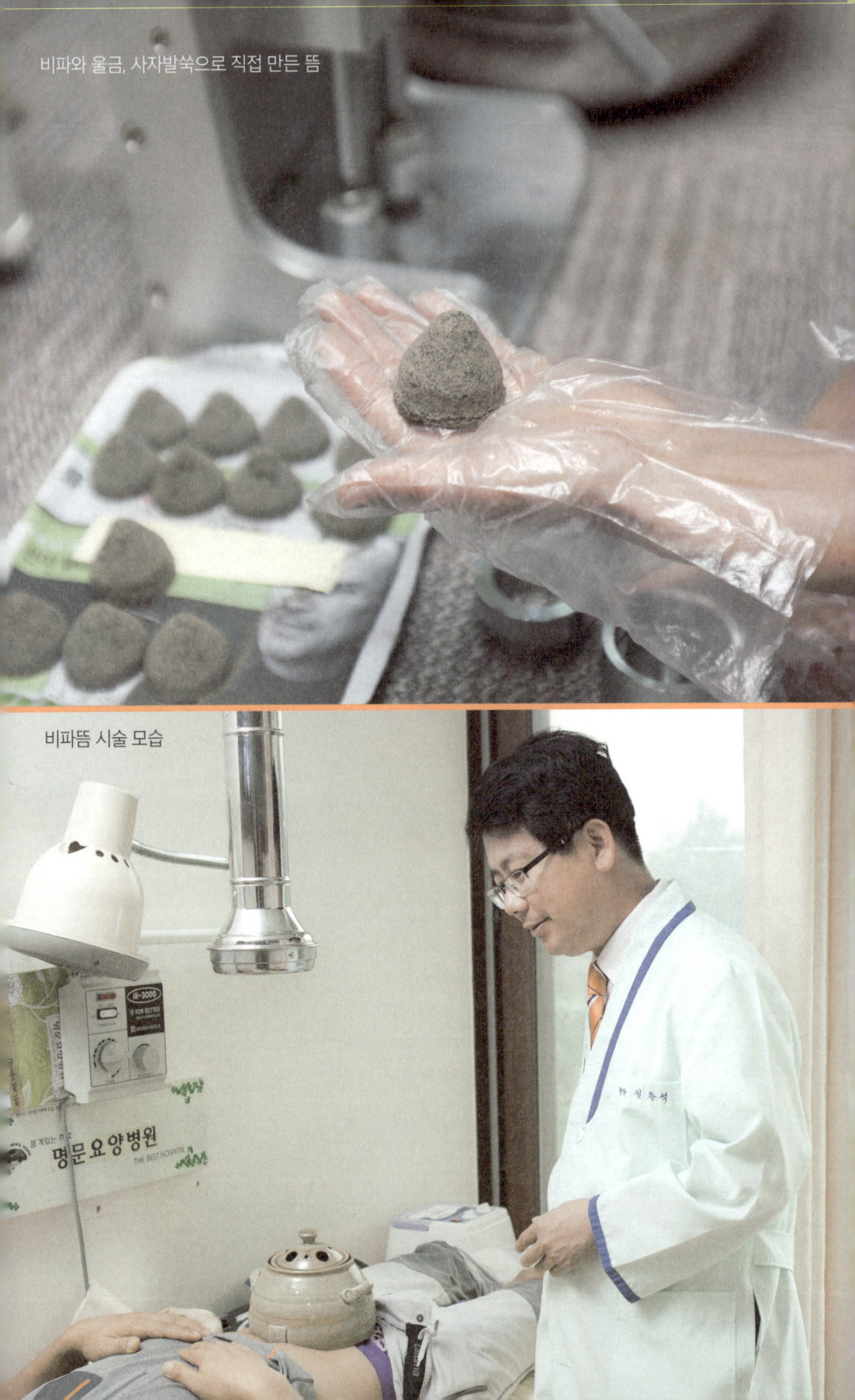

비파와 울금, 사자발쑥으로 직접 만든 뜸

비파뜸 시술 모습

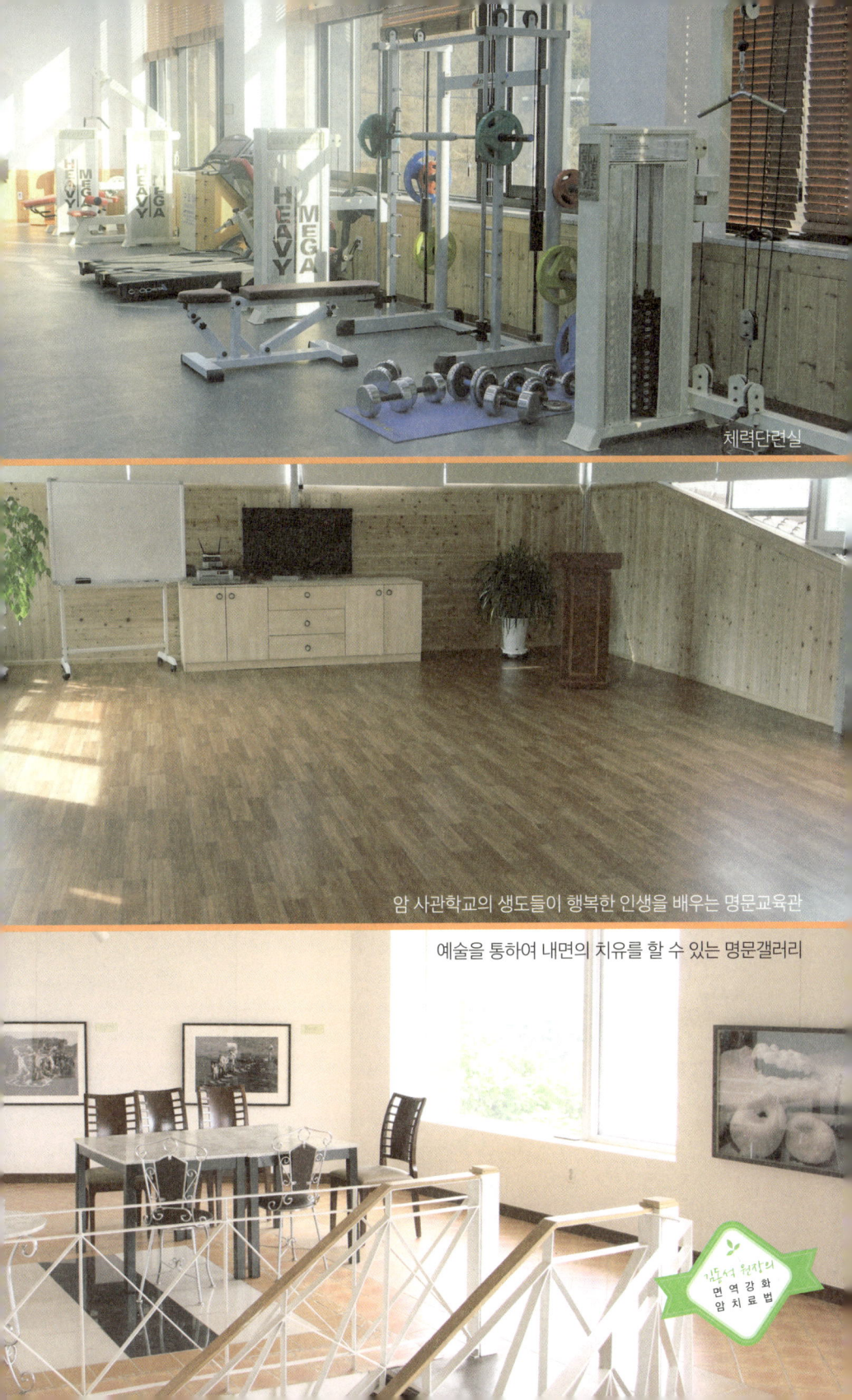

체력단련실

암 사관학교의 생도들이 행복한 인생을 배우는 명문교육관

예술을 통하여 내면의 치유를 할 수 있는 명문갤러리

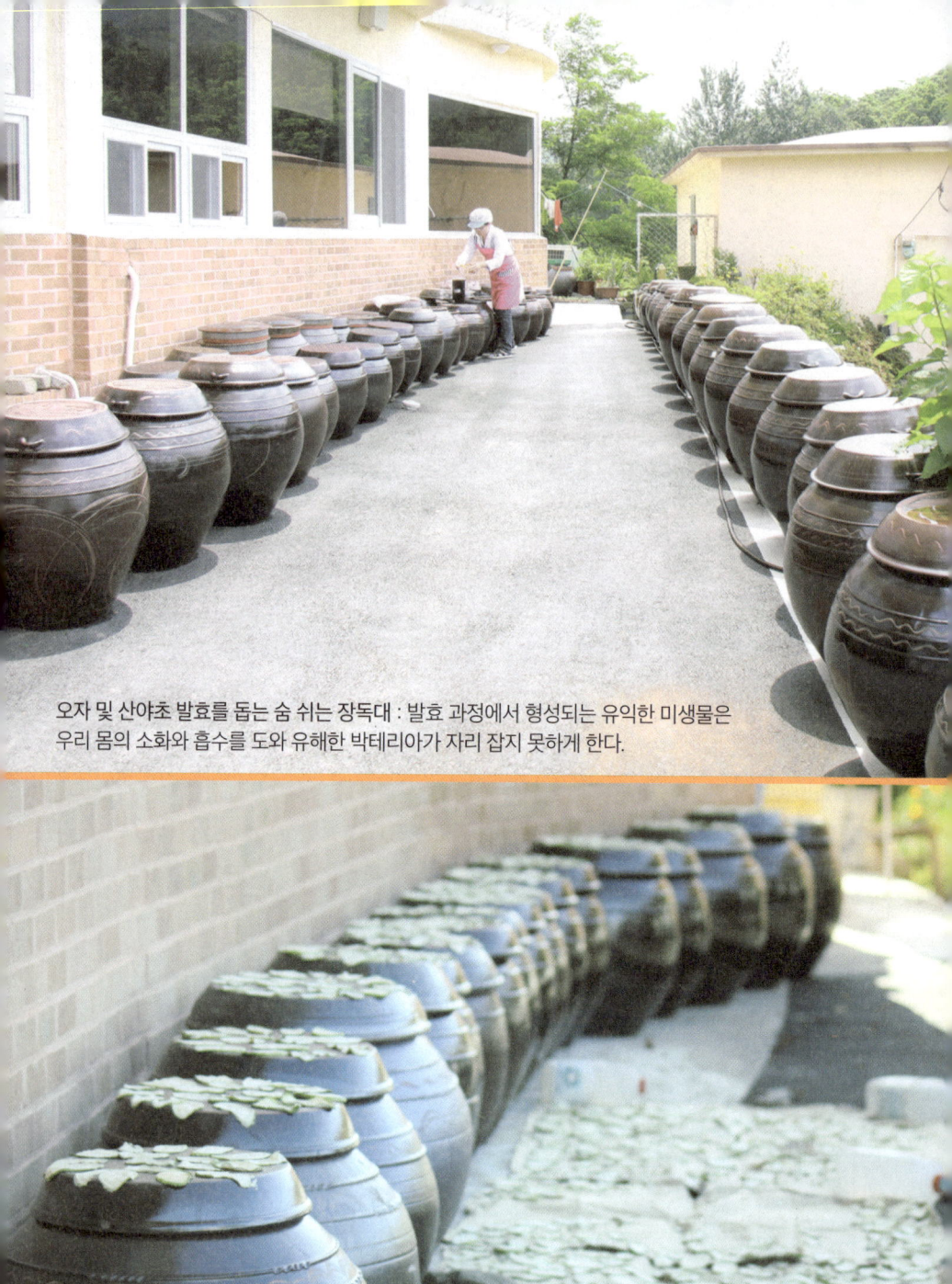

오자 및 산야초 발효를 돕는 숨 쉬는 장독대 : 발효 과정에서 형성되는 유익한 미생물은 우리 몸의 소화와 흡수를 도와 유해한 박테리아가 자리 잡지 못하게 한다.

호박 말리는 모습. 명문요양병원은 환자들의 식사를 친환경농산물로 준비하고 있다.

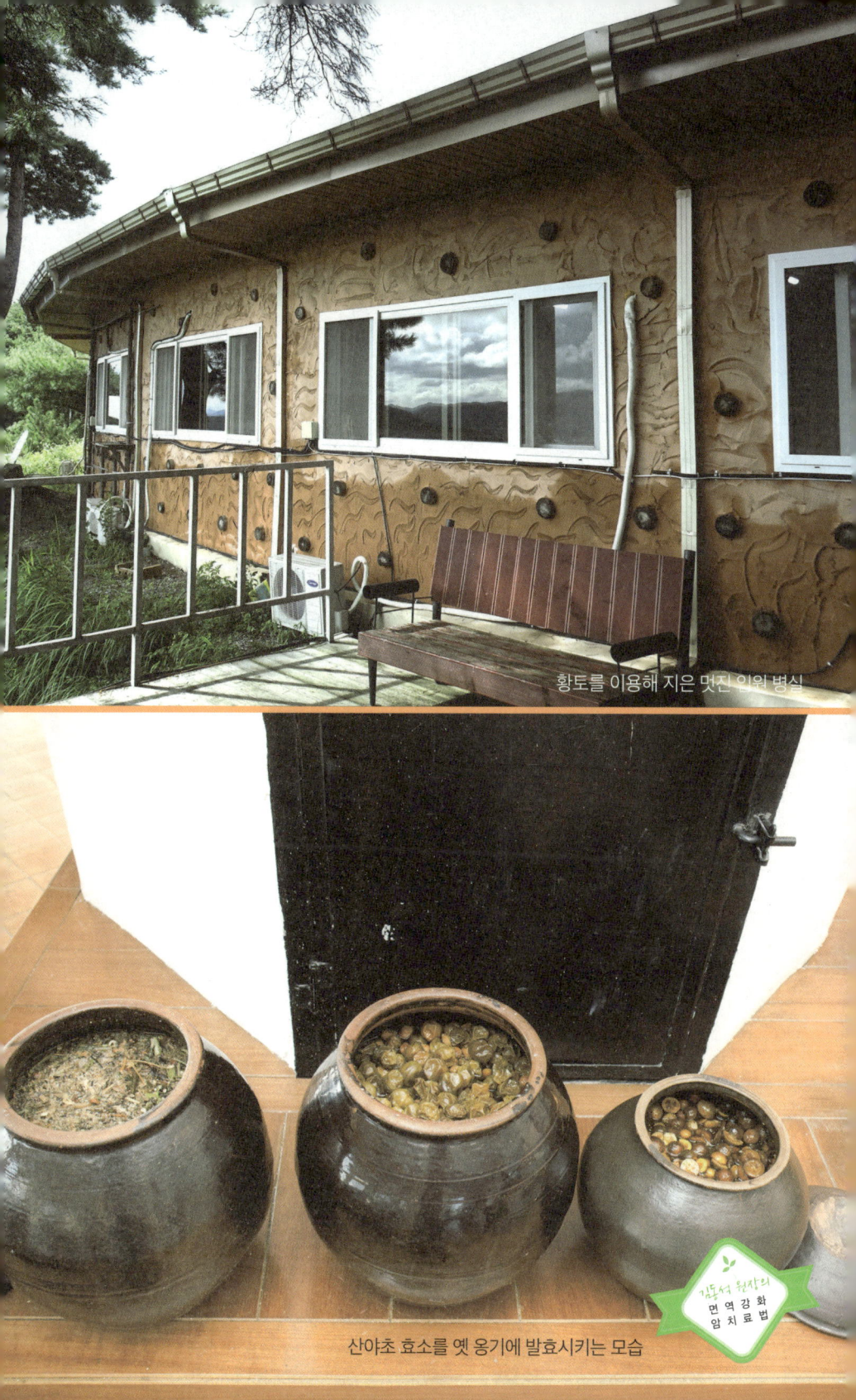

황토를 이용해 지은 멋진 의원 병실

산야초 효소를 옛 옹기에 발효시키는 모습

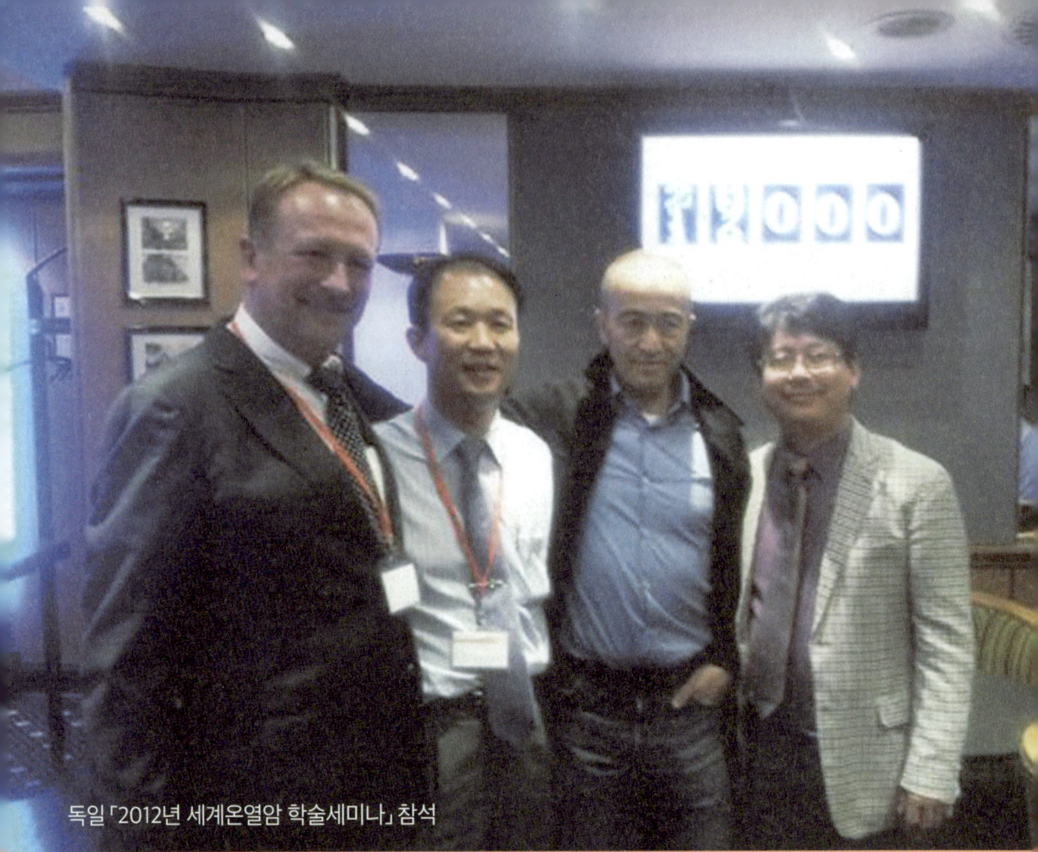

독일 「2012년 세계온열암 학술세미나」 참석

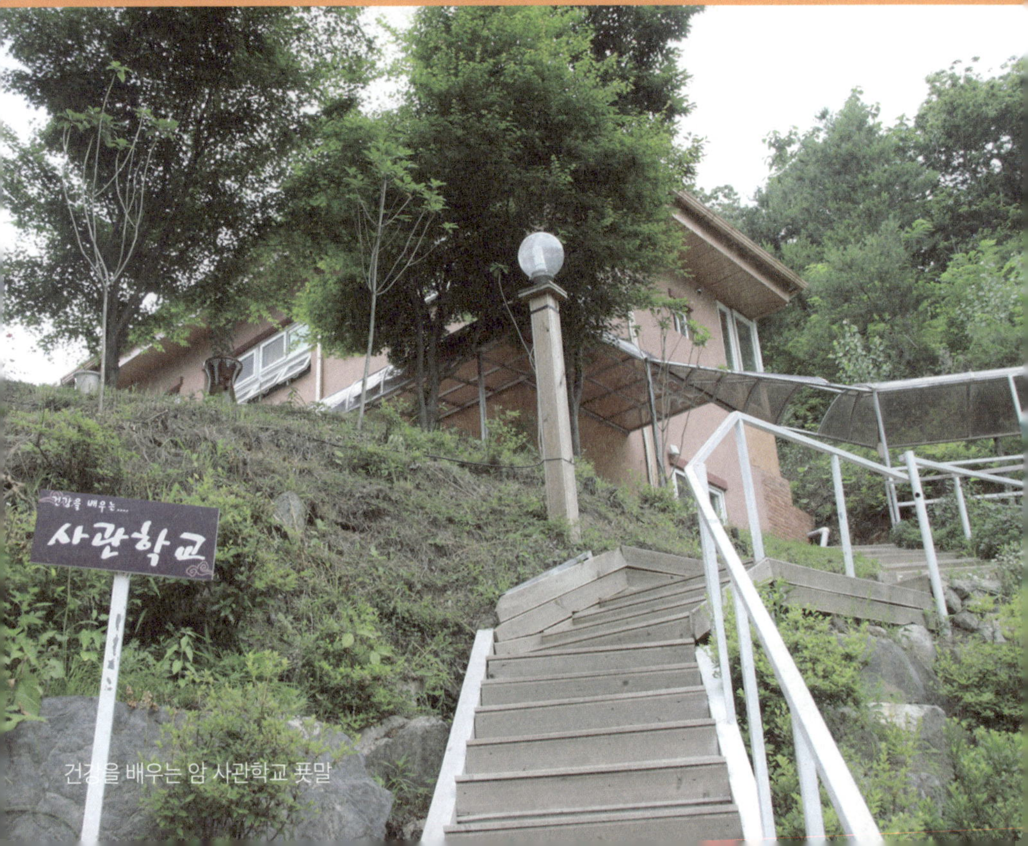

건강을 배우는 암 사관학교 푯말